临床医师处方手册丛书　　　　　　总主编　陈长青

呼吸科医师处方手册

HUXIKE YISHI CHUFANG SHOUCE

主　编　马育霞　王鹏升　张冬雪　杨　梅
副主编　李　英　王文浩　谷倩倩　赵元平
　　　　牛洁婷　王文娟　刘　毅　张立民
编　者　（以姓氏笔画为序）
　　　　马育霞　王文浩　王文娟　王海滨
　　　　王鹏升　支　莹　邓　昱　刘　毅
　　　　刘云峰　祁景蕊　李　英　杨　梅
　　　　谷倩倩　张冬雪　张立民　张惠芳
　　　　赵　莉　赵元平　赵红英　彭　雪

河南科学技术出版社
·郑州·

内容提要

本书是解放军总医院协作医院——沧州市中心医院部分专家、教授及主任医师为提高基层医师、住院医师、医学院校实习生处方治疗效果及书写质量而编写的。全书提供了临床呼吸科疾病的概述、诊断要点、治疗要点及部分辅助检查、药物处方治疗方案，并针对品种繁多的药物和疾病，提出了治疗的最佳处方，包括首选药物、次选药物、药物剂量、用法用量、不良反应、禁忌证等，可方便医师迅速抓住用药重点，提出最佳治疗方案。本书适合全科医师和医学院校师生阅读参考。

图书在版编目（CIP）数据

呼吸科医师处方手册/马育霞，王鹏升，张冬梅，杨梅主编．－郑州：河南科学技术出版社，2020.4
ISBN 978-7-5349-9764-8

Ⅰ.①呼… Ⅱ.①马… ②王… ③张… ④杨… Ⅲ.①呼吸系统疾病－处方－手册 Ⅳ.①R560.5-62

中国版本图书馆 CIP 数据核字（2020）第 012590 号

出版发行：河南科学技术出版社
　　　　　北京名医世纪文化传媒有限公司
　　　　　地址:北京市丰台区万丰路 316 号万开基地 B 座 1-114　邮编：100161
　　　　　电话:010-63863186　010-63863168
策划编辑：焦　赟
文字编辑：唐小美
责任审读：周晓洲
责任校对：龚利霞
封面设计：中通世奥
版式设计：崔刚工作室
责任印制：陈震财
印　　刷：河南省环发印务有限公司
经　　销：全国新华书店、医学书店、网店
开　　本：850 mm×1168 mm　1/32　　**印张**：11.5　　**字数**：290 千字
版　　次：2020 年 4 月第 1 版　　　　2020 年 4 月第 1 次印刷
定　　价：55.00 元

如发现印、装质量问题，影响阅读，请与出版社联系并调换

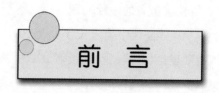

前　言

　　开处方是临床医师应具备的能力,正确选择与合理用药,方能使药物发挥最大治疗作用,且不产生或少产生不良反应。但对部分住院医师、医学院校实习生而言,他们虽然掌握了临床疾病的治疗原则,却由于临床经验不足,还不能熟练掌握药物的选择及用药剂量的精确,因此我们组织了解放军总医院协作医院——沧州市中心医院的临床专家、教授及主任医师编写了这套《临床医师处方手册丛书》。本丛书包括内科、外科、呼吸科、消化科、神经内科、内分泌科、肾内科、泌尿科、妇产科、五官科共10种手册,内容涉及各科常见疾病的诊断要点、治疗要点、处方及注意事项等,结合目前国内外的新理论和新技术,力求做到立足于临床、服务于临床,能指导临床医师开出合理有效的处方。

　　这套丛书有以下几个鲜明的特点。

　　1. **实用性强**　每种疾病在明确诊断要点后,以临床处方为中心,不但介绍治疗原则及治疗要点,列出具体的治疗方案(处方),而且对每种疾病诊断及治疗过程中的特殊问题提出注意事项,有利于读者参考应用。

　　2. **针对性强**　在编写过程中关注疾病的分型及分期,有利于读者根据临床具体情况选择合理的治疗方法。

　　3. **重点明确**　主要介绍以药物治疗为主的常见疾病,基本解决了门急诊和一般住院患者的治疗问题。

4. 编排新颖　编写过程中力求文字精练、编排合理，临床实践占主要部分，基础理论内容较少，使读者一目了然，适合住院医师、医学院校实习生阅读。

本册为《呼吸科医师处方手册》，内容包括急性上呼吸道感染疾病、肺炎、慢性咳嗽、侵袭性肺真菌病、肺结核、肺水肿、肺血管疾病、气道疾病、支气管哮喘、支气管囊性病变、间质性肺疾病、肉芽肿性肺疾病、结缔组织疾病的肺部表现、胸膜疾病、肺部寄生虫病、纵隔疾病、肺部恶性肿瘤、呼吸衰竭机械通气的临床应用、呼吸系统常见临床症状、常见呼吸病综合征、呼吸系统疾病常用诊断及治疗手段、现行呼吸系统疾病临床诊断治疗指南。

在临床实际工作中，患者的具体情况及病情千变万化，且个体差异性大，因此临床治疗及处方的选择既要有原则性，也要有灵活性，个体化治疗是重要原则之一，读者对本套丛书的参考和使用要依据病情而定，切勿生搬硬套。

医学知识在不断发展中逐步完善提高，书中可能有不成熟的见解、遗漏和不当之处，恳请同行及专家批评指正。

编　者

目　录

第1章

急性上呼吸道感染疾病

第一节　急性疱疹性咽峡炎

疱疹性咽峡炎是由肠道病毒引起的以急性发热和咽峡部疱疹溃疡为特征的急性传染性咽峡炎,以粪-口或呼吸道为主要传播途径,传染性很强,夏秋季为高发季节。

【诊断要点】

1. 症状　多为低热或中度发热,热程大都 2～4 天,咽痛重者可影响吞咽。

2. 体征　典型症状出现在咽部。表现为咽部充血,疱疹破溃形成黄色溃疡。

3. 辅助检查　实验室检查白细胞计数和分类大多正常。取咽部疱液或粪便,经组织培养或接种于乳鼠可得致病病毒。

【治疗要点】

1. 患儿用过的餐具、玩具等进行消毒处理,防止交叉感染。

2. 患病期间注意休息,多饮温开水,多吃新鲜蔬菜及营养丰富易消化的食物,以增强身体抵抗力。

3. 注意口腔卫生,保持口腔清洁。

4. 目前对肠道病毒感染尚无特效疗法,主要是对症治疗。

【处方】

处方 1：

淡盐水漱口。

利巴韦林每日 0.8～1.0 g，分 3～4 次口服，疗程 5～7 日。

5～8mg/kg，静脉给药，每日 2 次。

10～30mg＋盐水 30ml，雾化吸入，每日 2 次。

处方 2：

10%硝酸银涂于溃疡处。

阿昔洛韦 5mg/kg，静脉给药，每日 3 次，疗程 7 日。

处方 3：

维生素 C、维生素 B 片口服，每日 3 次。

赖氨酸阿司匹林 0.9g 静脉给药。

地塞米松 5mg，静脉给药。

更昔洛韦 7.5～15mg/kg，静脉给药，每日 1 次，疗程 10～15 日。

处方 4：

奥司他韦 75mg，口服，每日 2 次，疗程 5 日。

复方氨林苯巴比妥 3ml，肌内注射。

【注意事项】

疱疹性咽峡炎传染性较强，应注意隔离治疗。

第二节　急性化脓性扁桃腺炎

急性化脓性扁桃腺炎是一种常见的、多发于咽部的急性非特异性炎症疾病，多年龄段均可发病，儿童发病率较高。

【诊断要点】

1. 病史　为腭扁桃体急性发炎，多继发于上呼吸道感染等疾病。主要致病菌为乙型溶血性链球菌。

2. 症状　主要为咽痛、发热。

3. 体征　检查可见双侧腭扁桃体肿大,周围充血,隐窝口有黄白色脓性分泌物或片状假膜。

4. 辅助检查

(1)血常规检查:白细胞及中性粒细胞计数可明显增高。血沉加快,C 反应蛋白增高。

(2)病原学检查:首先应做咽拭子培养。

【治疗要点】

1. 一般疗法　清淡饮食、进流食、多饮水、加强营养及疏通大便。

2. 抗生素治疗

3. 对症治疗

4. 外科手术治疗　若反复急性发作,待控制炎症后,可考虑行扁桃体切除术。

【处方】

处方1:

桔贝合剂 10ml,口服,每日 3 次。

喷托维林 25mg,口服,每日 3 次。

溴己新 4mg,静脉给药,每 8 小时 1 次。

0.9%氯化钠 100ml＋头孢他啶 2.0g,静脉给药,每 8 小时 1 次。

处方2:

桔贝合剂 10ml,口服,每日 2 次。

孟鲁司特钠咀嚼片 10mg,睡前口服,每日 1 次。

复方甲氧那明 2 粒,口服,每日 3 次。

0.9%氯化钠 100ml＋头孢曲松 2.0g,静脉给药,每 8 小时 1 次。

处方3:

酮替芬 1mg,口服,每日 1 次。

磷酸可待因 10～30mg,口服,每日 3 次。

溴己新 8mg,静脉给药,每 12 小时 1 次。

细辛脑 32mg,静脉给药,每日 1 次。

0.9%氯化钠 100ml＋头孢克洛 2.0g,静脉给药,每 8 小时 1 次。

处方 4:

溴己新 4mg,静脉给药,每 12 小时 1 次。

细辛脑 16mg,静脉给药,每 12 小时 1 次。

0.9%氯化钠 100ml＋头孢呋辛 2.0g,静脉给药,每 8 小时 1 次。

处方 5:

桔贝合剂 10ml,口服,每日 3 次。

0.9%氯化钠 100ml＋头孢甲肟 2.0g,静脉给药,每 8 小时 1 次。

处方 6:

醋酸氯己定溶液、复方硼砂溶液、1:5000 呋喃西林液漱口。

0.9%氯化钠 250ml＋左氧氟沙星 0.4g,静脉给药,每日 1 次。

【注意事项】

抗生素选择:对于病情轻者可给予青霉素如阿莫西林胶囊。根据轻重程度选择口服或静脉给药。扁周脓肿可予以穿刺或切开排脓。

第三节　喉　炎

急性喉炎是指喉黏膜及声带的急性非特异性炎症,为呼吸道常见的急性感染性疾病之一,常继发于急性鼻炎及急性咽炎。

【诊断要点】

1. 病史　多见于上呼吸道感染后,全身抵抗力降低诱发;过度用嗓,吸入过多生产性粉尘或有害气体;急性传染病(麻疹、百日咳、流感、猩红热);喉部异物刺激。

2. 症状　声嘶是急性喉炎的主要症状,伴喉痛、喉部不适、干燥、异物感。

3. 体征　喉黏膜发炎时分泌物增多,可黏附于声带表面。

4. 辅助检查

(1)实验室检查:咽拭子涂片及培养。

(2)其他辅助检查:间接喉镜检查可见喉部黏膜弥漫性充血、肿胀,声带亦呈红色,有时可见声带有黏膜下出血。

5. 鉴别诊断　需与特异性感染如梅毒、结核做鉴别。

【治疗要点】

1. 去除刺激因素:戒除烟酒。注意声带适当休息,减少发声,纠正发音方法。

2. 酌情应用雾化吸入法:青霉素、庆大霉素及地塞米松等药物雾化吸入。

3. 选用金嗓清音丸、黄氏响声丸等中药。

【处方】

处方1:

布地奈德1μg雾化吸入,每6~8小时1次。

阿莫西林胶囊0.5g,口服,每6~8小时1次。

处方2:

金嗓清音丸、黄氏响声丸含服。

头孢地尼0.2g,口服,每日3次。

处方3:

布地奈德1μg雾化吸入,每6~8小时1次。

地塞米松5~10mg,静脉给药。

【注意事项】

积极治疗上呼吸道感染及邻近病灶如鼻窦炎、咽炎、气管炎等。

第四节　咽结膜炎

咽结膜炎以发热、咽炎和单眼或双眼的急性滤泡性结膜炎三联症为其特点。

【诊断要点】

1. 病史　与咽结膜炎患者通过呼吸道或接触感染。

2. 症状　发热、头痛、咽痛、肌肉痛及胃肠系统症状。眼灼热感、异物感、眼睑沉重、有大量黏液脓性分泌物。

3. 体征　咽部充血，淋巴组织增生，颌下及颈部淋巴结肿大。眼结膜充血、水肿、分泌物增多以及滤泡形成。

4. 辅助检查　分泌物细菌培养为阴性。取结膜或咽部的分泌物做病毒分离及血清补体结合试验有助于诊断。

【治疗要点】

1. 局部冷敷和使用血管收缩药，可减轻症状。

2. 抗病毒药物：急性期可使用。

3. 合并眼部结膜炎时，使用抗生素眼液。

【处方】

处方1：

0.1%疱疹净点眼，每小时1次。

复方氨林苯巴比妥3ml，肌内注射。

西瓜霜含服。

处方2：

0.05%～0.2%阿糖胞苷点眼，每小时1次。

0.5%醋酸可的松液或0.1%地塞米松液点眼，每日4次。

赖氨酸阿司匹林1g，静脉给药，发热时。

处方3：

氯霉素点眼，每日4次。

金嗓子喉宝含服。

地塞米松 5mg,静脉给药。

【注意事项】

注意合并其他感染。

第五节　流行性感冒

流行性感冒是流感病毒引起的急性呼吸道感染,是一种传染性强、传播速度快的疾病。主要通过空气中的飞沫、人与人之间的接触或与被污染物品的接触传播。

【诊断要点】

1. 病史　潜伏期一般为 1~2 天,高热,体温可达 39~40℃,伴畏寒,一般持续 2~3 天。

2. 症状　全身中毒症状重,呼吸道卡他症状轻微,有少数患者以消化道症状为主要表现,可发展为肺炎。

3. 体征　咽部充血,分泌物增多。双肺呼吸音粗,合并肺炎者闻及湿啰音。

4. 辅助检查

(1)实验室检查:血常规检测可见淋巴细胞增高,急性期病人口咽含漱液病毒分离实验可分离出病毒。

(2)其他辅助检查:影像学检查表现为支气管纹理增多的支气管感染征象。

5. 鉴别诊断　需与普通感冒相鉴别。

【治疗要点】

基本原则包括及早应用抗流感病毒药物,避免盲目或不恰当使用抗菌药物,加强支持治疗,预防和治疗并发症,以及合理应用对症治疗药物等。

【处方】

处方 1:

利巴韦林每日 0.8~1.0g,分 3~4 次口服,疗程 5~7 天。

10～30mg＋盐水 30ml,雾化吸入,每天 2 次。

处方 2：

奥司他韦 75mg,口服,每天 2 次,疗程 5 天。

连花清瘟颗粒 1 袋,口服,每日 3 次。

处方 3：

金刚烷胺 100mg,口服,每日 2 次,疗程 3～5 日。

蒲地蓝消炎口服液 10ml,口服,每日 3 次。

处方 4：

连花清瘟颗粒 1 袋,口服,每日 3 次。

利巴韦林 5～8mg/kg,静脉给药,每日 2 次。

处方 5：

蒲地蓝消炎口服液 10ml,口服,每日 3 次。

阿昔洛韦 5mg/kg,静脉给药,每日 3 次,疗程 7 日。

处方 6：

双黄连口服液 1 支,口服,每日 3 次。

奥司他韦 75mg,口服,每天 2 次,疗程 5 天。

【注意事项】

流感病程呈自限性,无并发症的患者通常 5～10 天可自愈。少数重症病例可因呼吸或多脏器衰竭而死亡。

第六节　急性气管-支气管炎

气管-支气管炎是由生物、物理、化学刺激或过敏等因素引起的气管-支气管黏膜的急性炎症。

【诊断要点】

1. 病史　起病较急,常先有急性上呼吸道感染症状。

2. 症状　发热,体温 38℃左右,多于 3～5 天降至正常。咳嗽、咳痰,先为干咳或少量黏液性痰,随后可转为黏液脓性或脓性。

3. 体征　呼吸音增粗,可闻及散在的干、湿啰音。啰音部位不固定,咳嗽后可减少或消失。

4. 辅助检查

(1)实验室检查:周围血中白细胞计数和分类无明显改变。痰培养可发现致病菌。

(2)X 线胸片检查:大多数表现正常或仅有肺纹理增粗。

5. 鉴别诊断　与流行性感冒、急性上呼吸道感染、支气管肺炎、肺结核、肺癌、肺脓肿、麻疹、百日咳等多种疾病鉴别。

【治疗要点】

1. 一般治疗　休息、保暖、多饮水、补充足够的热量。

2. 控制感染　抗菌、抗病毒。

3. 对症治疗　化痰、止咳等。

4. 支气管炎疫苗注射　对反复发作者,可用气管炎疫苗皮下注射。

【处方】

处方 1:

氯化铵糖浆或甘草合剂口服。

泼尼松每日 1～2mg/kg,分 3 次口服。

0.9%氯化钠 250ml＋阿奇霉素 500mg,静脉给药,每日 1 次,疗程 7～10 日。

蒲地蓝消炎口服液 10ml,口服,每日 3 次。

处方 2:

异丙嗪 0.5～1.0mg/kg,口服,每日 3 次。

可必特 2.5mg＋盐水 10ml,雾化。

5%葡萄糖液 100ml＋多索茶碱 0.2g,静脉给药,每 12 小时 1 次。

地塞米松 1～2.5mg＋葡萄糖液 100ml,静脉给药,每日 1 次。

处方 3:

特布他林 0.25mg＋盐水 10ml,雾化。

茶碱缓释片 0.2mg,口服,每日 2 次。

0.9％氯化钠注射液＋甲泼尼龙 40mg,静脉给药,每日 1 次。

阿昔洛韦 5mg/kg,静脉给药,每日 3 次,疗程 7 日。

处方 4：

可必特 2.5mg ＋盐水 3ml,雾化。

地塞米松 1～2.5mg＋葡萄糖液 100ml,静脉给药,每日 2 次。

更昔洛韦 7.5～15mg/kg,静脉给药,每日 1 次,疗程 10～15 日。

处方 5：

支气管炎疫苗注射。

每周 1 次,每次 0.1ml,以后每周增加 0.1ml 至每周 0.5ml 最大量为止。10 次为一疗程,如有效,可再用几个疗程以巩固疗效。

【中药处方】

处方 1：

麻黄 4.5g,杏仁 9g,甘草 3g,荆芥 9g,前胡 9g,象贝 9g,半夏 9g,桔梗 3g。

处方 2：

麻黄 4.5g,石膏(先煎)30g,杏仁 9g,甘草 3g,黄芩 9g,连翘 9g,芦根 30g,桔梗 30g。

【注意事项】

急性气管支气管炎的严重并发症较为少见,只有相当少的患者会发生肺炎。偶尔严重的咳嗽可造成肋骨骨折,有时会发生晕厥、呕吐、尿失禁和肌酸磷酸激酶的升高。

第2章

肺　炎

第一节　肺炎链球菌肺炎

肺炎链球菌肺炎是由肺炎链球菌或称肺炎球菌所引起的肺炎,使用有效的抗菌药物后可使体温在1～3天内恢复正常。

【诊断要点】

1. 病史　发病前常有受凉、淋雨、疲劳、醉酒、病毒感染史,多有上呼吸道感染的前驱症状。

2. 症状　起病多急骤,高热、寒战,体温通常在数小时内升至39～40℃。

3. 体征　早期仅有胸廓呼吸运动幅度减小,叩诊稍浊,听诊呼吸音减低及胸膜摩擦音。肺实变时叩诊浊音、触觉语颤增强并可闻及支气管呼吸音。

4. 辅助检查

(1)实验室检查:血白细胞计数$(10～20)×10^9$/L,并有核左移。痰直接涂片、痰培养24～48小时可以确定病原体。合并菌血症应做血培养。

(2)X线检查:早期仅见肺纹理增粗,或受累的肺段、肺叶稍模糊。

5. 鉴别诊断　根据典型症状与体征,结合胸部 X 线检查,易做出初步诊断。

【治疗要点】

1. 抗菌药物治疗　首选青霉素 G,用药途径及剂量视病情轻重及有无并发症而定。

2. 支持疗法

(1)患者应卧床休息,注意补充足够蛋白质、热量及维生素,多饮水。密切监测病情变化,注意防止休克。

(2)对症治疗。

3. 并发症的处理　若体温降而复升或 3 天后仍不降者,应考虑肺炎链球菌的肺外感染,并发脓胸,应积极排脓引流。

【处方】

处方 1:

孟鲁司特钠咀嚼片 10mg,口服,每日 1 次。

乌苯美司 10mg,口服,每日 3 次。

细辛脑 16mg,静脉给药,每 12 小时 1 次。

溴己新 8mg,静脉给药,每 12 小时 1 次。

复方氨林苯巴比妥 3ml,肌内注射。

氨溴索 30mg,静脉给药,每日 3 次。

脂肪乳 250ml,静脉给药,每日 1 次。

氨基酸 500ml,静脉给药,每日 1 次。

青霉素每日 240 万 U,分 3 次肌内注射。

处方 2:

溴己新 8mg,口服,每日 3 次。

酮替芬 1mg,口服,每日 1 次。

桔贝合剂 10ml,口服,每日 3 次。

百令胶囊 4 粒,口服,每日 3 次。

赖氨酸阿司匹林 1g,静脉给药。

高糖加胰岛素,静脉给药,每日 1 次。

细辛脑 16mg,静脉给药,每日 1 次。

0.9%氯化钠 50ml＋胸腺喷丁 10mg,静脉给药,每日 1 次。

溴己新 8mg,静脉给药,每 8 小时 1 次。

青霉素 G 240 万～480 万 U/日,分次静脉给药,每 6～8 小时 1 次。

处方 3:

氨溴索 30mg,口服,每日 3 次。

磷酸可待因 30mg,口服,每日 1 次。

脾氨肽 1 支,口服,每日 2 次。

溴己新 4mg,静脉给药,每 12 小时 1 次。

0.9%氯化钠 50ml＋胸腺喷丁 20mg,静脉给药,每日 1 次。

0.9%氯化钠 250ml＋左氧氟沙星 0.4g,静脉给药,每日 1 次。

处方 4:

酮替芬 1mg,口服,每日 1 次。

桔贝合剂 10ml,口服,每日 3 次。

孟鲁司特 10mg,口服,每日 1 次。

细辛脑 16mg,静脉给药,每 12 小时 1 次。

茶碱 0.2g,静脉给药,每 12 小时 1 次。

0.9%氯化钠 250ml＋莫西沙星 0.4g,静脉给药,每日 1 次。

处方 5:

溴己新 8mg,口服,每日 3 次。

孟鲁司特 5mg,口服,每日 1 次。

氨溴索 60mg,静脉给药,每日 3 次。

氨基酸 250ml,静脉给药,每日 1 次。

0.9%氯化钠 250ml＋替考拉宁 0.2g,静脉给药,每日 1 次。首日此组液体执行 2 次,之后每日 1 次。

0.9%氯化钠 100ml＋头孢噻肟 2.0g,静脉给药,每 8 小时 1 次。

处方 6:

百令胶囊 4 粒,口服,每日 3 次。

乙酰半胱氨酸 0.6g,温水泡服,每日 2 次。

赖氨酸阿司匹林 1g,静脉给药,发热时。

溴己新 4mg,静脉给药,每日 1 次。

脂肪乳 250ml,静脉给药,每日 1 次。

0.9％氯化钠 100ml＋头孢曲松 2.0g,静脉给药,每 8 小时 1 次。

处方 7:

赖氨酸阿司匹林 0.9g,静脉给药。

高糖加胰岛素,静脉给药,每日 1 次。

细辛脑 16mg,静脉给药,每日 1 次。

0.9％氯化钠 100ml＋万古霉素 0.5g,静脉给药,每日 1 次。

处方 8:

孟鲁司特钠咀嚼片 5mg,口服,每日 1 次。

细辛脑 32mg,静脉给药,每 12 小时 1 次。

溴己新 4mg,静脉给药,每 12 小时 1 次。

复方氨林苯巴比妥 3ml,静脉给药,发热时。

0.9％氯化钠 100ml＋万古霉素 1g,静脉给药,每日 1 次。

【注意事项】

不用阿司匹林或同类解热药,以免过度出汗、脱水及干扰真实热型,导致临床判断错误。

第二节　克雷伯菌肺炎

本病多见于中年以上男性,临床表现类似肺炎球菌肺炎,包括大叶实变,好发于右肺上叶、双肺下叶,克雷伯菌肺炎的预后较差,病死率高。

【诊断要点】

1. 病史　多见于中年以上男性,起病急,可早期出现休克。

2. 症状　高热、咳嗽、痰多和胸痛,可有发绀、畏寒,痰多呈黏稠脓性、量多、带血,灰绿色或红砖色,胶冻状。

3. 体征 肺部体征较少或完全缺乏,病情极为严重。

4. 辅助检查

(1)X 线检查:X 线胸片示肺段或大叶性致密实变阴影,其边缘往往膨胀凸出。

(2)实验室检查:血液白细胞增高,平均在 $(15\sim20)\times10^9/L$,其中有中毒颗粒及核左移现象,痰或支气管吸引物涂片和(或)培养查到肺炎克雷伯菌是确诊的依据。

5. 鉴别诊断 典型的肺炎克雷伯菌肺炎有较典型的临床表现和 X 线征象,结合痰培养结果,不难诊断。

【治疗要点】

及早使用有效抗生素是治愈的关键。

【处方】

处方 1:

百令胶囊 4 粒,口服,每日 3 次。

乙酰半胱氨酸 0.6g,温水泡服,每日 2 次。

赖氨酸阿司匹林 1g,静脉给药,发热时。

溴己新 4mg,静脉给药,每 12 小时 1 次。

脂肪乳 250ml,静脉给药,每日 1 次。

0.9%氯化钠 100ml+头孢噻肟钠 2.0g,静脉给药,每 8 小时 1 次。

5%葡萄糖 250ml+阿米卡星 0.4g,静脉给药,每日 1 次,疗程 10 天~2 周。

处方 2:

硫糖铝 1 袋,口服,每日 3 次。

酮替芬 1mg,口服,每日 1 次。

桔贝合剂 10ml,口服,每日 3 次。

孟鲁司特 5mg,口服,每日 1 次。

细辛脑 16mg,静脉给药,每 12 小时 1 次。

茶碱 0.2g,静脉给药,每 12 小时 1 次。

0.9％氯化钠 100ml＋头孢他啶 2.0g,静脉给药,每 8 小时 1 次。

5％葡萄糖 250ml＋阿米卡星 0.4g,静脉给药,每日 1 次,疗程 10 天～2 周。

处方 3:

孟鲁司特钠咀嚼片 10mg,口服,每日 1 次。

乌苯美司 10mg,口服,每日 3 次。

溴己新 8mg,静脉给药,每 12 小时 1 次。

复方氨林苯巴比妥 3ml,肌内注射。

氨溴索 30mg,静脉给药,每日 3 次。

脂肪乳 250ml,静脉给药,每日 1 次。

氨基酸 500ml,静脉给药,每日 1 次。

0.9％氯化钠 100ml＋头孢甲肟 2.0g 静脉给药,每 8 小时 1 次。

5％葡萄糖 250ml＋阿米卡星 0.4g,静脉给药,每日 1 次,疗程 10 天～2 周。

处方 4:

雷贝拉唑 20mg,口服,每日 2 次。

孟鲁司特钠咀嚼片 10mg,口服,每日 1 次。

细辛脑 16mg,静脉给药,每 12 小时 1 次。

溴己新 4mg,静脉给药,每日 1 次。

复方氨林苯巴比妥 3ml,肌内注射,发热时。

0.9％氯化钠 100ml＋头孢哌酮他唑巴坦 2.0g,静脉给药,每 8 小时 1 次。

处方 5:

氨溴索 60mg,口服,每日 3 次。

磷酸可待因 30mg,口服,每日 1 次。

脾氨肽 1 支,口服,每日 2 次。

地塞米松 5mg,静脉给药,发热时。

溴己新 8mg,静脉给药,每日 1 次。

0.9％氯化钠 100ml＋头孢哌酮舒巴坦 2.0g,静脉给药,每 8 小时 1 次。

0.9％氯化钠 100ml＋雷贝拉唑 20g,静脉给药,每 12 小时 1 次。

处方 6:

枸橼酸铋钾口服液 1 支,口服,每日 3 次。

溴己新 8mg,口服,每日 3 次。

桔贝合剂 10ml,口服,每日 3 次。

百令胶囊 4 粒,口服,每日 3 次。

赖氨酸阿司匹林 0.9g,静脉给药,发热时。

高糖加胰岛素,静脉给药,每日 1 次。

细辛脑 32mg,静脉给药,每日 1 次。

0.9％氯化钠 100ml＋哌拉西林他唑巴坦 2.0g,静脉给药,每 8 小时 1 次。

【注意事项】

重症多有肺组织损伤,慢性病例有时需行肺叶切除。机体已因其他疾病而免疫力降低的病人容易发生菌血症。

第三节　铜绿假单胞菌肺炎

铜绿假单胞菌是临床最常见的非发酵菌,革兰阴性杆菌,是医院获得性感染重要的条件致病菌,具有易定植、易变异和多耐药的特点。

【诊断要点】

1. **病史**　医院内感染多见,常有慢性肺疾病、肾病、糖尿病、白血病等基础疾病,长期使用抗生素、激素、抗癌药物等。

2. **症状**　全身中毒症状严重,体温波动大,高峰在清晨。

3. 体征 呼吸困难、发绀、患者肺部可闻及湿啰音。

4. 辅助检查

(1)实验室检查:白细胞计数及中性粒细胞多升高,细菌学检查阳性。

(2)X线检查:X线表现常为弥漫性双侧支气管肺炎,可累及多个肺叶,以下叶常见。

5. 鉴别诊断 需与金黄色葡萄球菌肺炎、军团菌肺炎、伤寒和其他革兰阴性杆菌肺炎相鉴别。

【治疗要点】

1. 对症支持治疗。

2. 抗生素治疗:铜绿假单胞菌极易对抗生素产生耐药,因此抗生素治疗的原则应是早期、足量、联合、静脉给药。

【处方】

处方1:

孟鲁司特钠咀嚼片 10mg,口服,每日 1 次。

乌苯美司 10mg,口服,每日 3 次。

细辛脑 16mg,静脉给药,每 12 小时 1 次。

溴己新 4mg,静脉给药,每 12 小时 1 次。

复方氨林苯巴比妥 3ml,肌内注射。

氨溴索 30mg,静脉给药,每日 3 次。

脂肪乳 250ml,静脉给药,每日 1 次。

0.9%氯化钠 100ml+哌拉西林他唑巴坦 4.5g,静脉给药,每 6 小时 1 次,疗程 4～6 周或更长。

处方2:

溴己新 8mg,口服,每日 3 次。

酮替芬 1mg,口服,每日 1 次。

桔贝合剂 10ml,口服,每日 3 次。

百令胶囊 4 粒,口服,每日 3 次。

赖氨酸阿司匹林 1g,静脉给药,发热时。

高糖加胰岛素,静脉给药,每日 1 次。

细辛脑 16mg,静脉给药,每 12 小时 1 次。

0.9％氯化钠 50ml＋胸腺喷丁 10mg,静脉给药,每日 1 次。

0.9％氯化钠 100ml＋哌拉西林他唑巴坦 4.5g,静脉给药,每 8 小时 1 次。

处方 3:

氨溴索 30mg,口服,每日 3 次。

磷酸可待因 30mg,口服,每日 1 次。

脾氨肽 1 支,口服,每日 2 次。

地塞米松 5mg,发热时静脉给药。

溴己新 8mg,静脉给药,每 12 小时 1 次。

0.9％氯化钠 100ml＋头孢他啶 2.0g,静脉给药,每 8 小时 1 次。

处方 4:

酮替芬 1mg,口服,每日 1 次。

桔贝合剂 20ml,口服,每日 3 次。

孟鲁司特 5mg,口服,每日 1 次。

溴己新 4mg,静脉给药,每日 1 次。

茶碱 0.2g,静脉给药,每 12 小时 1 次。

0.9％氯化钠 100ml＋头孢吡肟 2.0g,静脉给药,每 8 小时 1 次。

处方 5:

氨溴索 30mg,口服,每日 3 次。

脾氨肽 1 支,口服,每日 2 次。

地塞米松 5mg,静脉给药。

溴己新 8mg,静脉给药,每日 1 次。

0.9％氯化钠 100ml＋亚胺培南 0.5g,静脉给药,每 8 小时 1 次。

处方 6:

溴己新 8mg,口服,每日 3 次。

孟鲁司特 5mg,口服,每日 1 次。

氨溴索 60mg,静脉给药,每日 3 次。

氨基酸 250ml,静脉给药,每日 1 次。

0.9%氯化钠 100ml＋亚胺培南 1g,静脉给药,每 12 小时 1 次。

处方 7:

百令胶囊 4 粒,口服,每日 3 次。

乙酰半胱氨酸 0.6g,温水泡服,每日 2 次。

赖氨酸阿司匹林 1g,静脉给药,发热时。

溴己新 8mg,静脉给药,每 12 小时 1 次。

脂肪乳 250ml,静脉给药,每日 1 次。

0.9%氯化钠 100ml＋头孢哌酮舒巴坦 2.0g,静脉给药,每 8 小时 1 次。

处方 8:

枸橼酸铋钾口服液 1 支,口服,每日 3 次。

溴己新 16mg,口服,每日 3 次。

桔贝合剂 20ml,口服,每日 3 次。

百令胶囊 4 粒,口服,每日 3 次。

赖氨酸阿司匹林 1g,静脉给药,发热时。

0.9%氯化钠 250ml＋莫西沙星 0.4g,静脉给药,每日 1 次。

【注意事项】

严格执行各项操作和规章制度,切断交叉感染的传播途径。合理使用广谱抗生素。

第四节　大肠埃希菌肺炎

大肠埃希菌肺炎是由大肠埃希菌引起的革兰阴性菌肺炎,感染途径主要有血源性播散、内源性吸入和外源性吸入三种方式。主要为肺下叶的支气管肺改变,以两侧病变多见。

【诊断要点】

1. **病史** 有原发泌尿道或胃肠道感染,或有造成吸入感染的诱因,特别是全身衰竭的住院患者。

2. **症状** 突然出现寒战、高热、咳嗽、咳黄脓痰。体检呈重病容,可有气急、发绀。重症患者可有血压下降、黄疸、意识障碍。

3. **体征** 肺部体征是肺底部湿啰音,缺乏典型的肺部实变体征。40%的病人可有脓胸,多在病变严重的一侧有胸腔积液的体征。

4. **辅助检查**

(1)实验室检查:白细胞总数可高达 $20 \times 10^9/L$ 以上,伴轻度核左移。血培养阳性可确诊。

(2)X 线检查:胸片见单侧或双侧下肺小片状浸润阴影,边缘模糊,有时可融合。

5. **鉴别诊断** 须与其他细菌肺炎鉴别诊断,主要依靠病原学的确诊,有时单靠临床表现鉴别较困难。

【治疗要点】

大肠埃希菌肺炎治疗的基本原则是积极处理基础疾病的同时选用合适的抗生素,同时及时处理并发症。

【处方】

处方 1:

孟鲁司特钠咀嚼片 10mg,口服,每日 1 次。

乌苯美司 10mg,口服,每日 3 次。

细辛脑 16mg,静脉给药,每 12 小时 1 次。

溴己新 8mg,静脉给药,每 12 小时 1 次。

复方氨林苯巴比妥 3ml,肌内注射。

氨溴索 30mg,静脉给药,每日 3 次。

脂肪乳 250ml,静脉给药,每日 1 次。

0.9%氯化钠 250ml＋左氧氟沙星 0.4g,静脉给药,每日 1 次。

处方 2：

百令胶囊 4 粒,口服,每日 3 次。

乙酰半胱氨酸 0.6g,温水泡服,每日 2 次。

赖氨酸阿司匹林 1g,静脉给药。

溴己新 4mg,静脉给药,每 12 小时 1 次。

脂肪乳 250ml,静脉给药,每日 1 次。

0.9％氯化钠 250ml＋莫西沙星 0.4g,静脉给药,每日 1 次。

处方 3：

溴己新 8mg,口服,每日 3 次。

孟鲁司特 5mg,口服,每日 1 次。

氨溴索 60mg,静脉给药,每日 3 次。

氨基酸 250ml,静脉给药,每日 1 次。

0.9％氯化钠 100ml＋头孢他啶 2.0g,静脉给药,每 8 小时 1 次。

处方 4：

酮替芬 1mg,口服,每日 1 次。

桔贝合剂 10ml,口服,每日 3 次。

孟鲁司特 5mg,口服,每日 1 次。

细辛脑 16mg,静脉给药,每 12 小时 1 次。

茶碱 0.2g,静脉给药,每 12 小时 1 次。

0.9％氯化钠 250ml＋环丙沙星 0.4g,静脉给药,每日 1 次。

处方 5：

氨溴索 30mg,口服,每日 3 次。

磷酸可待因 30mg,口服,每日 1 次。

脾氨肽 1 支,口服,每日 2 次。

溴己新 4mg,静脉给药,每日 1 次。

0.9％氯化钠 50ml＋胸腺喷丁 20mg,静脉给药,每日 1 次。

5％葡萄糖 250ml＋阿米卡星 0.4g,静脉给药,每日 1 次。

处方 6：

孟鲁司特钠咀嚼片 10mg，口服，每日 1 次。

细辛脑 16mg，静脉给药，每 12 小时 1 次。

雷贝拉唑 20mg，口服，每日 2 次。

复方氨林苯巴比妥 3ml，肌内注射，发热时。

氨溴索 30mg，静脉给药，每日 3 次。

0.9％氯化钠 100ml＋头孢哌酮舒巴坦 2.0g，静脉给药，每 8 小时 1 次。

处方 7：

溴己新 8mg，口服，每日 3 次。

酮替芬 1mg，口服，每日 1 次。

桔贝合剂 10ml，口服，每日 3 次。

百令胶囊 4 粒，口服，每日 3 次。

赖氨酸阿司匹林 0.9g，静脉给药，发热时。

高糖加胰岛素，静脉给药，每日 1 次。

细辛脑 16mg，静脉给药，每 12 小时 1 次。

0.9％氯化钠 50ml＋胸腺喷丁 10mg，静脉给药，每日 1 次。

0.9％氯化钠 100ml＋哌拉西林他唑巴坦 2.0g，静脉给药，每 6 小时 1 次。

【注意事项】

在给予抗生素治疗前尽早取得合格的标本进行病原学培养，培养出大肠埃希菌后应及时行体外药物敏感试验，根据药敏结果选用敏感抗生素。

第五节　流感嗜血杆菌肺炎

流感嗜血杆菌肺炎是由流感嗜血杆菌引起的肺部炎症。本病有两个高发年龄组，即 6 个月～5 岁的婴幼儿组和有基础疾病的成人组。

【诊断要点】

1. 病史　起病前有上呼吸道感染病史。

2. 症状　表现为发热、咳嗽、咳脓性痰、呼吸急促、发绀,与一般肺炎相似。

3. 体征　呼吸音低,闻及湿啰音,少数并发脓胸,时有胸腔积液体征。

4. 辅助检查

(1)实验室检查:白细胞总数增高,血清腺苷脱氨酶增高。病原学检查可发现革兰阴性杆菌。

(2)X线检查:常为肺段及肺叶实变。

5. 鉴别诊断　凡易感或具危险因素者患社区获得性肺炎,以及气管插管机械通气患者发生早发性呼吸机相关肺炎者都应警惕流感嗜血杆菌肺炎的发生。

【治疗要点】

治疗应选择氨苄西林肌内注射或静脉注射或加用氯霉素,当细菌对氨苄西林耐药时可改用头孢菌素。

【处方】

处方1:

百令胶囊 4 粒,口服,每日 3 次。

乙酰半胱氨酸 0.6g,温水泡服,每日 2 次。

赖氨酸阿司匹林 1g,静脉给药,发热时。

溴己新 4mg,静脉给药,每 12 小时 1 次。

0.9％氯化钠 250ml＋阿奇霉素 0.5g,静脉给药,每日 1 次。

处方2:

溴己新 8mg,口服,每日 3 次。

孟鲁司特 5mg,口服,每日 1 次。

氨溴索 60mg,静脉给药,每日 3 次。

氨基酸 250ml,静脉给药,每日 1 次。

脂肪乳 250ml,静脉给药,每日 1 次。

0.9％氯化钠 250ml＋莫西沙星 0.4g,静脉给药,每日 1 次。

处方 3:

酮替芬 1mg,口服,每日 1 次。

桔贝合剂 10ml,口服,每日 3 次。

孟鲁司特 5mg,口服,每日 1 次。

细辛脑 16mg,静脉给药,每 12 小时 1 次。

茶碱 0.2g,静脉给药,每日 1 次。

0.9％氯化钠 100ml＋头孢他啶 2.0g,静脉给药,每 8 小时 1 次。

处方 4:

氨溴索 30mg,口服,每日 3 次。

磷酸可待因 30mg,口服,每日 1 次。

脾氨肽 1 支,口服,每日 2 次。

溴己新 4mg,静脉给药,每日 1 次。

0.9％氯化钠 50ml＋胸腺喷丁 20mg,静脉给药,每日 1 次。

0.9％氯化钠 100ml＋头孢曲松 2.0g,静脉给药,每 8 小时 1 次。

处方 5:

桔贝合剂 10ml,口服,每日 3 次。

百令胶囊 4 粒,口服,每日 3 次。

赖氨酸阿司匹林 1g,静脉给药。

高糖加胰岛素,静脉给药,每日 1 次。

细辛脑 16mg,静脉给药,每日 1 次。

0.9％氯化钠 100ml＋头孢克洛 2.0g,静脉给药,每 8 小时 1 次。

处方 6:

细辛脑 16mg,静脉给药,每 12 小时 1 次。

0.9％氯化钠 50ml＋胸腺喷丁 10mg,静脉给药,每日 1 次。

溴己新 8mg,静脉给药,每 12 小时 1 次。

0.9％氯化钠 100ml＋头孢呋辛 2.0g,静脉给药,每 8 小时 1 次。

处方 7：

孟鲁司特钠咀嚼片 10mg,口服,每日 1 次。

乌苯美司 10mg,口服,每日 3 次。

细辛脑 16mg,静脉给药,每 12 小时 1 次。

溴己新 8mg,静脉给药,每 12 小时 1 次。

复方氨林苯巴比妥 3ml,肌内注射。

氨溴索 30mg,静脉给药,每日 3 次。

0.9％氯化钠 100ml＋头孢吡肟 2.0g,静脉给药,每 8 小时 1 次。

处方 8：

孟鲁司特钠咀嚼片 10mg,口服,每日 1 次。

细辛脑 16mg,静脉给药,每 12 小时 1 次。

溴己新 8mg,静脉给药,每 12 小时 1 次。

复方氨林苯巴比妥 3ml,肌内注射。

青霉素 G 每天 240 万 U,分次静脉给药,每 6 小时 1 次。

处方 9：

复方氨林苯巴比妥 3ml,肌内注射。

氨溴索 30mg,静脉给药,每日 3 次。

脂肪乳 250ml,静脉给药,每日 1 次。

氨基酸 500ml,静脉给药,每日 1 次。

青霉素 G 每天 480 万 U,分次静脉给药,每 8 小时 1 次。

【注意事项】

预后与患者的年龄、有无基础疾病或并发症有关。

第六节　厌氧菌肺炎

厌氧菌是下呼吸道感染中较常见的病原体,主要为吸入性肺

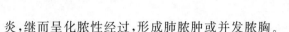

炎,继而呈化脓性经过,形成肺脓肿或并发脓胸。

【诊断要点】

1. 病史　单纯性厌氧菌肺炎潜伏期为 3～5 天,肺脓肿或脓胸潜伏一般需 2 周。

2. 症状　临床表现差异很大,通常有发热,偶有寒战,咳嗽,咳黄脓性恶臭痰,咯血,常伴有胸痛;慢性肺脓肿或脓胸几乎都有消瘦、贫血,恶臭脓痰或胸液见于肺脓肿或脓胸。

3. 体征　实变或胸腔积液征,慢性肺脓肿常有杵状指(趾)。

4. 辅助检查

(1)实验室检查:外周血细胞总数和中性粒细胞增高,其中以肺脓肿和脓胸升高尤为明显。

(2)胸部 X 线摄片:可见有沿肺段分布的均匀、浓密的实变影,多见于上叶后段、下叶背段。

5. 鉴别诊断　厌氧菌肺部感染的临床表现不具有鉴别意义的特征,因此厌氧菌所致的肺炎、肺脓肿及脓胸要与其他细菌所致者相鉴别。

【治疗要点】

1. 抗感染治疗。

2. 引流:对于厌氧菌肺部感染出现化脓性并发症者十分重要。

【处方】

抗感染药物:抗菌治疗疗程在无并发症的厌氧菌肺炎为 2～4 周,坏死性肺炎或肺脓肿为 6～12 周。

处方 1:

青霉素 240 万～320 万 U,静脉给药,每日 3 次。

处方 2:

酮替芬 1mg,口服,每日 1 次。

桔贝合剂 10ml,口服,每日 3 次。

孟鲁司特 5mg,口服,每日 1 次。

细辛脑 16mg,静脉给药,每 12 小时 1 次。

茶碱 0.2g,静脉给药,每 12 小时 1 次。

甲硝唑 0.5g,静脉给药,每日 1 次。

处方 3:

孟鲁司特 5mg,口服,每日 1 次。

氨溴索 30mg,静脉给药,每日 3 次。

氨基酸 250ml,静脉给药,每日 1 次。

奥硝唑 0.5g,静脉给药,每日 1 次。

处方 4:

溴己新 8mg,口服,每日 3 次。

酮替芬 1mg,口服,每日 1 次。

桔贝合剂 10ml,口服,每日 3 次。

百令胶囊 4 粒,口服,每日 3 次。

赖氨酸阿司匹林 1g,静脉给药。

高糖加胰岛素,静脉给药,每日 1 次。

细辛脑 16mg,静脉给药,每 12 小时 1 次。

0.9%氯化钠 50ml＋胸腺喷丁 10mg,静脉给药,每日 1 次。

溴己新 8mg,静脉给药,每 12 小时 1 次。

0.9%氯化钠 100ml＋美罗培南 0.5g,静脉给药,每 8 小时 1 次。

处方 5:

氨溴索 30mg,口服,每日 3 次。

磷酸可待因 30mg,口服,每日 1 次。

脾氨肽 1 支,口服,每日 2 次。

溴己新 4mg,静脉给药,每 12 小时 1 次。

0.9%氯化钠 50ml＋胸腺喷丁 20mg,静脉给药,每日 1 次。

0.9%氯化钠 100ml＋克林霉素 0.6g,静脉给药,每 8 小时
1 次。

处方 6:

孟鲁司特钠咀嚼片 10mg,口服,每日 1 次。

乌苯美司 10mg,口服,每日 3 次。

细辛脑 16mg,静脉给药,每日 1 次。

溴己新 8mg,静脉给药,每日 1 次。

复方氨林苯巴比妥 3ml,肌内注射。

氨溴索 30mg,静脉给药,每日 3 次。

脂肪乳 250ml,静脉给药,每日 1 次。

氨基酸 500ml,静脉给药,每日 1 次。

0.9%氯化钠 100ml＋美罗培南 1g,静脉给药,每 12 小时 1 次。

【注意事项】

发现肉眼可见的误吸时,应立即迅速体位引流或吸引清除气道内的内容物,必要时用纤维支气管镜,去除大气道的食物残渣,以免阻塞支气管。

第七节　军团菌肺炎

军团菌是一类特殊营养的革兰阴性需氧菌,含多种外毒素与内毒素,几种毒素共同作用才引起疾病,主要通过污染水的气雾传播。

【诊断要点】

1. **病史**　本病一般为流行性,但也可散发,起病缓慢,潜伏期 2～10 天。

2. **症状**　发病初期患者有全身不适感、肌痛、胸痛、干咳,黏液含血丝,高热、呼吸困难,部分呈精神错乱、定向力障碍、昏迷。

3. **体征**　病人呈急性面容,呼吸急促,发绀,肺部有啰音及哮鸣音,心率相对缓慢,有积液时表现为积液体征。

4. **辅助检查**

(1)实验室检查:白细胞计数达$(10～20)×10^9/L$,痰革兰染色可见较多中性粒细胞,在 BCYE 或其他特殊培养基中培养有军团菌生长。

(2)X线表现:早期多为单侧弥漫片状浸润,以后发展成致密的大叶实变,严重者可出现空洞和肺脓肿改变。而CT上的改变常为多段和多叶实变。

5.鉴别诊断 应排除其他原因引起的肺炎,如支原体肺炎、鹦鹉热、病毒性肺炎,以及肺栓塞等非感染性病变。

【治疗要点】

军团菌为胞内感染,首选大环内酯类和氟喹诺酮类抗生素。

【处方】

处方1:

百令胶囊4粒,口服,每日3次。

乙酰半胱氨酸0.6g,温水泡服,每日2次。

赖氨酸阿司匹林1g,静脉给药,发热时。

溴己新4mg,静脉给药,每12小时1次。

脂肪乳250ml,静脉给药,每日1次。

0.9%氯化钠250ml+红霉素1g,静脉给药,每6小时1次。如效果满意,2天后改为0.5g口服,每6小时1次,疗程3周。

处方2:

溴己新8mg,口服,每日3次。

孟鲁司特5mg,口服,每日1次。

氨溴索30mg,静脉给药,每日3次。

氨基酸250ml,静脉给药,每日1次。

0.9%氯化钠250ml+阿奇霉素0.5g,静脉给药,每日1次。

处方3:

酮替芬1mg,口服,每日1次。

桔贝合剂20ml,口服,每日3次。

孟鲁司特10mg,口服,每日1次。

细辛脑16mg,静脉给药,每12小时1次。

茶碱0.2g,静脉给药,每12小时1次。

0.9％氯化钠 250ml＋左氧氟沙星 0.5g,静脉给药,每日 1次,疗程 2～4 周。

处方 4:

氨溴索 30mg,口服,每日 3 次。

磷酸可待因 30mg,口服,每日 1 次。

脾氨肽 1 支,口服,每日 2 次。

溴己新 4mg,静脉给药,每日 1 次。

0.9％氯化钠 50ml＋胸腺喷丁 20mg,静脉给药,每日 1 次。

0.9％氯化钠 250ml＋莫西沙星 0.4g,静脉给药,每日 1 次。

处方 5:

溴己新 16mg,口服,每日 3 次。

酮替芬 1mg,口服,每日 1 次。

桔贝合剂 10ml,口服,每日 3 次。

赖氨酸阿司匹林 1g,静脉给药,发热时。

高糖加胰岛素,静脉给药,每日 1 次。

细辛脑 16mg,静脉给药,每日 1 次。

0.9％氯化钠 50ml＋胸腺喷丁 10mg,静脉给药,每日 1 次。

溴己新 8mg,静脉给药,每 12 小时 1 次。

0.9％氯化钠 250ml＋加替沙星 0.4g,静脉给药,每日 1 次。

处方 6:

孟鲁司特钠咀嚼片 10mg,口服,每日 1 次。

乌苯美司 10mg,口服,每日 3 次。

细辛脑 16mg,静脉给药,每日 1 次。

溴己新 8mg,静脉给药,每 12 小时 1 次。

复方氨林苯巴比妥 3ml,肌内注射,发热时。

氨溴索 60mg,静脉给药,每日 3 次。

脂肪乳 250ml,静脉给药,每日 1 次。

氨基酸 500ml,静脉给药,每日 1 次。

0.9％氯化钠 250ml＋多西环素 0.2g,静脉给药,每 12 小时 1

次,连用 3 天,继之 100mg,每天 2 次,连用 11 天。

【注意事项】

早期给予有效抗生素且足量治疗者预后较好。正确使用抗生素治疗者,肺功能可完全恢复正常。少数病人可遗留有肺纤维化改变。

第八节　肺炎支原体肺炎

肺炎支原体肺炎是由肺炎支原体引起的呼吸道和肺部的急性炎症改变,常同时有咽炎、支气管炎和肺炎。

【诊断要点】

1. 病史　潜伏期 2～3 周,通常起病较缓慢。

2. 症状　主要为乏力、咽痛、头痛、咳嗽、发热、食欲缺乏、腹泻、肌痛、耳痛等。

3. 体征　可见咽部充血,儿童偶可并发鼓膜炎或中耳炎,颈淋巴结肿大。胸部体格检查与肺部病变程度常不相称,可无明显体征。

4. 辅助检查　实验室和其他检查:X 线显示肺部多种形态的浸润影,呈节段性分布,以肺下野为多见,有的从肺门附近向外伸展。约半数患者对链球菌 MG 凝集试验阳性。

5. 鉴别诊断　血清学试验目前是诊断支原体肺炎的主要诊断手段,一般可确诊,无需鉴别。

【治疗要点】

早期使用适当抗菌药物可减轻症状及缩短病程。本病有自限性,多数病例不经治疗可自愈。

【处方】

处方 1:

溴己新 8mg,口服,每日 3 次。

酮替芬 1mg,口服,每日 1 次。

桔贝合剂 10ml,口服,每日 3 次。

百令胶囊 4 粒,口服,每日 3 次。

赖氨酸阿司匹林 1g,静脉给药,发热时。

高糖加胰岛素,静脉给药,每日 1 次。

细辛脑 16mg,静脉给药,每 12 小时 1 次。

0.9％氯化钠 250ml＋阿奇霉素 0.5g,静脉给药,每日 1 次。

处方 2:

孟鲁司特钠咀嚼片 10mg,口服,每日 1 次。

乌苯美司 10mg,口服,每日 3 次。

细辛脑 16mg,静脉给药,每日 1 次。

溴己新 8mg,静脉给药,每日 1 次。

复方氨林苯巴比妥 3ml,肌内注射。

氨溴索 30mg,静脉给药,每日 3 次。

脂肪乳 250ml,静脉给药,每日 1 次。

氨基酸 500ml,静脉给药,每日 1 次。

0.9％氯化钠 250ml＋莫西沙星 0.4g,静脉给药,每日 1 次。

处方 3:

氨溴索 30mg,口服,每日 3 次。

磷酸可待因 30mg,口服,每日 1 次。

脾氨肽 1 支,口服,每日 2 次。

溴己新 4mg,静脉给药,每 12 小时 1 次。

0.9％氯化钠 50ml＋胸腺喷丁 20mg,静脉给药,每日 1 次。

0.9％氯化钠 250ml＋左氧氟沙星 0.4g,静脉给药,每日 1 次。

处方 4:

乙酰半胱氨酸 0.6g,温水泡服,每日 2 次。

赖氨酸阿司匹林 1g,静脉给药,发热时。

溴己新 4mg,静脉给药,每 12 小时 1 次。

脂肪乳 250ml,静脉给药,每日 1 次。

0.9％氯化钠 250ml＋克拉霉素 0.5g,静脉给药,每日 1 次。

处方 5：

酮替芬 1mg,口服,每日 1 次。

桔贝合剂 20ml,口服,每日 3 次。

孟鲁司特 5mg,口服,每日 1 次。

细辛脑 16mg,静脉给药,每 12 小时 1 次。

茶碱 0.2g,静脉给药,每 12 小时 1 次。

0.9％氯化钠 100ml＋红霉素 0.25g,静脉给药,每 6 小时 1 次。

【注意事项】

大环内酯类药物以阿奇霉素及克拉霉素效果较好,四环素类及氟喹诺酮类儿童不推荐使用。

第九节　肺炎衣原体肺炎

肺炎衣原体肺炎是由肺炎衣原体引起的急性肺部炎症,常累及上、下呼吸道,可引起咽炎、喉炎、扁桃体炎,鼻窦炎、支气管炎和肺炎。

【诊断要点】

1. 病史　起病多隐袭,早期表现为上呼吸道感染症状。临床上与支原体肺炎颇为相似。

2. 症状　一般症状较轻,发热、寒战、肌痛、干咳、非胸膜炎性胸痛、头痛、不适和乏力。少有咯血。

3. 体征　肺部偶闻湿啰音,随肺炎病变加重湿啰音可变得明显。

4. 辅助检查

(1)实验室检查:血白细胞正常或稍高,血沉加快。可从痰、咽拭子、咽喉分泌物、支气管肺泡灌洗液中直接分离肺炎衣原体。咽拭子分离出肺炎衣原体是诊断的金标准。

（2）X线胸片：表现以单侧、下叶肺泡渗出为主。

5. 鉴别诊断　肺炎衣原体肺炎与其他非典型肺炎不易区分，必须依靠实验室诊断。

【治疗要点】

肺炎衣原体肺炎首选红霉素，亦可选用多西环素或克拉霉素，氟喹诺酮类也可选用。对发热、干咳、头痛等可对症治疗。

【处方】

处方1：

溴己新8mg，口服，每日3次。

酮替芬1mg，口服，每日1次。

桔贝合剂10ml，口服，每日3次。

百令胶囊4粒，口服，每日3次。

赖氨酸阿司匹林1g，静脉给药。

高糖加胰岛素，静脉给药，每日1次。

细辛脑16mg，静脉给药，每12小时1次。

0.9%氯化钠100ml＋红霉素0.25g，静脉给药，每6小时1次。

处方2：

氨溴索30mg，口服，每日3次。

磷酸可待因30mg，口服，每日1次。

脾氨肽1支，口服，每日2次。

地塞米松5mg，静脉给药，发热时。

溴己新4mg，静脉给药，每12小时1次。

0.9%氯化钠50ml＋胸腺喷丁20mg，静脉给药，每日1次。

0.9%氯化钠250ml＋阿奇霉素0.5g，静脉给药，每日1次。

处方3：

酮替芬1mg，口服，每日1次。

桔贝合剂10ml，口服，每日3次。

孟鲁司特5mg，口服，每日1次。

细辛脑 16mg,静脉给药,每日 1 次。

茶碱 0.2g,静脉给药,每 12 小时 1 次。

0.9%氯化钠 250ml＋左氧氟沙星 0.4g,静脉给药,每日 1 次。

处方 4:

溴己新 8mg,口服,每日 3 次。

孟鲁司特 5mg,口服,每日 1 次。

氨溴索 30mg,静脉给药,每日 3 次。

氨基酸 250ml,静脉给药,每日 1 次。

0.9%氯化钠 250ml＋克拉霉素 0.5g,静脉给药,每日 1 次。

处方 5:

孟鲁司特钠咀嚼片 10mg,口服,每日 1 次。

乌苯美司 10mg,口服,每日 3 次。

细辛脑 16mg,静脉给药,每 12 小时 1 次。

溴己新 8mg,静脉给药,每日 1 次。

复方氨林苯巴比妥 3ml,肌内注射发热时。

氨溴索 60mg,静脉给药,每日 3 次。

氨基酸 500ml,静脉给药,每日 1 次。

0.9%氯化钠 250ml＋莫西沙星 0.4g,静脉给药,每日 1 次。

【注意事项】

衣原体肺炎多难确诊,确诊的病例多为回顾性诊断。

第十节　病毒性肺炎

病毒性肺炎是由上呼吸道病毒感染,向下蔓延所致的肺部炎症。本病大多发生于冬春季节。常见病毒为甲、乙型流感病毒、腺病毒、副流感病毒、呼吸道合胞病毒和冠状病毒等。

【诊断要点】

1. 病史　好发于病毒疾病流行季节。

2. 症状　临床症状通常较轻,常在急性流感症状尚未消退时,即出现咳嗽、少痰、或白色黏液痰、咽痛等呼吸道症状。

3. 体征　本病常无显著的胸部体征,病情严重者有呼吸浅速、心率增快、发绀、肺部干、湿啰音。

4. 辅助检查

(1)实验室和其他检查:白细胞计数正常、稍高或偏低,痰涂片所见的白细胞以单核细胞居多,痰培养常无致病细菌生长。

(2)X 线检查:胸部 X 线检查可见肺纹理增多,小片状浸润或广泛浸润。

5. 鉴别诊断　诊断依据为临床症状及 X 线改变,并排除由其他病原体引起的肺炎。

【治疗要点】

1. 物理治疗　以对症治疗为主,卧床休息,居室保持空气流通,注意隔离消毒,预防交叉感染。

2. 药物治疗　目前已证实较有效的病毒抑制药物:①利巴韦林;②阿昔洛韦;③更昔洛韦;④奥司他韦;⑤阿糖腺苷;⑥金刚烷胺。

【处方】

处方 1:

奥司他韦 75mg,口服,每日 2 次,疗程 5 日。

溴己新 8mg,口服,每日 3 次。

酮替芬 1mg,口服,每日 1 次。

桔贝合剂 10ml,口服,每日 3 次。

处方 2:

金刚烷胺 100mg,口服,每日 2 次,疗程 3～5 日。

氨溴索 30mg,口服,每日 3 次。

磷酸可待因 30mg,口服,每日 1 次。

脾氨肽 1 支,口服,每日 2 次。

处方 3：

利巴韦林每日 0.8～1.0g，口服，分 3～4 次，疗程 5～7 日。

孟鲁司特钠咀嚼片 10mg，口服，每日 1 次。

细辛脑 16mg，静脉给药，每 12 小时 1 次。

处方 4：

利巴韦林 10～15mg/(kg·d)，静脉给药，每 12 小时 1 次。

10～30mg＋盐水 30ml，雾化吸入，每 12 小时 1 次。

处方 5：

阿昔洛韦 5mg/kg，静脉给药，每日 3 次，疗程 7 日。

孟鲁司特 5mg，口服，每日 1 次。

乙酰半胱氨酸泡腾片 0.6g，温水泡服，每日 2 次。

氨溴索 30mg，静脉给药，每日 3 次。

处方 6：

更昔洛韦 7.5～15mg/(kg·d)，静脉给药，每日 1 次，疗程 10～15 日。

细辛脑 16mg，静脉给药，每日 1 次。

溴己新 4mg，静脉给药，每 12 小时 1 次。

处方 7：

阿糖腺苷 5～15mg/(kg·d)，静脉给药，每日 1 次，疗程 10～14 日。

桔贝合剂 20ml，口服，每日 3 次。

氨溴索 60mg，静脉给药，每日 3 次。

细辛脑 16mg，静脉给药，每 12 小时 1 次。

溴己新 8mg，静脉给药，每 12 小时 1 次。

【注意事项】

注意抗病毒药物引起的肝肾损伤。

第十一节 放射性肺炎

放射性肺炎系由于肺癌、食管癌、乳腺癌、恶性淋巴瘤或胸部其他部位肿瘤经放射治疗后,在放射野内正常肺组织受到损伤引起的炎症反应。

【诊断要点】

1. 病史 患者有肺癌、纵隔肿瘤、食管癌、乳腺癌、恶性淋巴瘤或胸部其他部位肿瘤经放射治疗史。

2. 症状 轻者无症状,可在放射治疗后立即出现刺激性咳嗽,多数在放射治疗2～3个月后出现症状,不发热或低热,偶有高热,体温高达40℃。

3. 体征 多数肺部无阳性体征,肺内纤维化广泛时可闻及捻发音或爆裂音。继发细菌感染可出现干、湿啰音。偶有胸膜摩擦音。

4. 辅助检查 由于放射性肺炎和肺纤维化,肺功能检查可早期发现本病。

5. 鉴别诊断 需与肺部肿瘤恶化和转移性肿瘤相鉴别,以免误诊继续放射治疗而加重病情恶化。

【治疗要点】

立即使用肾上腺皮质激素控制炎症。抗凝疗法对防止小血管栓塞有效。氧气吸入以改善低氧血症。伴细菌感染,选用有效抗生素,控制感染。

【处方】

处方1:

泼尼松(1mg/kg),口服,每天1次,待症状消失后逐渐减量,疗程视病情而定,一般不少于6周。

低分子肝素4100U,皮下注射,每12小时1次。

百令胶囊4粒,口服,每日3次。

乙酰半胱氨酸 0.6g,温水泡服,每日 2 次。

赖氨酸阿司匹林 1g,静脉给药,发热时。

溴己新 8mg,静脉给药,每 12 小时 1 次。

脂肪乳 250ml,静脉给药,每日 1 次。

0.9%氯化钠 250ml+阿奇霉素 0.5g,静脉给药,每日 1 次。

0.9%氯化钠 100ml+头孢他啶 2.0g,静脉给药,每 8 小时 1 次。

处方 2:

甲泼尼龙 40mg,静脉给药,每 12 小时 1 次。

低分子肝素 5000U,皮下注射,每 12 小时 1 次。

复方甲氧那明 2 粒,口服,每日 3 次。

乙酰半胱氨酸泡腾片 0.6g,温水泡服,每日 2 次。

标准桃金娘油 300mg,口服,每日 3 次。

氨溴索 60mg,静脉给药,每日 3 次。

氨基酸 250ml,静脉给药,每日 1 次。

0.9%氯化钠 250ml+左氧氟沙星 0.4g,静脉给药,每日 1 次。

0.9%氯化钠 100ml+头孢曲松 2.0g,静脉给药,每 8 小时 1 次。

处方 3:

甲泼尼龙 40mg,静脉给药,每日 1 次。

依诺肝素 40mg,皮下注射,每 12 小时 1 次。

桔贝合剂 10ml,口服,每日 3 次。

孟鲁司特钠咀嚼片 10mg,口服,每日 1 次。

酮替芬 1mg,口服,每日 1 次。

磷酸可待因 30mg,口服,每日 1 次。

细辛脑 16mg,静脉给药,每日 1 次。

0.9%氯化钠 250ml+莫西沙星 0.4g,静脉给药,每日 1 次。

处方 4:

孟鲁司特钠咀嚼片 10mg,口服,每日 1 次。

乌苯美司 10mg,口服,每日 3 次。

溴己新 8mg,静脉给药,每日 1 次。

0.9%氯化钠 50ml＋胸腺喷丁 10mg,静脉给药,每日 1 次。

0.9%氯化钠 100ml＋头孢克洛 2.0g,静脉给药,每 8 小时
1 次。

处方 5:

脾氨肽 1 支,口服,每日 2 次。

桔贝合剂 10ml,口服,每日 3 次。

百令胶囊 4 粒,口服,每日 3 次。

赖氨酸阿司匹林 1g,静脉给药,发热时。

高糖加胰岛素,静脉给药,每日 1 次。

细辛脑 16mg,静脉给药,每 12 小时 1 次。

0.9%氯化钠 50ml＋胸腺喷丁 20mg,静脉给药,每日 1 次。

0.9%氯化钠 100ml＋头孢克洛 2.0g,静脉给药,每 8 小时
1 次。

处方 6:

氨溴索 30mg,口服,每日 3 次。

磷酸可待因 30mg,口服,每日 1 次。

脾氨肽 1 支,口服,每日 2 次。

地塞米松 5mg,静脉给药,发热时。

溴己新 4mg,静脉给药,每 12 小时 1 次。

0.9%氯化钠 100ml＋头孢呋辛 2.0g,静脉给药,每 8 小时
1 次。

【注意事项】

严格掌握放射剂量、照射野的大小和照射速度,是预防放射
性肺炎发生的最好方法。

第十二节　老年性肺炎

与年轻人比较,老年肺炎的发病率和死亡率均显著增加,原因是多方面的。客观上,因机体老化,呼吸系统解剖和功能的改变导致全身和呼吸道局部的防御和免疫功能降低。

【诊断要点】

1. 病史　起病隐匿,常无咳嗽、咳痰、发热、胸痛等症状。

2. 症状　临床表现不典型,老年人基础体温较低,对感染的发热反应能力较差。痰多为白色或黄色脓性。较常见的是呼吸频率增加,呼吸急促或呼吸困难。

3. 体征　典型肺实变体征少见。肺部湿啰音易与并存的慢性支气管炎、慢性心力衰竭混淆。

4. 辅助检查

(1)实验室检查:一般认为,有一半患者血白细胞增高不明显。

(2)胸部 X 线:显示肺部呈斑片状模糊致密阴影,密度不均,密集的病变可融合成较大的片状,病变广泛可累及多个肺叶。

5. 鉴别诊断　诊断老年肺炎时,还需与可发生肺部阴影的其他疾病,如肺栓塞、肺肿瘤、肺结核和肺不张等相鉴别。

【治疗要点】

1. 早期发现,及时诊断。

2. 合理应用抗生素,开始时可进行经验性治疗,待致病菌明确后则可有针对性地选药或参考药敏结果来选择抗生素。

【处方】

处方 1:

百令胶囊 4 粒,口服,每日 3 次。

乙酰半胱氨酸 0.6g,温水泡服,每日 2 次。

赖氨酸阿司匹林 1g,静脉给药,发热时。

溴己新 4mg,静脉给药,每 12 小时 1 次。

脂肪乳 250ml,静脉给药,每日 1 次。

0.9%氯化钠 250ml＋莫西沙星 0.4g,静脉给药,每日 1 次。

处方 2：

氨溴索 30mg,静脉给药,每日 3 次。

氨基酸 250ml,静脉给药,每日 1 次。

复方甲氧那明 2 粒,口服,每日 3 次。

乙酰半胱氨酸泡腾片 0.6g,温水泡服,每日 2 次。

标准桃金娘油 300mg,口服,每日 3 次。

0.9%氯化钠 100ml＋头孢他啶 2.0g,静脉给药,每 8 小时 1 次。

0.9%氯化钠 250ml＋阿奇霉素 0.5g,静脉给药,每日 1 次。

处方 3：

酮替芬 1mg,口服,每日 1 次。

桔贝合剂 10ml,口服,每日 3 次。

孟鲁司特 5mg,口服,每日 1 次。

细辛脑 16mg,静脉给药,每 12 小时 1 次。

茶碱 0.2g,静脉给药,每 12 小时 1 次。

0.9%氯化钠 100ml＋头孢曲松 2.0g,静脉给药,每 8 小时 1 次。

0.9%氯化钠 250ml＋左氧氟沙星 0.4g,静脉给药,每日 1 次。

处方 4：

氨溴索 30mg,口服,每日 3 次。

磷酸可待因 30mg,口服,每日 1 次。

脾氨肽 1 支,口服,每日 2 次。

溴己新 4mg,静脉给药,每 12 小时 1 次。

0.9%氯化钠 50ml＋胸腺喷丁 20mg,静脉给药,每日 1 次。

0.9%氯化钠 100ml＋头孢克洛 2.0g,静脉给药,每 8 小时

1次。

处方5：

酮替芬 1mg,口服,每日 1 次。

桔贝合剂 20ml,口服,每日 3 次。

高糖加胰岛素,静脉给药,每日 1 次。

细辛脑 16mg,静脉给药,每日 1 次。

0.9％氯化钠 50ml＋胸腺喷丁 10mg,静脉给药,每日 1 次。

溴己新 8mg,静脉给药,每日 1 次。

0.9％氯化钠 100ml＋头孢呋辛 2.0g,静脉给药,每 8 小时 1 次。

处方6：

细辛脑 16mg,静脉给药,每 12 小时 1 次。

溴己新 8mg,静脉给药,每 12 小时 1 次。

复方氨林苯巴比妥 3ml,肌内注射。

氨溴索 60mg,静脉给药,每日 3 次。

脂肪乳 250ml,静脉给药,每日 1 次。

氨基酸 500ml,静脉给药,每日 1 次。

0.9％氯化钠 100ml＋头孢甲肟 2.0g,静脉滴注,每 8 小时 1 次。

0.9％氯化钠 250ml＋谷红注射液 20ml,静脉给药,每日 1 次。

处方7：

孟鲁司特钠咀嚼片 10mg,口服,每日 1 次。

乌苯美司 10mg,口服,每日 3 次。

溴己新 8mg,静脉给药,每日 1 次。

0.9％氯化钠 50ml＋胸腺喷丁 10mg,静脉给药,每日 1 次。

0.9％氯化钠 100ml＋头孢西丁 2.0g,静脉给药,每 8 小时 1 次。

处方8：

依诺肝素 40mg,皮下注射,每 12 小时 1 次。

桔贝合剂 10ml,口服,每日 3 次。

孟鲁司特钠咀嚼片 5mg,口服,每日 1 次。

酮替芬 1mg,口服,每日 1 次。

细辛脑 16mg,静脉给药,每日 2 次。

0.9%氯化钠 100ml＋美罗培南 0.5g,静脉给药,每 8 小时 1 次。

处方 9:

乌苯美司 10mg,口服,每日 3 次。

细辛脑 16mg,静脉给药,每 12 小时 1 次。

溴己新 8mg,静脉给药,每 12 小时 1 次。

复方氨林苯巴比妥 3ml,肌内注射,发热时。

氨溴索 60mg,静脉给药,每日 3 次。

氨基酸 500ml,静脉给药,每日 1 次。

0.9%氯化钠 100ml＋泰能 0.5g,静脉给药,每 8 小时 1 次。

0.9%氯化钠 250ml＋苦碟子 30ml,静脉给药,每日 1 次。

处方 10:

乙酰半胱氨酸泡腾片 0.6g,温水泡服,每日 2 次。

标准桃金娘油 300mg,口服,每日 3 次。

百令胶囊 4 粒,口服,每日 3 次。

高糖加胰岛素,静脉给药,每日 1 次。

细辛脑 16mg,静脉给药,每日 1 次。

0.9%氯化钠 50ml＋胸腺喷丁 10mg,静脉给药,每日 1 次。

0.9%氯化钠 100ml＋头孢哌酮舒巴坦 2.0g,静脉给药,每 8 小时 1 次。

0.9%氯化钠 250ml＋血栓通 450mg,静脉给药,每日 1 次。

处方 11:

孟鲁司特 5mg,口服,每日 1 次。

细辛脑 16mg,静脉给药,每日 1 次。

0.9%氯化钠 100ml＋哌拉西林他唑巴坦 2.0g,静脉给药,每

8 小时 1 次。

0.9％氯化钠 250ml＋法舒地尔 60mg,静脉给药,每日 1 次。

【注意事项】

痰液黏稠,咳痰困难者可给予湿化治疗、翻身叩背或体位引流,保持呼吸道通畅。伴发的基础疾病如糖尿病、冠心病等也应积极治疗。

第十三节　吸入性肺炎

吸入性肺炎是指由于吸入胃内容物,由于胃酸引起的肺炎。老年人反应性差更易发生吸入性肺炎。胃内容物吸入后由于胃酸的刺激,产生急性肺部炎症反应,其严重程度与胃液中盐酸浓度、吸入量及在肺内的分布情况有关。

【诊断要点】

1. 病史　常有吸入诱因史,迅速发病,多于 1～3 小时后出现症状。

2. 症状　呼吸困难迅速,出现发绀和低血压,常咳出浆液性泡沫状痰,严重者可发生呼吸窘迫综合征。

3. 体征　两肺闻及湿啰音,可伴喘鸣音。

4. 辅助检查　胸部 X 线显示,吸入后 1～2 小时即能见到两肺散在不规则片状边缘模糊阴影,常见于中下肺野,右肺为多见。

5. 鉴别诊断　需与肺结核、肺肿瘤等鉴别。

【治疗要点】

1. 抗感染治疗。

2. 气道吸引:下气道机械性阻塞可因吸入中性液体或颗粒性物质引起,需立即行气管吸引。

3. 对症治疗:纠正血容量不足。

【处方】

处方 1：

氨溴索 30mg,口服,每日 3 次。

磷酸可待因 30mg,口服,每日 1 次。

脾氨肽 1 支,口服,每日 2 次。

地塞米松 5mg,静脉给药,发热时。

溴己新 4mg,静脉给药,每 12 小时 1 次。

0.9%氯化钠 50ml＋胸腺喷丁 20mg,静脉给药,每日 1 次。

0.9%氯化钠 100ml＋克林霉素 0.6g,静脉给药,每 8 小时 1 次。

处方 2：

酮替芬 1mg,口服,每日 1 次。

桔贝合剂 10ml,口服,每日 3 次。

孟鲁司特 5mg,口服,每日 1 次。

细辛脑 16mg,静脉给药,每 12 小时 1 次。

茶碱 0.2g 静脉给药,每 12 小时 1 次。

甲硝唑 0.4～0.6g,每日 3～4 次,口服或每日 1.5g,静脉给药。

处方 3：

桔贝合剂 20ml,口服,每日 3 次。

高糖加胰岛素,静脉给药,每日 1 次。

细辛脑 16mg,静脉给药,每 12 小时 1 次。

0.9%氯化钠 50ml＋胸腺喷丁 10mg,静脉给药,每日 1 次。

溴己新 8mg,静脉给药,每 12 小时 1 次。

0.9%氯化钠 100ml＋美罗培南 0.5g,静脉给药,每 8 小时 1 次。

处方 4：

细辛脑 16mg,静脉给药,每 12 小时 1 次。

溴己新 8mg,静脉给药,每日 1 次。

复方氨林苯巴比妥 3ml,肌内注射,发热时。

氨溴索 30mg,静脉给药,每日 3 次。

脂肪乳 250ml,静脉给药,每日 1 次。

氨基酸 500ml,静脉给药,每日 1 次。

奥硝唑 0.5g,静脉给药,每日 1 次。

0.9%氯化钠 100ml＋氨曲南 2g,静脉给药,每 12 小时 1 次。

处方 5:

百令胶囊 4 粒,口服,每日 3 次。

乙酰半胱氨酸 0.6g,温水泡服,每日 2 次。

溴己新 4mg,静脉给药,每日 1 次。

脂肪乳 250ml,静脉给药,每日 1 次。

0.9%氯化钠 100ml＋泰能 0.5g,静脉给药,每 12 小时 1 次。

【注意事项】

在紧急情况下,应立即给予高浓度氧吸入,应用纤支镜或气管插管将异物吸出,加用呼气末正压通气治疗急性呼吸窘迫综合征。

第十四节 类质性肺炎

类质性肺炎又称为类脂性肺炎,是肺对一些脂类物质的慢性炎症反应。早产、弱小或有腭裂的婴儿因咽部反射不健全,当喂牛奶、鱼肝油或从鼻孔滴入液状石蜡时,误吸入肺内引起的类质性肺炎。

【诊断要点】

1. **病史** 患者有喂牛奶、鱼肝油或从鼻孔滴入液状石蜡史。

2. **症状** 常见症状为咳嗽、活动后呼吸困难,可发生胸痛、咯血、发热(常为低热)、寒战、盗汗和体重减轻。

3. **体征** 体检可无体征。或有发热、呼吸急促、胸部听诊呈浊音,可听到支气管性或支气管肺泡性呼吸音和十、湿啰音或捻发音。

4. 辅助检查

(1)实验室检查:痰液中巨噬细胞内可见直径 5～50mm 的空泡,血沉加快。

(2)其他辅助检查:X 线胸片可见单侧或双侧浸润影,呈局限性或弥散性分布,多见双下肺,肺功能测验为限制性通气功能障碍、肺顺应性下降。

5. 鉴别诊断　肺部有块状阴影,可做经纤支镜肺活检,有助于鉴别其他原因引起的肺纤维化,肺部结节状块影,必须与肺癌鉴别。

【治疗要点】

1. 指导患者进行咳嗽锻炼,持续数天,促进矿物油排出。外源性类脂性肺炎无特效疗法。

2. 内源性类脂性肺炎应治疗原发病,并对症处理。必要时手术治疗。

【处方】

处方 1:

百令胶囊 4 粒,口服,每日 3 次。

乙酰半胱氨酸 0.6g,温水泡服,每日 2 次。

溴己新 4mg,静脉给药,每 12 小时 1 次。

脂肪乳 250ml,静脉给药,每日 1 次。

0.9% 氯化钠 250ml＋莫西沙星 0.4g,静脉给药,每日 1 次。

处方 2:

氨溴索 30mg,静脉给药,每日 3 次。

氨基酸 250ml,静脉给药,每日 1 次。

复方甲氧那明 2 粒,口服,每日 3 次。

标准桃金娘油 300mg,口服,每日 3 次。

0.9% 氯化钠 250ml＋左氧氟沙星 0.4g,静脉给药,每日 1 次。

处方 3：

细辛脑 16mg，静脉给药，每 12 小时 1 次。

茶碱 0.2g，静脉给药，每 12 小时 1 次。

溴己新 8mg，口服，每日 3 次。

孟鲁司特 5mg，口服，每日 1 次。

0.9％氯化钠 100ml＋头孢他啶 2.0g，静脉给药，每 8 小时 1 次。

处方 4：

酮替芬 1mg，口服，每日 1 次。

桔贝合剂 10ml，口服，每日 3 次。

孟鲁司特 5mg，口服，每日 1 次。

0.9％氯化钠 100ml＋头孢曲松 2.0g，静脉给药，每 8 小时 1 次。

处方 5：

氨溴索 30mg，口服，每日 3 次。

磷酸可待因 30mg，口服，每日 1 次。

脾氨肽 1 支，口服，每日 2 次。

溴己新 4mg，静脉给药，每 8 小时 1 次。

0.9％氯化钠 100ml＋头孢克洛 2.0g，静脉给药，每 8 小时 1 次。

处方 6：

高糖加胰岛素，静脉给药，每日 1 次。

细辛脑 16mg，静脉给药，每 12 小时 1 次。

0.9％氯化钠 50ml＋胸腺喷丁 10mg，静脉给药，每日 1 次。

0.9％氯化钠 100ml＋头孢呋辛 2.0g，静脉给药，每 8 小时 1 次。

处方 7：

酮替芬 1mg，口服，每日 1 次。

桔贝合剂 10ml，口服，每日 3 次。

百令胶囊 4 粒,口服,每日 3 次。

0.9%氯化钠 100ml＋头孢甲肟 2.0g,静脉给药,每 8 小时 1 次。

处方 8:

溴己新 8mg,静脉给药,每日 1 次。

氨溴索 60mg,静脉给药,每日 3 次。

脂肪乳 250ml,静脉给药,每日 1 次。

氨基酸 500ml,静脉给药,每日 1 次。

0.9%氯化钠 100ml＋头孢吡肟 2.0g,静脉给药,每 8 小时 1 次。

【注意事项】

注意药物不良反应。

第十五节　社区获得性肺炎

社区获得性肺炎是在院外由细菌、病毒、衣原体和支原体等多种微生物所引起的,具有季节性及地理环境差异,日趋受到世界各国医学界重视的一种严重的肺部疾病。

【诊断要点】

1. **病史**　有明确的受凉或过度疲劳的诱因。

2. **症状**　主要有鼻炎样症状或上呼吸道感染的症状,绝大多数社区获得性肺炎患者都会不同程度地出现全身毒血症样症状。

3. **体征**　肺部实变体征如病侧胸部呼吸运动减弱、语颤增强、叩诊发浊、呼吸音减低、语音传导增强、病灶部位出现管性呼吸音及吸气相湿啰音等。

4. **辅助检查**

(1)实验室检查:痰液取深部痰液做革兰染色。凡酶联免疫(ELISA 法)IgM 阳性或 IgM 双份血清有 4 倍升高者即可做出病原学诊断。

（2）其他辅助检查：肺炎的 X 线表现取决于病变部位、病变范围、病变性质，同时还与病因及病原体种类密切相关。

5. 鉴别诊断　肺炎阴影的动态改变对于肺炎与其他阴影的鉴别诊断有重要意义。

【治疗要点】

为了规范用药和减少耐药，各国都制订了 CAP 诊治指南，其中经验性抗菌治疗的基本原则为：①明确诊断和确定抗菌治疗指征，抗菌药物仅适用于细菌性和非典型病原体性肺炎；②根据病情严重度评估进行分级治疗；③尽早开始初始的经验性抗菌治疗；④重视和提高住院 CAP 患者的病原学诊断水平，以改善后续治疗；⑤参考指南并结合当地病原菌耐药性资料优化治疗策略，以求最佳疗效和最少耐药；⑥运用抗菌药物的药动学/药效学原理指导临床用药；⑦参考药物经济学评价选择药物。

【处方】

处方 1：

孟鲁司特钠咀嚼片 10mg，口服，每日 1 次。

乌苯美司 10mg，口服，每日 3 次。

细辛脑 16mg，静脉给药，每 12 小时 1 次。

0.9%氯化钠 250ml＋阿奇霉素 0.5g，静脉给药，每日 1 次。

0.9%氯化钠 100ml＋头孢他啶 2.0g，静脉给药，每 8 小时 1 次。

处方 2：

溴己新 8mg，静脉给药，每 12 小时 1 次。

氨溴索 60mg，静脉给药，每日 3 次。

脂肪乳 250ml，静脉给药，每日 1 次。

氨基酸 500ml，静脉给药，每日 1 次。

0.9%氯化钠 250ml＋莫西沙星 0.4g，静脉给药，每日 1 次。

处方 3：

溴己新 8mg，口服，每日 3 次。

酮替芬 1mg,口服,每日 1 次。

桔贝合剂 10ml,口服,每日 3 次。

百令胶囊 4 粒,口服,每日 3 次。

0.9％氯化钠 250ml＋左氧氟沙星 0.4g,静脉给药,每日 1 次。

0.9％氯化钠 100ml＋头孢曲松 2.0g,静脉给药,每 8 小时 1 次。

处方 4:

高糖加胰岛素,静脉给药,每日 1 次。

细辛脑 16mg,静脉给药,每 12 小时 1 次。

0.9％氯化钠 50ml＋胸腺喷丁 10mg,静脉给药,每日 1 次。

溴己新 8mg,静脉给药,每 12 小时 1 次。

0.9％氯化钠 250ml＋克拉霉素 0.5g,静脉给药,每日 1 次。

0.9％氯化钠 100ml＋头孢克洛 2.0g,静脉给药,每 8 小时 1 次。

处方 5:

氨溴索 30mg,口服,每日 3 次。

磷酸可待因 30mg,口服,每日 1 次。

脾氨肽 1 支,口服,每日 2 次。

溴己新 4mg,静脉给药,每 8 小时 1 次。

0.9％氯化钠 100ml＋红霉素 0.25g,静脉给药,每 6 小时 1 次。

0.9％氯化钠 100ml＋头孢呋辛 2.0g,静脉给药,每 8 小时 1 次。

处方 6:

0.9％氯化钠 50ml＋胸腺喷丁 20mg,静脉给药,每日 1 次。

酮替芬 1mg,口服,每日 1 次。

桔贝合剂 10ml,口服,每日 3 次。

孟鲁司特 10mg,口服,每日 1 次。

细辛脑 16mg,静脉给药,每日 1 次。

0.9%氯化钠 100ml＋头孢甲肟 2.0g,静脉给药,每 8 小时 1 次。

处方 7:

氨溴索 30mg,静脉给药,每日 3 次。

氨基酸 250ml,静脉给药,每日 1 次。

复方甲氧那明 2 粒,口服,每日 3 次。

乙酰半胱氨酸泡腾片 0.6g,温水泡服,每日 2 次。

0.9%氯化钠 100ml＋美罗培南 0.5g,静脉给药,每 8 小时 1 次。

处方 8:

标准桃金娘油 300mg,口服,每日 3 次。

百令胶囊 4 粒,口服,每日 3 次。

乙酰半胱氨酸 0.6g,温水泡服,每日 2 次。

溴己新 4mg,静脉给药,每 12 小时 1 次。

脂肪乳 250ml,静脉给药,每日 1 次。

0.9%氯化钠 100ml＋泰能 0.5g,静脉给药,每 8 小时 1 次。

处方 9:

茶碱 0.2g,静脉给药,每 12 小时 1 次。

溴己新 8mg,口服,每日 3 次。

孟鲁司特 5mg,口服,每日 1 次。

0.9%氯化钠 100ml＋头孢哌酮舒巴坦 2.0g,静脉给药,每 8 小时 1 次。

处方 10:

细辛脑 16mg,静脉给药,每日 1 次。

溴己新 4mg,静脉给药,每 8 小时 1 次。

0.9%氯化钠 100ml＋哌拉西林他唑巴坦 2.0g,静脉给药,每 8 小时 1 次。

【注意事项】

注意根据患者药敏结果调整抗感染方案。

第十六节　医院获得性肺炎

医院获得性肺炎(HAP)是指患者入院时不存在、也不处于感染潜伏期,而于入院 48 小时后发生的,由细菌、真菌、支原体、病毒或原虫等病原体引起的各种类型的肺实质炎症。

【诊断要点】

1. 病史　多见于年老体弱、免疫功能缺陷、服用大量激素或免疫抑制药,行气管插管、气管切开机械通气,胸腹部手术、昏迷及全麻患者。

2. 症状　临床症状不典型,当出现精神萎靡、发热、不能解释的呼吸困难加重、呼吸道脓性分泌物增加时,应考虑到 HAP 可能。

3. 体征　肺部听诊可以闻及散在的中小水泡音,多见于肺底,也可闻及干啰音和痰鸣音。

4. 辅助检查

(1)实验室检查:细菌性肺炎外周血白细胞计数及中性粒细胞百分比仍升高,并伴有核左移,细胞内可见中毒颗粒。可有冷凝集试验阳性。

(2)其他辅助检查:胸 X 线片或胸部 CT 显示两肺散在斑点状、小片状及结节状浸润阴影或间质性改变,以两下肺多见,也可表现为弥漫性小片状模糊影。

【治疗要点】

为达到充分治疗 HAP 的目的,不仅需要使用正确的抗生素,而且需要使用合理的剂量、疗程和正确的给药途径。

【处方】

处方1：

溴己新 8mg，口服，每日 3 次。

酮替芬 1mg，口服，每日 1 次。

桔贝合剂 10ml，口服，每日 3 次。

百令胶囊 4 粒，口服，每日 3 次。

0.9％氯化钠 100ml＋头孢他啶 2.0g，静脉给药，每 8 小时 1 次。

处方2：

高糖加胰岛素，静脉给药，每日 1 次。

细辛脑 16mg，静脉给药，每 12 小时 1 次。

0.9％氯化钠 50ml＋胸腺喷丁 10mg，静脉给药，每日 1 次。

溴己新 8mg，静脉给药，每 12 小时 1 次。

0.9％氯化钠 100ml＋头孢曲松 2.0g，静脉给药，每 8 小时 1 次。

处方3：

溴己新 8mg，静脉给药，每 12 小时 1 次。

氨溴索 60mg，静脉给药，每日 3 次。

脂肪乳 250ml，静脉给药，每日 1 次。

氨基酸 500ml，静脉给药，每日 1 次。

0.9％氯化钠 100ml＋头孢吡肟 2.0g，静脉给药，每 8 小时 1 次。

处方4：

孟鲁司特钠咀嚼片 10mg，口服，每日 1 次。

乌苯美司 10mg，口服，每日 3 次。

细辛脑 16mg，静脉给药，每 12 小时 1 次。

0.9％氯化钠 100ml＋头孢西丁 2.0g，静脉给药，每 8 小时 1 次。

处方 5：

氨溴索 30mg，口服，每日 3 次。

磷酸可待因 30mg，口服，每日 1 次。

脾氨肽 1 支，口服，每日 2 次。

溴己新 4mg，静脉给药，每 8 小时 1 次。

0.9％氯化钠 100ml＋红霉素 0.25g，静脉给药，每 6 小时 1 次。

0.9％氯化钠 100ml＋头孢呋辛 2.0g，静脉给药，每 8 小时 1 次。

处方 6：

氨溴索 30mg，静脉给药，每日 3 次。

氨基酸 250ml，静脉给药，每日 1 次。

复方甲氧那明 2 粒，口服，每日 3 次。

乙酰半胱氨酸泡腾片 0.6g，温水泡服，每日 2 次。

0.9％氯化钠 100ml＋美罗培南 0.5g，静脉给药，每 8 小时 1 次。

处方 7：

0.9％氯化钠 50ml＋胸腺喷丁 20mg，静脉给药，每日 1 次。

酮替芬 1mg，口服，每日 1 次。

桔贝合剂 10ml，口服，每日 3 次。

孟鲁司特 10mg，口服，每日 1 次。

细辛脑 16mg，静脉给药，每日 1 次。

0.9％氯化钠 100ml＋头孢甲肟 2.0g，静脉给药，每 8 小时 1 次。

处方 8：

标准桃金娘油 300mg，口服，每日 3 次。

百令胶囊 4 粒，口服，每日 3 次。

乙酰半胱氨酸 0.6g，温水泡服，每日 2 次。

溴己新 4mg，静脉给药，每 12 小时 1 次。

脂肪乳 250ml,静脉给药,每日 1 次。

0.9%氯化钠 100ml＋泰能 0.5g,静脉给药,每 8 小时 1 次。

处方 9：

细辛脑 16mg,静脉给药,每日 1 次。

溴己新 4mg,静脉给药,每 8 小时 1 次。

0.9%氯化钠 100ml＋哌拉西林他唑巴坦 2.0g,静脉给药,每 8 小时 1 次。

处方 10：

茶碱 0.2g,静脉给药,每 12 小时 1 次。

溴己新 8mg,口服,每日 3 次。

孟鲁司特 5mg,口服,每日 1 次。

0.9%氯化钠 100ml＋头孢哌酮舒巴坦 2.0g,静脉给药,每 8 小时 1 次。

【注意事项】

病死率升高与菌血症、耐药菌(如铜绿假单胞菌、不动杆菌属)感染、内科疾病、不恰当的抗生素治疗等因素相关。

第十七节　肺奴卡菌病

肺奴卡菌病是奴卡菌引起的化脓性肉芽肿性病变。肺是最常见的受侵犯器官,约半数伴肺外病变。起病缓急不一。免疫功能低下者常呈急性起病。

【诊断要点】

1. 病史　凡肺化脓性病变伴脓胸,特别是伴胸壁瘘管者,应高度警惕本病可能性。

2. 症状　临床症状初为干咳,继之为黏稠脓性痰,后期咳脓臭痰,痰中可带血,常有发热、盗汗、胸痛及消瘦等。

3. 体征　呼吸运动受限,局部有压痛,呼吸音减低。触到或听到胸膜摩擦音,呼气或吸气时均可听到,咳嗽后性质不变。

4. 辅助检查

(1)实验室检查:血常规检查可发现中性粒细胞增高。可有红细胞总数减少,血色素下降。

(2)胸部 X 线:呈现炎症浸润、实变、单发或多发结节状阴影,经常有脓肿和空洞形成,偶见厚壁空洞。

5. 鉴别诊断　需与肺结核及普通细菌感染肺炎鉴别。

【治疗要点】

首选磺胺药,磺胺甲噁唑/甲氧苄啶(复方磺胺甲噁唑)亦可选择,若磺胺药过敏,大环内酯和 β-内酰胺抗生素亦可选用。

【处方】

处方 1:

孟鲁司特钠咀嚼片 10mg,口服,每日 1 次。

乌苯美司 10mg,口服,每日 3 次。

细辛脑 16mg,静脉给药,每 12 小时 1 次。

溴己新 8mg,静脉给药,每 12 小时 1 次。

氨溴索 60mg,静脉给药,每日 3 次。

磺胺嘧啶每日 6～12g,分 4～6 次口服,1 个月后适当减量,疗程半年

处方 2:

酮替芬 1mg,口服,每日 1 次。

桔贝合剂 10ml,口服,每日 3 次。

百令胶囊 4 粒,口服,每日 3 次。

高糖加胰岛素,静脉给药,每日 1 次。

细辛脑 16mg,静脉给药,每日 1 次。

0.9%氯化钠 250ml＋阿奇霉素 0.5g,静脉给药,每日 1 次。

处方 3:

氨溴索 30mg,口服,每日 3 次。

磷酸可待因 30mg,口服,每日 1 次。

脾氨肽 1 支,口服,每日 2 次。

溴己新 4mg,静脉给药,每 8 小时 1 次。

0.9％氯化钠 250ml＋莫西沙星 0.4g,静脉给药,每日 1 次。

处方 4：

酮替芬 1mg,口服,每日 1 次。

桔贝合剂 10ml,口服,每日 3 次。

孟鲁司特 5mg,口服,每日 1 次。

细辛脑 16mg,静脉给药,每 12 小时 1 次。

茶碱 0.2g,静脉给药,每 12 小时 1 次。

0.9％氯化钠 250ml＋左氧氟沙星 0.4g,静脉给药,每日 1 次。

处方 5：

乙酰半胱氨酸泡腾片 0.6g,温水泡服,每日 2 次。

标准桃金娘油 300mg,口服,每日 3 次。

百令胶囊 4 粒,口服,每日 3 次。

脂肪乳 250ml,静脉给药,每日 1 次。

0.9％氯化钠 250ml＋阿米卡星 0.4g,静脉给药,每日 1 次。

【注意事项】

局限性慢性肺脓肿偶尔需要手术治疗。

第十八节　立克次体肺炎

立克次体肺炎常并发于流行性斑疹伤寒,病原体为普氏立克次体,通常寄生于病人的血管内皮细胞内和体虱的肠壁上皮细胞内。

【诊断要点】

1. **病史**　有体虱和家鼠接触史。

2. **症状**　在起病数天后出现明显咳嗽,多为干咳或少量黏稠痰,伴胸闷气短、呼吸增速变浅。

3. **体征**　胸部听诊可闻及湿啰音或捻发音,严重者出现心力衰竭、肺水肿的症状与体征。

4. 辅助检查

(1)实验室检查:白细胞计数多在正常范围。血小板计数下降。地方性斑疹伤寒也可出现类似的凝集反应,但凝集效价较低。

(2)胸部 X 线检查:可显示肺部斑点状或斑片状渗出性密度增高阴影,具有一般肺炎或支气管肺炎影像,偶见叶、段性肺实变阴影。

5. 鉴别诊断　需与细菌性肺炎鉴别。

【治疗要点】

氯霉素、四环素、多西环素均有特效。伴发细菌感染应根据痰菌培养及药敏结果选用有效抗生素。

【处方】

处方 1:

乙酰半胱氨酸泡腾片 0.6g,温水泡服,每日 2 次。

标准桃金娘油 300mg,口服,每日 3 次。

百令胶囊 4 粒,口服,每日 3 次。

氯霉素片口服,每日 1.5～3g,分 3～4 次服用。

处方 2:

氨溴索 30mg,静脉给药,每日 3 次。

氨基酸 250ml,静脉给药,每日 1 次。

复方甲氧那明 2 粒,口服,每日 3 次。

四环素 0.25～0.5g,口服,每 6 小时 1 次。

处方 3:

桔贝合剂 10ml,口服,每日 3 次。

高糖加胰岛素,静脉给药,每日 1 次。

细辛脑 16mg,静脉给药,每日 1 次。

多西环素第 1 日 100mg,每 12 小时 1 次,继以 100～200mg,口服,每日 1 次。

【注意事项】

并发心力衰竭、休克时,应积极治疗。

第十九节 卒中相关性肺炎

卒中相关性肺炎是指脑卒中患者急性期及后遗症期并发的肺感染。卒中相关性肺炎是导致卒中患者病情恶化、预后不良及死亡的重要原因。

【诊断要点】

1. 病史 脑卒中后长期卧床、气管切开等。

2. 症状 常以吸入性肺炎或坠积性肺炎方式起病。

3. 体征 肺部实变体征如病侧胸部呼吸运动减弱、语颤增强、叩诊发浊、呼吸音减低、语音传导增强。

4. 辅助检查

(1)实验室检查:病原菌多种多样。革兰阴性杆菌为主的混合感染多见。

(2)其他辅助检查:胸部 CT 显示新出现的两肺散在斑点状、小片状及结节状浸润阴影或间质性改变,以两下肺多见。

【治疗要点】

对卒中相关性肺炎强调按病程和危险分层,制定合理的治疗方案。

【处方】

处方 1:

细辛脑 16mg,静脉给药,每 12 小时 1 次。

溴己新 8mg,静脉给药,每 12 小时 1 次。

氨溴索 60mg,静脉给药,每日 3 次。

0.9%氯化钠 100ml＋奥硝唑 0.5g,静脉给药,每日 1 次。

处方 2：

溴己新 8mg，口服，每日 3 次。

酮替芬 1mg，口服，每日 1 次。

脂肪乳 250ml，静脉给药，每日 1 次。

氨基酸 500ml，静脉给药，每日 1 次。

0.9％氯化钠 250ml＋莫西沙星 0.4g，静脉给药，每日 1 次。

处方 3：

百令胶囊 4 粒，口服，每日 3 次。

高糖加胰岛素，静脉给药，每日 1 次。

细辛脑 16mg，静脉给药，每日 1 次。

0.9％氯化钠 50ml＋胸腺喷丁 10mg，静脉给药，每日 1 次。

0.9％氯化钠 250ml＋左氧氟沙星 0.4g，静脉给药，每日 1 次。

处方 4：

氨溴索 30mg，口服，每日 3 次。

磷酸可待因 30mg，口服，每日 1 次。

脾氨肽 1 支，口服，每日 2 次。

溴己新 4mg，静脉给药，每 8 小时 1 次。

0.9％氯化钠 50ml＋胸腺喷丁 20mg，静脉给药，每日 1 次。

0.9％氯化钠 100ml＋头孢他啶 2.0g，静脉给药，每 8 小时 1 次。

处方 5：

氨溴索 30mg，静脉给药，每日 2 次。

氨基酸 250ml，静脉给药，每日 1 次。

标准桃金娘油 300mg，口服，每日 3 次。

0.9％氯化钠 100ml＋头孢曲松 2.0g，静脉给药，每 8 小时 1 次。

处方 6：

氨溴索 30mg，静脉给药，每日 3 次。

氨基酸 250ml,静脉给药,每日 1 次。

复方甲氧那明 2 粒,口服,每日 3 次。

乙酰半胱氨酸泡腾片 0.6g,温水泡服,每日 2 次。

0.9%氯化钠 100ml＋美罗培南 0.5g,静脉给药,每 8 小时 1 次。

【注意事项】

早期选择合理抗菌药物治疗降低死亡率。对重症卒中相关性肺炎,使用机械通气、血液净化和营养支持等综合措施,有望提高治疗成功率。

第二十节　传染性非典型肺炎

传染性非典型肺炎是一种因感染传染性非典型肺炎相关冠状病毒而导致的以发热、干咳、胸闷为主要症状的疾病,严重者出现快速进展的呼吸系统衰竭,传染性极强、病情进展快速。

【诊断要点】

1. 病史　发病前 2 周曾密切接触过同类病人或者有明确的传染给他人的证据。

2. 症状　发热(体温＞38℃)和咳嗽、呼吸加速,气促,或呼吸窘迫综合征。

3. 体征　肺部啰音或有肺实变。

4. 辅助检查

(1)实验室检查:早期血白细胞计数不升高,或降低。

(2)其他辅助检查:多叶病变或 X 线胸片 48 小时内病灶进展＞50%。

5. 鉴别诊断　需与肺癌、肺结核鉴别。

【治疗要点】

1. 一般治疗。

2. 氧疗:出现气促应给予持续鼻导管吸氧、面罩吸氧或呼吸机辅助通气。

3. 应用糖皮质激素治疗时应有以下指征

(1)有严重中毒症状,高热持续 3 天不退。

(2)48 小时内肺部阴影面积扩大超过 50％。

(3)有急性肺损伤(ALI)或出现 ARDS。

4. 抗菌药物的应用:为了防治细菌感染,应使用抗生素覆盖社区获得性肺炎的常见病原体。

【处方】

处方 1:

孟鲁司特钠咀嚼片 10mg,口服,每日 1 次。

乌苯美司 10mg,口服,每日 3 次。

细辛脑 16mg,静脉给药,每 12 小时 1 次。

0.9％氯化钠 250ml＋阿奇霉素 0.5g,静脉给药,每日 1 次。

0.9％氯化钠 100ml＋头孢他啶 2.0g,静脉给药,每 8 小时 1 次。

处方 2:

溴己新 8mg,静脉给药,每 12 小时 1 次。

氨溴索 60mg,静脉给药,每日 3 次。

脂肪乳 250ml,静脉给药,每日 1 次。

氨基酸 500ml,静脉给药,每日 1 次。

0.9％氯化钠 250ml＋莫西沙星 0.4g,静脉给药,每日 1 次。

处方 3:

溴己新 8mg,口服,每日 3 次。

酮替芬 1mg,口服,每日 1 次。

桔贝合剂 10ml,口服,每日 3 次。

百令胶囊 4 粒,口服,每日 3 次。

0.9％氯化钠 250ml＋左氧氟沙星 0.4g,静脉给药,每日 1 次。

0.9％氯化钠 100ml＋头孢曲松 2.0g,静脉给药,每 8 小时

1 次。

处方 4：

高糖加胰岛素,静脉给药,每日 1 次。

细辛脑 16mg,静脉给药,每 12 小时 1 次。

0.9％氯化钠 50ml＋胸腺喷丁 10mg,静脉给药,每日 1 次。

溴己新 8mg,静脉给药,每 12 小时 1 次。

0.9％氯化钠 250ml＋克拉霉素 0.5g,静脉给药,每日 1 次。

0.9％氯化钠 100ml＋头孢克洛 2.0g,静脉给药,每 8 小时 1 次。

处方 5：

氨溴索 30mg,口服,每日 3 次。

磷酸可待因 30mg,口服,每日 1 次。

脾氨肽 1 支,口服,每日 2 次。

溴己新 4mg,静脉给药,每 8 小时 1 次。

0.9％氯化钠 100ml＋红霉素 0.25g,静脉给药,每 6 小时 1 次。

0.9％氯化钠 100ml＋头孢呋辛 2.0g,静脉给药,每 8 小时 1 次。

处方 6：

0.9％氯化钠 50ml＋胸腺喷丁 20mg,静脉给药,每日 1 次。

酮替芬 1mg,口服,每日 1 次。

桔贝合剂 10ml,口服,每日 3 次。

孟鲁司特 10mg,口服,每日 1 次。

细辛脑 16mg,静脉给药,每日 1 次。

0.9％氯化钠 100ml＋头孢甲肟 2.0g,静脉给药,每 8 小时 1 次。

处方 7：

氨溴索 30mg,静脉给药,每日 3 次。

氨基酸 250ml,静脉给药,每日 1 次。

复方甲氧那明 2 粒,口服,每日 3 次。

乙酰半胱氨酸泡腾片 0.6g,温水泡服,每日 2 次。

0.9%氯化钠 100ml＋美罗培南 0.5g,静脉给药,每 8 小时 1 次。

处方 8:

标准桃金娘油 300mg,口服,每日 3 次。

百令胶囊 4 粒,口服,每日 3 次。

乙酰半胱氨酸 0.6g,温水泡服,每日 2 次。

溴己新 4mg,静脉给药,每 12 小时 1 次。

脂肪乳 250ml,静脉给药,每日 1 次。

0.9%氯化钠 100ml＋泰能 0.5g,静脉给药,每 8 小时 1 次。

处方 9:

茶碱 0.2g,静脉给药,每 12 小时 1 次。

溴己新 8mg,口服,每日 3 次。

孟鲁司特 5mg,口服,每日 1 次。

0.9%氯化钠 100ml＋头孢哌酮舒巴坦 2.0g,静脉给药,每 8 小时 1 次。

处方 10:

细辛脑 16mg,静脉给药,每日 1 次。

溴己新 4mg,静脉给药,每 8 小时 1 次。

0.9%氯化钠 100ml＋哌拉西林他唑巴坦 2.0g,静脉给药,每 8 小时 1 次。

【注意事项】

对其预防有特异性预防,即针对性预防措施。

第二十一节　呼吸机相关性肺炎

呼吸机相关性肺炎是机械通气过程中常见而又严重的并发症之一,鉴于呼吸机相关性肺炎的致病菌、临床诊断与治疗不同于一般的肺炎,加上其病死率高,近年来国内外对呼吸机相关性肺炎的研究受到广泛的重视。

【诊断要点】

1. 病史　长期进行机械通气史。

2. 症状　发热,体温>37.5℃,呼吸道出现大量脓性分泌物。

3. 体征　肺部实变体征和(或)肺部听诊可闻及湿啰音。

4. 辅助检查

(1)实验室检查:血细胞>10.0×10^9/L 或<4×10^9/L,伴或不伴核转移。病原学诊断标准如下。①气管内抽吸物培养;②经气管镜保护性毛刷。如预先使用了抗生素,其敏感性则更低;③经气管镜支气管肺泡灌洗;④阳性的脓液或血培养结果。此 4 项中满足任何一项即可。

(2)其他辅助检查:X 线或 CT 显示,与机械通气前胸片比较出现肺内浸润阴影或显示新的炎性病变。

5. 鉴别诊断　需排除非呼吸机相关性肺炎。

【治疗要点】

1. 积极治疗原发病。

2. 抗感染治疗:呼吸机相关性肺炎的治疗应以抗生素的使用最为重要。

3. 对症治疗:营养支持,纠正低蛋白血症,维持水电解质和酸碱平衡等。

【处方】

处方 1:

溴己新 8mg,静脉给药,每 12 小时 1 次。

氨溴索 60mg,静脉给药,每日 3 次。

脂肪乳 250ml,静脉给药,每日 1 次。

氨基酸 500ml,静脉给药,每日 1 次。

0.9%氯化钠 250ml+阿奇霉素 0.5g,静脉给药,每日 1 次。

0.9%氯化钠 100ml+头孢他啶 2.0g,静脉给药,每 8 小时

1 次。

处方 2：

孟鲁司特钠咀嚼片 10mg,口服,每日 1 次。

乌苯美司 10mg,口服,每日 3 次。

细辛脑 16mg,静脉给药,每 12 小时 1 次。

0.9％氯化钠 250ml＋莫西沙星 0.4g,静脉给药,每日 1 次。

处方 3：

溴己新 8mg,口服,每日 3 次。

酮替芬 1mg,口服,每日 1 次。

桔贝合剂 10ml,口服,每日 3 次。

百令胶囊 4 粒,口服,每日 3 次。

0.9％氯化钠 250ml＋左氧氟沙星 0.4g,静脉给药,每日 1 次。

0.9％氯化钠 100ml＋头孢曲松 2.0g,静脉给药,每 8 小时 1 次。

处方 4：

酮替芬 1mg,口服,每日 1 次。

桔贝合剂 10ml,口服,每日 3 次。

孟鲁司特 10mg,口服,每日 1 次。

细辛脑 16mg,静脉给药,每日 1 次。

0.9％氯化钠 250ml＋克拉霉素 0.5g,静脉给药,每日 1 次。

0.9％氯化钠 100ml＋头孢克洛 2.0g,静脉给药,每 8 小时 1 次。

处方 5：

氨溴索 30mg,口服,每日 3 次。

磷酸可待因 30mg,口服,每日 1 次。

脾氨肽 1 支,口服,每日 2 次。

溴己新 4mg,静脉给药,每 8 小时 1 次。

0.9％氯化钠 100ml＋红霉素 0.25g,静脉给药,每 6 小时

1 次。

0.9％氯化钠 100ml＋头孢呋辛 2.0g,静脉给药,每 8 小时 1 次。

处方 6:

高糖加胰岛素,静脉给药,每日 1 次。

细辛脑 16mg,静脉给药,每 12 小时 1 次。

0.9％氯化钠 50ml＋胸腺喷丁 10mg,静脉给药,每日 1 次。

溴己新 8mg,静脉给药,每 12 小时 1 次。

0.9％氯化钠 50ml＋胸腺喷丁 20mg,静脉给药,每日 1 次。

0.9％氯化钠 100ml＋头孢甲肟 2.0g,静脉给药,每 8 小时 1 次。

处方 7:

氨溴索 30mg,静脉给药,每日 3 次。

氨基酸 250ml,静脉给药,每日 1 次。

复方甲氧那明 2 粒,口服,每日 3 次。

乙酰半胱氨酸泡腾片 0.6g,温水泡服,每日 2 次。

0.9％氯化钠 100ml＋美罗培南 0.5g,静脉给药,每 8 小时 1 次。

处方 8:

脂肪乳 250ml,静脉给药,每日 1 次。

细辛脑 16mg,静脉给药,每日 1 次。

溴己新 4mg,静脉给药,每 8 小时 1 次。

0.9％氯化钠 100ml＋泰能 0.5g,静脉给药,每 8 小时 1 次。

处方 9:

茶碱 0.2g,静脉给药,每 12 小时 1 次。

溴己新 8mg,口服,每日 3 次。

孟鲁司特 5mg,口服,每日 1 次。

0.9％氯化钠 100ml＋头孢哌酮舒巴坦 2.0g,静脉给药,每 8 小时 1 次。

处方 10：

标准桃金娘油 300mg，口服，每日 3 次。

百令胶囊 4 粒，口服，每日 3 次。

乙酰半胱氨酸 0.6g，温水泡服，每日 2 次。

溴己新 4mg，静脉给药，每 12 小时 1 次。

0.9%氯化钠 100ml＋哌拉西林他唑巴坦 2.0g，静脉给药，每 8 小时 1 次。

【注意事项】

在呼吸机相关性肺炎的防治中护理工作起到了相当大的作用，护理工作做得好，在很大程度上可以减少呼吸机相关性肺炎的发生。

第3章

慢性咳嗽

临床上通常将慢性咳嗽定义为以咳嗽为唯一症状或主要症状,时间超过 8 周,不明原因的慢性咳嗽。慢性咳嗽病因诊断研究显示 EB、UACS、咳嗽变异性哮喘(CVA)、GER 是慢性咳嗽的四大病因。

第一节　嗜酸细胞性支气管炎(EB)

嗜酸细胞性支气管炎以刺激性干咳或咳少许黏痰为主要症状,发病可能也与变应性因素有关,糖皮质激素治疗效果良好。

【诊断要点】

1. 慢性咳嗽,多为刺激性干咳,或伴少量黏痰。

2. X 线胸片正常。

3. 肺通气功能正常,AHR 阴性,PEF 日间变异率正常。

4. 痰嗜酸细胞≥3%。

5. 排除其他嗜酸细胞增多性疾病。

6. 口服或吸入糖皮质激素有效。

【治疗要点】

糖皮质激素治疗 EB 效果好,治疗后咳嗽消失或明显减轻,痰Eos 比例明显下降至正常或接近正常。

【处方】

1. 通常应用吸入糖皮质激素,任选其一

布地奈德 100～200μg,吸入,每日 2 次(持续应用 4 周)。

丙酸倍氯米松 100～300μg,吸入,每日 2 次(持续应用 4 周)。

2. 吸入治疗后症状仍持续存在或病情加剧者,可口服糖皮质激素

泼尼松 10～30mg,口服,每日 1 次(持续 3～7 天)。

氯苯那敏 4mg,口服,每日 3 次。

【注意事项】

治疗时间及预后尚需观察,部分症状反复或迁延不愈者,需注意是否持续接触变应原或合并其他慢性咳嗽疾病(如胃食管反流,UACS 等)。

第二节　咳嗽变异性哮喘(CVA)

咳嗽变异性哮喘(CVA)是一种特殊类型的哮喘,咳嗽是其主要或唯一临床表现,多表现为刺激性干咳,冷空气、油烟等刺激性气味容易诱发或加重咳嗽,抗感染等治疗无效,支气管扩张药治疗有效。

【诊断要点】

1. 慢性咳嗽,尤其是夜间刺激性咳嗽明显。

2. 支气管激发试验阳性,或支气管舒张试验阳性,或 PEF 日间变异率>20%。

3. 支气管舒张药物、糖皮质激素治疗后咳嗽明显缓解。

4. 排除其他原因诱发的慢性咳嗽。

【治疗要点】

治疗原则与典型支气管哮喘相同。主要为糖皮质激素联合吸入 β_2 受体激动药或茶碱类缓解急性症状,为最有效的治疗方法。

【处方】

处方1：

沙丁胺醇气雾剂 $100\sim200\mu g$，吸入，必要时。

布地奈德 $100\sim200\mu g$，吸入，每日2次。

处方2：

布地奈德 $100\sim200\mu g$，吸入，每日2次。

特布他林气雾剂 $250\sim500\mu g$，吸入，必要时。

处方3：

沙丁胺醇 8mg，雾化吸入，每日2次。

丙酸倍氯米松 $100\sim300\mu g$，吸入，每日2次。

处方4：

氨茶碱控释片 $0.1\sim0.2g$，口服，每日2次。

布地奈德 1mg，雾化吸入，每日2次。

处方5：

氨茶碱 0.1g，口服，每日3次。

布地奈德 1mg，雾化吸入，每日2次。

孟鲁司特 10mg，口服，每日1次。

处方6：

孟鲁司特 10mg，口服，每日1次。

沙美特罗氟替卡松粉吸入剂 1吸，吸入，每日2次。

【注意事项】

30%～40%的CVA会向典型哮喘方向发展，长期吸入糖皮质激素治疗有助于防止CVA发展为典型哮喘。

第三节　上气道咳嗽综合征(UACS)

上气道咳嗽综合征(UACS)亦称鼻后滴流综合征(PNDS)。鼻部疾病引起分泌物倒流鼻后和咽喉等部位，直接或间接刺激咳嗽感受器，导致以咳嗽为主要表现的综合征称为PNDS。引起

UACS 的基础疾病包括季节性变应性鼻炎、非变应性鼻炎、血管舒缩性鼻炎、感染后鼻炎、真菌性鼻炎、普通感冒和鼻窦炎。

【诊断要点】

1. 发作性或持续性咳嗽,以白天咳嗽为主,入睡后较少咳嗽。

2. 鼻后滴流和(或)咽喉壁黏液附着感。

3. 有鼻炎、鼻窦炎或慢性咽喉炎等病史。

4. 检查发现咽后壁有黏液附着,鹅卵石样观。

5. 排除其他引起慢性咳嗽的常见病因。

6. 经针对性治疗咳嗽缓解。

【治疗要点】

依据引起 UACS 的基础疾病进行治疗。

1. 非变应性鼻炎 血管舒缩性鼻炎、全年性鼻炎、普通感冒首选第一代抗组胺药代表药物:马来酸氯苯那敏,常用减充血剂为盐酸伪麻黄碱。

2. 变应性鼻炎

(1)避免变应原刺激是控制变应性鼻炎的有效措施。

(2)鼻腔吸入糖皮质激素为首选药物,如丙酸倍氯米松。

(3)各类抗组胺药对其均有治疗效果,首选无镇静作用的第二代抗组胺药,常用药物为氯雷他定或阿司咪唑等。

(4)色甘酸钠吸入对变应性鼻炎具有良好的预防作用。

3. 慢性鼻窦炎

(1)应用对革兰阳性菌、革兰阴性菌和厌氧菌有效的抗菌药物 3 周。

(2)口服第一代抗组胺药和减充血剂 3 周。

(3)鼻用减充血剂 1 周。

(4)鼻吸入糖皮质激素 3 个月。

(5)内科治疗效果不佳时可行负压引流、穿刺引流或外科手术。

4. 急性细菌性鼻炎 抗菌药物。效果欠佳或分泌物多时可联合应用鼻腔吸入糖皮质激素及减充血剂以减轻炎症。

【处方】

处方 1：

（适用于非变应性鼻炎、血管舒缩性鼻炎、全年性鼻炎、普通感冒治疗）

马来酸氯苯那敏 4mg，口服，每日 3 次。

盐酸伪麻黄碱 0.12g，口服，每日 2 次。

处方 2：

（适用于变应性鼻炎）

丙酸倍氯米松每次 50μg，鼻孔吸入，每日 1～2 次。

色甘酸钠 3.5～7mg 吸入，每日 3～4 次。

氯雷他定 10mg，口服，每日 1 次。

处方 3：

（适用于慢性鼻窦炎）

克拉霉素 0.25g，口服，每日 1 次。

马来酸氯苯那敏 4mg，口服，每日 3 次。

盐酸伪麻黄碱 0.12g，口服，每日 2 次。

丙酸倍氯米松每次 50μg，鼻孔吸入，每日 1～2 次。

左氧氟沙星 0.4g，静脉给药，每日 1 次。（不超过 2 周）

处方 4：

（适用于急性细菌性鼻炎）

阿莫西林 0.5g，口服，每日 1 次。

盐酸伪麻黄碱 0.12g，口服，每日 2 次。

丙酸倍氯米松每次 50μg，鼻孔吸入，每日 1～2 次。

处方 5：

（适用于急性细菌性鼻炎）

左氧氟沙星 0.4g，静脉给药，每日 1 次。

盐酸伪麻黄碱 0.12g，口服，每日 2 次。

丙酸倍氯米松每次 50μg，鼻孔吸入，每日 1～2 次。

【注意事项】

应用抗感染治疗时,注意监测肝功能,避免肝功能损害的药物不良反应。

第四节　胃食管反流性咳嗽(GERC)

胃食管反流性咳嗽(GERC):胃酸和其他胃内容物反流入食管引起的以咳嗽为主要临床表现的一种胃食管反流性疾病。进餐时、进餐后或饱食后咳嗽是 GERC 的一个重要临床特征。24 小时食管 pH 监测是目前诊断 GERC 最为有效的方法。

【诊断要点】

1. 慢性咳嗽,伴或不伴有反流相关症状。

2. 24 小时食管 pH 监测 Demeester 积分≥12.70,和(或)反流与咳嗽症状相关概率 SAP≥75%。

3. 排除 CVA、EB、UACS 等疾病。

4. 抗反流治疗后咳嗽明显减轻或消失。

对没有开展 24 小时食管 pH 监测的单位或经济条件有限的慢性咳嗽患者建议具有以下指征者可考虑进行诊断性治疗。

(1)有明显的进食相关性咳嗽,如餐后咳嗽、进食咳嗽等。

(2)有胃食管反流症状,如反酸、嗳气、胸骨后烧灼感等。

(3)排除 CVA、EB、过敏性鼻炎/鼻窦炎等疾病,或按这些疾病治疗效果不佳。

(4)抗反流治疗后咳嗽消失或明显缓解。

【治疗要点】

1. 调整生活方式:减肥,少食多餐,避免过饱和睡前进食,避免进食酸性、油腻食物等,戒烟。高枕卧位,升高床头。

2. 治疗基础疾病(如慢性胃炎、胃溃疡、十二指肠炎或溃疡等)伴有幽门杆菌感染的患者。

3. 药物治疗:质子泵抑制药①奥美拉唑等;②H_2受体拮抗

药,雷尼替丁;③促胃动力药:多潘立酮等。

4. 内科治疗时间要求 3 个月以上,一般需 2～4 周。内科治疗失败的严重反流患者,可考虑抗反流手术治疗。

【处方】

处方 1:

西咪替丁(甲氰咪胍) 800mg,口服,每晚 1 次。

奥美拉唑 10～20mg,口服,每日 1～2 次。

处方 2:

雷尼替丁 150mg,口服,每日 2 次。

雷贝拉唑 10～20mg,口服,每日 1～2 次。

处方 3:

法莫替丁 20mg,口服,每日 2 次。

兰索拉唑 15～30mg,口服,每日 1 次。

多潘立酮 1 粒,口服,每日 3 次。

处方 4:

(抗 HP 治疗)(1 种 PPI＋2 种抗生素,疗程 7～14 天)

奥美拉唑 20mg,口服,每日 2 次。

克拉霉素 500mg,口服,每日 2 次。(服用 1 周)

阿莫西林 1.0g,口服,每日 2 次。(服用 1 周)

处方 5:

(抗 HP 治疗)(4 联 2 周)

奥美拉唑 20mg,口服,每日 2 次。

胶体枸橼酸铋 120mg,口服,每日 4 次。

甲硝唑 400mg,口服,每日 3 次。

阿莫西林 1.0g,口服,每日 2 次。

处方 6:

(2 周)

枸橼酸铋 120mg,口服,每日 4 次。

甲硝唑 400mg,口服,每日 3 次。

阿莫西林 1.0g,口服,每日 2 次。

【注意事项】

抗 HP 治疗后需复查胃镜或 HP 感染检查,指导下一步用药。

【慢性咳嗽的其他病因】

除上述常见病因外,另外还有 20%～30%的慢性咳嗽由其他疾病所致,虽比例不高,但病因繁多,中国咳嗽指南主要列出慢性支气管炎、支气管扩张症、反应性咳嗽、感冒后咳嗽、支气管结核、血管紧张素转换酶抑制药诱发的咳嗽、心理性咳嗽等。有些病因如变应性咳嗽并不少见,但由于其发病机制及病理生理学认识尚不足,故被列入了慢性咳嗽的其他病因。

第4章

侵袭性肺真菌病

第一节 总 论

侵袭性肺真菌病(IPFD)指的是真菌直接侵犯肺或支气管(寄生或过敏者除外)引起的急、慢性肺部感染性疾病。最常见的病原菌是以念珠菌为主的酵母样真菌和以曲霉为主的丝状真菌。

【诊断要点】

目前诊断分为三级:确诊、拟诊、疑似,标准如下。

诊断级别	危险因素	临床特征	微生物学	组织病理学
确诊	+	+	+	+
拟诊	+	+	+	−
疑似	+	+	−	−

【肺部表现】

肺炎或支气管炎:最常见。

肺结核样表现:常见于组织胞浆菌病、皮炎芽生菌病和奴卡菌病。

肺脓肿和脓胸:常急性起病,放线菌病和奴卡菌病所致脓胸均易在胸壁上形成窦道。

肿瘤样表现:肺隐球菌瘤、组织胞浆菌瘤、球孢子菌瘤等,酷似周围型肺癌。皮炎芽生菌病、曲霉感染等可破坏肋骨与椎骨，似转移癌的骨质破坏。

肺栓塞和肺梗死：嗜血管性的毛霉，易侵犯血管，肺部感染时常导致肺栓塞甚至肺梗死，似肺血栓栓塞症。

其他：可引起弥漫性肺间质性病变，或类似结节病表现。

【影像学表现】

肺炎型：多见于白色念珠菌和曲霉感染。

肿块型：多见于隐球菌、组织胞浆菌。

曲霉球：由曲霉菌丝和纤维黏液混合而成，寄生在肺空洞内或囊状扩张的支气管内，呈圆形或椭圆形，曲霉球与囊腔之间形成半月形或新月形的透亮区，为慢性曲霉感染的典型影像学表现。

胸膜炎型：指病灶靠近胸膜或经血行播散侵犯胸膜所致，主要为白色念珠菌，其次为热带念珠菌感染。

粟粒型：X 线或 CT 显示粟粒样改变，多以中下肺为主，大小不等，多见于组织胞浆菌、隐球菌和念珠菌感染。

【实验室检查】

直接真菌检测法：①确诊 IPFD 主要依靠肺组织活检的病理学检查；②多次无菌腔液（血液、胸腔积液、痰液、支气管肺泡灌洗液）真菌培养阳性。

间接真菌检测法：①真菌抗原检测：半乳甘露聚糖（GM 试验）、(1,3)-β-D-葡聚糖（G 试验）、隐球菌抗原检测；②DNA 检测。

【治疗要点】

以预防为主，积极处理原发病，尽可能去除危险因素；加强支持治疗，包括全身和局部治疗的综合治疗；及时地抗真菌治疗，合理选用抗真菌药物。分为 4 个阶段。

对未发生侵袭性真菌感染的高危患者进行预防性治疗。

对可能发生侵袭性真菌感染（拟诊）的患者进行经验性治疗。

对很可能发生侵袭性真菌感染（临床诊断）的患者进行先发

治疗(或称按临床诊断治疗,即很可能发生侵袭性真菌感染,但尚缺乏明确的阳性辅助检查结果前进行的治疗)。

对确诊患者进行目标治疗:对于 IPFD 应及早给予抗真菌药物治疗,常需静脉给药,疗程一般 6～12 周以上,严重感染者应采用有协同作用的抗真菌药物联合治疗。

【常用抗真菌药物】

氟康唑(Fluconazole):属吡咯类抗真菌药中三唑类分支,对念珠菌感染(包括免疫正常或免疫受损的人和动物的全身性念珠菌病)、新型隐球菌感染(包括颅内感染)、粗球孢子菌(包括颅内感染)及荚膜组织胞浆菌等有效。作用机制主要为高度选择性干扰真菌的细胞色素 P-450 的活性,从而抑制真菌细胞膜上麦角固醇的生物合成。脑脊液中本品的浓度较高,主要自肾排泄。

伊曲康唑(Itraconazole):属吡咯类抗真菌药中三唑类分支,抗真菌谱及作用机制与氟康唑相似,但对孢子丝菌、曲霉菌、隐球菌、球孢子菌等有高效。具有高度嗜脂性,在痰液、脓液和气管渗出物中药物浓度高,经肝代谢。

伏立康唑(Voriconazole):属吡咯类抗真菌药中三唑类分支,抗真菌谱及作用机制与伊曲康唑相似。在组织中广泛分布,主要通过肝代谢。

两性霉素 B(Amphotericin B):属多烯类抗真菌药,抗真菌谱:隐球菌病、播散性念珠菌病、球孢子菌病、组织胞浆菌病、毛霉菌病、孢子丝菌病、曲菌病。与真菌细胞上的甾醇结合,损伤膜的通透性,导致真菌内钾离子、核苷酸、氨基酸等外漏,破坏正常代谢而发挥其抗菌作用。药物组织浓度最高者为肾,其余依次递减为肝、肺、脑,经肾缓慢排出,不易为透析所清除。

两性霉素 B 脂质体:属多烯类抗真菌药,抗真菌谱同两性霉素 B,适用于因肾损伤或药物毒性而不能使用有效剂量的两性霉素 B 的患者,或已经接受过两性霉素 B 治疗无效的患者均可使用。

氟胞嘧啶(5-FC)：属嘧啶类抗真菌药，对隐球菌属、念珠菌属有较高的抗真菌活性，对曲菌属也有抗菌性。本品低浓度时抑菌，高浓度时具有杀菌作用。作用机制为阻断真菌核酸合成。与两性霉素 B 合用，具有协同作用，但可使本品自肾排泄减少，血药浓度升高，促使肾、血液系统毒性反应发生。

卡泊芬净(Caspofungin)：属棘白菌素类抗真菌药，经验性治疗中性粒细胞减少伴发热病人的可疑真菌感染治疗及对其他治疗无效或不能耐受的侵袭性曲霉菌病，抑制许多丝状真菌和酵母菌细胞壁的一种基本成分(1,3)-β-D-葡聚糖的合成。

第二节　侵袭性肺曲霉病

侵袭性肺曲霉病(IPA)是曲霉菌直接侵犯肺或支气管引起的肺部感染性疾病，最常见烟曲霉。主要病理改变是呈急性广泛坏死性出血性肺炎或有肉芽肿，曲霉丝侵入血管，导致坏死性血管炎。

【诊断要点】

见三级诊断标准。

1. 临床表现　急性肺炎症状(咳嗽、咯痰、发热、咯血)，抗生素治疗无效的持续性发热、干咳、呼吸困难、咯血。

2. 辅助检查

(1)影像学表现

①急性侵袭性肺曲霉病：CT 早期可见晕轮征(磨玻璃样环状阴影环绕病灶周围)，2～3 周出现空气新月征(原有病灶中出现新月状的低密度透光区)，后期可形成曲霉球。

②慢性坏死性肺曲霉病：CT 可见上叶和下叶背段肺浸润性病变或结节影，伴有或不伴有空洞，可见曲霉球。

③气道侵袭性肺曲霉病

a.急性气管-支气管炎：X 线多数正常。

b.细支气管炎:HRCT 可见小叶中心性结节和"树-芽"征。

c.支气管肺炎:肺外周细支气管分布区小片实变影。

d.阻塞性支气管肺曲霉病:曲霉在管腔内呈团块状生长,好发于下叶,可有支气管扩张、大量黏液嵌塞。

(2)微生物检查:GM 试验阳性。合格痰标本、支气管吸取物、BALF 或胸腔积液涂片典型形态为 45°分支的有隔菌丝。

【治疗要点】

1.一线治疗:首选伏立康唑。

2.备选治疗:卡泊芬净、两性霉素 B、两性霉素 B 脂质体。

3.缓解期用药:口服伏立康唑、泊沙康唑、伊曲康唑,直到临床或影像学表现缓解或者稳定。

4.大咯血时如有条件可行手术治疗或支气管动脉栓塞。

【处方】

1.一线治疗

伏立康唑:第一天 0.9%氯化钠/5%葡萄糖 250ml＋伏立康唑 400mg(6mg/kg)静脉给药,12 小时 1 次;以后 0.9%氯化钠/5%葡萄糖 250ml＋伏立康唑 200mg(3mg/kg),静脉给药,12 小时 1 次。

细辛脑 16mg,静脉给药,每日 1 次。

2.备选治疗

处方 1:

卡泊芬净:第一次负荷量:0.9%氯化钠 250ml＋卡泊芬净 70mg,静脉给药,至少 1 小时。维持量:0.9%氯化钠 250ml＋卡泊芬净 50mg,静脉给药,至少 1 小时,每日 1 次。

酮替芬 1mg,口服,每日 1 次。

桔贝合剂 10ml,口服,每日 3 次。

孟鲁司特 10mg,口服,每日 1 次。

细辛脑 16mg,静脉给药,每日 1 次。

处方 2：

两性霉素 B:5％葡萄糖 7～10ml/kg＋两性霉素 B 0.7～1mg/kg,静脉给药,每日 1 次。

孟鲁司特 10mg,口服,每日 1 次。

细辛脑 16mg,静脉给药,每日 1 次。

处方 3：

两性霉素 B 脂质体:5％葡萄糖 500～1000ml/kg＋两性霉素 B 脂质体 3～5mg/kg 静脉给药,每日 1 次。

溴己新注射液 100ml,静脉给药,每日 2 次。

3. 缓解期用药

处方 1：

伏立康唑 200mg,口服,12 小时 1 次。

酮替芬 1mg,口服,每日 1 次。

处方 2：

泊沙康唑 400mg,口服,每日 2 次。

桔贝合剂 10ml,口服,每日 3 次。

孟鲁司特 10mg,口服,每日 1 次。

处方 3：

伊曲康唑 200～300mg,口服,每日 2 次。

酮替芬 1mg,口服,每日 1 次。

桔贝合剂 10ml,口服,每日 3 次。

孟鲁司特 10mg,口服,每日 1 次。

【注意事项】

1. 一般情况下疗程最短为 6～12 周,临床情况及影像稳定。免疫功能缺陷者需用药至免疫功能恢复并且病灶消除。

2. 伏立康唑对于 CrCl＜50ml/min 的患者最好口服,不能静脉应用,是担心该药的溶媒在肾功能不全时的肾毒性。

3. 在伏立康唑或两性霉素 B 基础上联合棘白霉素可能获益。

4. 对于已经治愈的 IPA 患者在免疫力低下的情况下重新应

用抗真菌治疗可以预防感染的复发。

第三节　肺念珠菌病

肺念珠菌病是念珠菌属引起的急性、亚急性或慢性支气管、肺部感染,多为院内感染。临床分为支气管炎型、肺炎型和过敏型。

【诊断要点】

见三级诊断标准。

1. 症状　咳嗽、咳白色黏液痰或脓痰、咯血、气急等。

2. 体征　检查口腔、咽部可见覆盖点状白膜,肺部可闻干、湿啰音。

3. 辅助检查　胸片可见小片状或斑点状阴影,部分可融合。痰连续3次培养出同一菌种念珠菌,或直接镜检发现大量假菌丝或菌丝和成群芽胞。环甲膜穿刺吸引或纤支镜取下呼吸道分泌物、肺组织、胸腔积液或脑脊液等培养出念珠菌或直接涂片发现大量芽胞和假苗丝(或菌丝)。

4. 鉴别诊断　需与细菌性肺炎、病毒性肺炎、肺结核等鉴别。

【治疗要点】

基础疾病治疗,去除诱因,有深静脉导管应拔出导管,如需要留置静脉导管应该选择新的部位。

临床病情稳定的念珠菌血症:静脉滴注氟康唑或卡泊芬净治疗。

临床病情不稳定的念珠菌血症或念珠菌菌属不明:首选卡泊芬净,替代治疗包括可选用两性霉素B脂质体、两性霉素B、伏立康唑、氟康唑,以及前5~6天联合使用氟康唑联合两性霉素B治疗。

【处方】

处方1:

卡泊分净,第一次负荷量:0.9%氯化钠 250ml＋卡泊芬净

70mg,静脉给药(至少 1 小时)。维持量:0.9%氯化钠 250ml+卡泊芬净 50mg,静脉给药(至少 1 小时),每日 1 次。

细辛脑 16mg,静脉给药,每日 1 次。

溴己新 4mg,静脉给药,每 8 小时 1 次。

处方 2:

氟康唑负荷剂量 800mg(12mg/kg),静脉给药,然后 400mg,静脉给药,每日 1 次。

溴己新 4mg,静脉给药,每 8 小时 1 次。

处方 3:

两性霉素 B:5%葡萄糖 7~10ml/kg+两性霉素 B 0.7~1mg/kg,静脉给药,每日 1 次。

细辛脑 16mg,静脉给药,每日 1 次。

处方 4:

两性霉素 B 脂质体:5%葡萄糖 500~1000ml/kg+两性霉素 B 脂质体 3~5mg/kg,静脉给药,每日 1 次。

细辛脑 16mg,静脉给药,每日 2 次。

溴己新 4mg,静脉给药,每 12 小时 1 次。

处方 5:

伏立康唑:第一天 0.9%氯化钠/5%葡萄糖 250ml+伏立康唑 400mg(6mg/kg),静脉给药,12 小时 1 次;以后 0.9%氯化钠/5%葡萄糖 250ml+伏立康唑 200mg(3mg/kg),静脉给药,12 小时 1 次。

细辛脑 16mg,静脉给药,每日 2 次。

溴己新 4mg,静脉给药,每 12 小时 1 次。

【注意事项】

1. 对于念珠菌治疗一般首选卡泊芬净,除非证实致病菌对氟康唑或伏立康唑敏感。

2. 克柔念珠菌感染不推荐应用氟康唑,应使用棘白菌素、伏立康唑或泊沙康唑治疗。

3. 除克柔念珠菌或伏立康唑敏感的光滑念珠菌外,伏立康唑较氟康唑无明显优势。

4. 疗程:治疗持续至最后一次血培养阳性后 2 周。

5. 轻症者给予补足维生素,特别是 B 族维生素及 C 族维生素。在停用广谱抗生素、皮质激素的同时,采用口服或雾化吸入抗真菌药物(目前抗真菌雾化治疗仍处于探索阶段)。重症者以静脉给药为主,可联合一种或两种抗真菌药,并加强支持疗法。顽固的病例可予以免疫疗法,如菌苗注射等综合治疗。

第四节　肺隐球菌病

肺隐球菌病为新型隐球菌(有荚膜包绕的酵母菌)感染引起的亚急性或慢性内脏真菌病,主要侵犯肺和中枢神经系统。接触鸽及其他鸟类粪便,过度劳累或有免疫缺损的慢性病患者吸入真菌后在肺内形成病灶,经血行播散至全身,且多侵入中枢神经系统。

【诊断要点】

见三级诊断标准。

1. 病史危险因素　免疫缺陷患者,尤其是 ARDS 患者。

2. 症状　免疫力健全患者多无呼吸道症状,免疫力缺陷患者可表现为肺结核或急性肺炎表现,合并中枢系统感染可有脑膜刺激征。

3. 辅助检查

(1)影像学:X 线无典型特征,轻者仅表现为双肺下部纹理增加或孤立的结节状阴影,偶有空洞形成;急性间质性炎症表现为弥漫性浸润或粟粒样病灶;在同时有 HIV 感染的病人中,更常见的表现酷似卡氏肺囊虫感染的间质浸润。

(2)脑脊液检查:有神经系统症状脑脊液行墨汁染色镜检可见隐球菌透亮厚壁荚膜。

(3)病理组织学检查:在肉芽肿或炎症病灶见到典型的隐球菌。

4. 鉴别诊断　需与肺结核、肺癌等鉴别。

【治疗要点】

1. **免疫功能正常**　局限于肺部的隐球菌病:氟康唑联合氟胞嘧啶或伊曲康唑治疗。

中枢神经系统感染、播散性隐球菌病:

(1)两性霉素 B 联合氟胞嘧啶连续 2 周,巩固治疗、二级治疗、序贯治疗。

(2)两性霉素 B 联合氟胞嘧啶,连续 6～10 周后改二级治疗。

2. **免疫功能缺陷**　培养阳性、无症状或轻度肺部隐球菌病:氟康唑联合氟胞嘧啶或伊曲康唑治疗 6～12 个月,然后给予维持治疗。

(1)中枢神经系统感染、播散性隐球菌病:①两性霉素 B 联合氟胞嘧啶连续 2 周,巩固治疗、二级治疗序贯治疗;②两性霉素 B 联合氟胞嘧啶,连续 6～10 周后改二级治疗;③两性霉素 B 脂质体联合氟胞嘧啶,连续 6～10 周后改二级治疗。

(2)维持(二级预防)治疗:①AIDS 患者 CD4 细胞＜$200/\mu l$,应长期应用氟康唑维持治疗;②AIDS 患者高效抗反转录病毒治疗(HAART)治疗后若病情缓解或 CD4 细胞＞$200/\mu l$ 可停用维持治疗。

【处方】

1. **免疫功能正常**:局限于肺部的隐球菌病

处方 1:

氟康唑 400mg,口服,每日 1 次,联合氟胞嘧啶 1.0～1.5g,口服,6 小时 1 次,4～6 周。巩固治疗:氟康唑 400mg,口服,每日 1 次,10 周。改为二级预防治疗。

细辛脑 16mg,静脉给药,每日 1 次。

溴己新 4mg,静脉给药,每 8 小时 1 次。

处方 2：

伊曲康唑 200mg，口服，12 小时 1 次，疗程 6 个月以上。

标准桃金娘油 300mg，口服，每日 3 次。

0.9％氯化钠 100ml＋多索茶碱 0.2g，静脉给药，12 小时 1 次。

0.9％氯化钠 10ml＋氨溴索 30～60mg，静脉给药，8 小时 1 次。

处方 3：氟康唑 400mg，静脉给药，每日 1 次联合氟胞嘧啶 1.0～1.5g，口服，6 小时 1 次，4～6 周。巩固治疗：氟康唑 400mg 口服，每日 1 次，10 周。改为二级预防治疗。

布地奈德雾化剂 1～2μg，雾化吸入，8 小时 1 次。

细辛脑 16mg，静脉给药，每日 1 次。

溴己新 4mg，静脉给药，每 8 小时 1 次。

2. 中枢神经系统感染、播散性隐球菌病

处方 1：

5％葡萄糖 7～10ml/kg＋两性霉素 B 0.7～1mg/kg，静脉给药，每日 1 次。联合氟胞嘧啶 1.0～1.5g，口服，6 小时 1 次，2 周。巩固治疗：氟康唑 400mg，口服，每日 1 次，10 周。改为二级预防治疗。

0.9％氯化钠 50ml＋胸腺喷丁 10mg，静脉给药，每日 1 次。

处方 2：

5％葡萄糖 7～10ml/kg＋两性霉素 B 0.7～1mg/kg，静脉给药，每日 1 次，联合氟胞嘧啶 1.0～1.5g，口服，6 小时 1 次，2 周。改为巩固治疗：伊曲康唑 200mg，口服，12 小时 1 次，10 周。改为二级预防治疗。

0.9％氯化钠 50ml＋胸腺喷丁 20mg，静脉给药，每日 1 次。

处方 3：

5％葡萄糖 7～10ml/kg＋两性霉素 B 0.7～1mg/kg，静脉给药，每日 1 次。联合氟胞嘧啶 1.0～1.5g，口服，6 小时 1 次，6～10

周,改为二级预防治疗。

3. 免疫功能缺陷　培养阳性、无症状或轻度肺部隐球菌病。

处方 1:

氟康唑 400mg,静脉给药,每日 1 次,联合氟胞嘧啶 1.0～1.5g,口服,6 小时 1 次,6～12 个月,改为二级预防治疗。

0.9％氯化钠 10ml＋氨溴索 30～60mg,静脉给药,8 小时 1 次。

特布他林雾化剂 5mg,雾化吸入,8 小时 1 次。

处方 2:

氟康唑 400mg,口服,每日 1 次。联合氟胞嘧啶 1.0～1.5g,口服,6 小时 1 次,6～12 个月,改为二级预防治疗。

可必特 2.5ml,雾化吸入,8 小时 1 次。

0.9％氯化钠 100ml＋多索茶碱 0.2g,静脉给药,12 小时 1 次。

处方 3:

伊曲康唑 200mg,口服,12 小时 1 次,疗程 6～12 个月,改为二级预防治疗。

布地奈德雾化剂 1～2μg,雾化吸入,8 小时 1 次。

0.9％氯化钠 100ml＋多索茶碱 0.2g,静脉给药,12 小时 1 次。

4. 中枢神经系统感染、播散性隐球菌病

处方 1:

5％葡萄糖 7～10ml/kg＋两性霉素 B 0.7～1mg/kg,静脉给药,每日 1 次。联合氟胞嘧啶 1.0～1.5g ,口服,6 小时 1 次,2 周,改为巩固治疗:氟康唑 400mg,口服,每日 1 次,8 周。改为二级预防治疗。

0.9％氯化钠 50ml＋胸腺喷丁 10mg,静脉给药,每日 1 次。

处方 2:

0.9％氯化钠 100ml＋多索茶碱 0.2g,静脉给药,12 小时

1次。

5%葡萄糖 7～10ml/kg＋两性霉素 B 0.7～1mg/kg,静脉给药,每日1次。联合氟胞嘧啶1.0～1.5g,口服,6小时1次,6～10周,改为二级预防治疗。

细辛脑16mg,静脉给药,每日1次。

溴己新4mg,静脉给药,每8小时1次。

处方3:

5%葡萄糖 500～1000ml/kg＋两性霉素 B 脂质体 3～6mg/kg,静脉给药,每日1次。联合氟胞嘧啶1.0～1.5g,口服,6小时1次,6～10周,改为二级预防治疗。

细辛脑16mg,静脉给药,每日2次。

溴己新4mg,静脉给药,每8小时1次。

0.9%氯化钠50ml＋胸腺喷丁10mg,静脉给药,每日1次。

5. 维持(二级预防)治疗

ARDS 患者 CD4 细胞＜200/μl:

氟康唑200mg,口服,每日1次。

溴己新4mg,静脉给药,每8小时1次。

0.9%氯化钠50ml＋胸腺喷丁10mg,静脉给药,每日1次。

【注意事项】

1. 该病原菌主要侵犯中枢神经,对脑膜和脑组织有亲和性,故脑隐球菌病80%以上死亡率最高。

2. 对于长期应用抗生素或肾上腺皮质激素的病例,若病情未见好转或恶化者,应考虑有隐球菌感染的可能,及时行病原学检查。

3. 隐球菌病原发性较少见。对恶性肿瘤、慢性消耗性疾病、结缔组织疾病和器官移植的病例,一旦发生可疑隐球菌感染,应立即查清病原,及时予以治疗,而且用药时间应适当延长。

4. 注意卫生保健,忌食腐烂变质瓜果,防止鸽粪、鼠粪污染环境。

5. 伊曲康唑一般因复发率较高,不建议应用于二级预防治疗。

第五节　肺毛霉菌病

　　肺毛霉菌病由毛霉菌目的根霉菌属、毛霉菌属、根黏菌属、犁头霉菌属、被孢霉菌属及丝状霉菌属引起的一种急性化脓性疾病,慢性感染罕见。本菌对血管具有特殊的亲和力,但很少侵入静脉,大多直接侵犯大、小动脉,导致血栓形成,邻近组织梗死、缺血和坏死。

　　【诊断要点】

　　见三级诊断标准。

　　1.病史　多有机体免疫力降低相关性基础疾病。

　　2.临床表现

　　(1)鼻脑毛霉病:急性、进展快速而凶险,表现为面部疼痛、头痛、嗜睡,严重者可致失明。体检可见鼻内有褐色、血性微黏稠的分泌物,感染侧腭部有黑色焦痂。当第Ⅱ、Ⅳ、Ⅵ对脑神经受累时,还可致瞳孔散大、固定、凸眼或上睑下垂。真菌容易侵犯大血管,在脑中引起梗死和坏死,伴脑软化。本型病死率为80%～90%。

　　(2)肺部毛霉病:因可由吸入真菌孢子或因较远病灶的血源播散所致。临床表现为非特异性肺炎,可出现胸痛、呼吸困难、咯血。此病在白血病及淋巴瘤患者中的发生率高于癌症患者,原发性肺毛霉病在糖尿病患者中也可发生。预后较差,短则3天,长则30天内死亡。

　　(3)播散性毛霉病:毛霉可广泛地播散至肾、胃肠、心、脑,其中以肺部最常受累,且较难诊断。心脏受累者可在冠状动脉内发现厚壁的真菌形成栓塞。

　　(4)胃肠毛霉病:被认为是因摄入污染了真菌孢子的食物所致。

　　(5)皮肤毛霉病:毛霉病中最轻的一种类型,可原发也可继发于其他病灶(如血源接种)。皮损为进行性增大的皮肤梗死性结节性红斑,可有坏死、焦痂形成、中心溃疡和糜烂。

3. **辅助检查** 肺毛霉病的组织病理主要依据组织切片内找到无分隔或分隔稀少的粗大菌丝,无或很少的细胞反应。其特征变化菌丝极易侵犯大小动脉管壁导致梗死,引起邻近组织坏死。

(1)直接镜检:标本来自上鼻甲刮片、鼻窦吸出物、痰液及活检标本等,可见典型的厚壁具折光性的菌丝。

(2)培养:将临床标本接种于不含放线菌酮的培养基中,生长较快,初起菌落表面呈棉花样、白色,渐变为灰褐色或其他颜色。毛霉常污染痰及环境,故直接镜检往往较培养更有意义。

【治疗要点】

首选两性霉素 B 或两性霉素 B 脂质体,可联合应用氟胞嘧啶及利福平,也可选用泊沙康唑替代治疗。毛霉性脑脓肿采用两性霉素 B 静脉及心室内注射,并外科抽脓等综合疗法获得成功。

【处方】

1. **首选药物**

处方 1:

5%葡萄糖 10～15ml/kg＋两性霉素 B 1～1.5mg/kg,静脉给药,每日 1 次。

0.9%氯化钠 10ml＋氨溴索 30～60mg,静脉给药,8 小时1 次。

特布他林雾化剂 5ml,雾化吸入,8 小时 1 次。

处方 2:

5%葡萄糖 100ml＋两性霉素 B 脂质体 5～10mg/kg,静脉给药,每日 1 次。

0.9%氯化钠 100ml＋多索茶碱 0.2g,静脉给药,12 小时1 次。

0.9%氯化钠 10ml＋氨溴索 30～60mg,静脉给药,8 小时1 次。

2. 替代药物

泊沙康唑 400mg,口服,每日 2 次。

布地奈德雾化剂 1~2μg,雾化吸入,8 小时 1 次。

细辛脑 16mg,静脉给药,每日 1 次。

3. 联合用药

处方 1:

氟胞嘧啶 1.0~1.5g,口服,6 小时 1 次。

溴己新 4mg,静脉给药,每 8 小时 1 次。

0.9%氯化钠 50ml+胸腺喷丁 10mg,静脉给药,每日 1 次。

0.9%氯化钠 50ml+细辛脑 16~24mg,静脉给药,每日 2 次。

可必特 2.5ml,雾化吸入,8 小时 1 次。

0.9%氯化钠 100ml+多索茶碱 0.2g,静脉给药,12 小时 1 次。

处方 2:

利福平胶囊 5mg/kg,口服,每日 1 次。

0.9%氯化钠 10ml+氨溴索 30~60mg 静脉给药,8 小时 1 次。

布地奈德雾化剂 1~2μg 雾化吸入,8 小时 1 次。

细辛脑 16mg,静脉给药,每日 1 次。

【注意事项】

1. 预防措施:首先控制原发病,特别是糖尿病、白血病等。准确掌握免疫抑制药物的合理应用。

2. 肺毛霉病由于发病凶险,病死率很高。早期诊断、早期治疗。两性霉素 B 及外科清创术,对基础疾病的治疗,纠正电解质紊乱,纠正酸中毒,可有效降低病死率。

3. 泊沙康唑建议餐中服用,如不能进食建议半量应用。

4. 对伏立康唑耐药,长期应用伏立康唑预防治疗易患接合菌感染。

5. 在应用激素的免疫抑制患者、白血病或慢性肾病、免疫及代谢障碍的患者常不易治疗。

6. 外科扩创使两性霉素 B 容易到达病灶,有鼻旁窦炎时亦应清洗引流,如有视网膜动脉栓塞、眼炎或眼球波及时应摘除眼球。

第六节　变应性支气管肺曲霉菌病

变应性支气管肺曲霉病(ABPA)是机体对寄生于支气管内曲霉菌(主要是烟曲霉菌)产生的变态反应性炎症。ABPA 以儿童与青年人多发,常有哮喘或其他过敏性疾病史,儿童或糖皮质激素依赖的哮喘患者易发生。

【诊断要点】

见三级诊断标准。

1. 支气管哮喘。

2. 存在或以前曾有肺部浸润。

3. 中心性支气管扩张。

4. 外周血嗜酸性细胞增多($1000/mm^3$)。

5. 烟曲霉变应原速发性皮肤试验阳性;烟曲霉皮试阳性是诊断 ABPA 的必要条件。

6. 烟曲霉变应原沉淀抗体阳性。

7. 血清抗曲霉特异性 IgE、IgG 抗体增高(2 倍以上)。

8. 血清总 IgE 浓度增高(>1000ng/ml)。

根据患者是否出现支气管扩张将 ABPA 分为两个亚型:有支气管扩张的 ABPA(ABPA-CB)和无中心性支气管扩张的 ABPA(ABPA-血清阳性型:ABPA-S)。

【治疗要点】

糖皮质激素是 ABPA 的基本治疗药物。治疗目标是抑制炎症反应和机体对曲霉菌抗原发生的免疫反应。伊曲康唑作为 ABPA 的辅助治疗能有效地预防并控制 ABPA 急性加重,减少或停用口服激素。激素依赖的 ABPA 患者加用伊曲康唑治疗后可以减少气道内曲霉菌定植,改善病情,而没有增加药物毒性。

【处方】

糖皮质激素初始剂量:0.9%氯化钠 100ml+甲泼尼龙 40～80mg,静脉给药,每日 1 次,3～5 天。

0.9%氯化钠/5%葡萄糖 100ml+奥美拉唑 40mg,静脉给药,每日 1～2 次。

0.9%氯化钠/5%葡萄糖 100ml+唑来膦酸 4mg,静脉给药,3～4 周 1 次。

1. 缓解期剂量

处方 1:

泼尼松 0.5mg/kg,口服,每日 1 次,共 2 周。

利塞膦酸 5mg,餐前 30 分钟直立位口服,每日 1 次。

西咪替丁 0.4g,睡前口服,每日 2 次。

处方 2:

泼尼松龙 0.4mg/kg,口服,每日 1 次,共 2 周。

利塞膦酸 5mg,餐前 30 分钟直立位口服,每日 1 次。

雷贝拉唑钠肠溶片 20mg,口服,每日 2 次。

2. 稳定期剂量

处方 1:

泼尼松 0.5mg/kg,口服,隔日 1 次,共 6～8 周。每 2 周减 5～10mg,直至停药。

0.9%氯化钠/5%葡萄糖 100ml+唑来膦酸 4mg,静脉给药,3～4 周 1 次。

处方 2:

泼尼松龙 0.5mg/kg,口服,隔日 1 次,共 6～8 周。每 2 周减 4～8mg,直至停药。

利塞膦酸 5mg,餐前 30 分钟直立位口服,每日 1 次。

雷贝拉唑钠肠溶片 20mg,口服,每日 2 次。

3. 伊曲康唑用法

Ⅰ期、Ⅲ期:伊曲康唑 200mg,口服,每日 1 次,共一年。

雷贝拉唑钠肠溶片 20mg,口服,每日 2 次。

Ⅱ期:伊曲康唑 200mg,口服,每日 2 次,连续 16 周。

奥美拉唑肠溶片 20mg,口服,每日 2 次。

Ⅳ期:伊曲康唑 200mg,口服,每日 2 次,共 16 周。

西咪替丁 0.4g,睡前口服,每日 2 次。

【注意事项】

1. 病情好转应继续长期随访。

2. ABPA 在长期缓解后仍有可能再度复发。

3. 伏立康唑口服后生物利用度较伊曲康唑更高,可达到 95%。目前伏立康唑主要用于侵袭性曲霉病的治疗,用于 ABPA 的临床研究文献报道较少。

4. 长期应用糖皮质激素不良反应参见急性间质性肺炎治疗注意事项。

第七节　肺放线菌病

肺放线菌病系由厌氧的以色列放线菌感染肺部引起的慢性化脓性肉芽肿性疾病。本病特点为破坏和增生同时进行,在病变结疤痊愈的同时,仍可向周围组织扩展。病变蔓延到肋骨和脊椎时,可见到骨膜炎征象,肋骨或脊椎破坏。

【诊断要点】

1. 病史　多有口腔卫生不良、拔牙或口腔感染等。

2. 症状和体征

(1)症状:发病缓慢,发热、咳嗽、咳痰、咯血、痰中有硫黄颗粒,波及胸膜可形成脓胸和胸壁瘘管并排出含黄色颗粒脓液。

(2)体征:肺部湿啰音、肺实变、胸膜摩擦音或胸腔积液体征。

3. 辅助检查

(1)胸部 X 线检查:肺内散在不规则浸润影,可融合成大片实变,内有透亮区。

(2)痰、胸液、窦道分泌物中找到硫黄颗粒,镜检为革兰阳性的放线菌。厌氧培养放线菌生长可确诊。

(3)瘘管壁活检见菌丝节段或硫黄颗粒可确诊。

【治疗要点】

1. 治疗首选青霉素,磺胺、红霉素等亦可。治疗深部放线菌感染时,宜大剂量,长疗程使用。

2. 碘制剂:口服碘制剂对病程较长的放线菌病可获得一定效果。

3. 免疫疗法:也有一定效果。放线菌素免疫疗法能增强机体的免疫能力。

4. 手术疗法:放线菌病已形成脓肿或破溃后遗留瘘道,常有坏死肉芽组织增生,可采用外科手术切开排脓或刮除肉芽组织。由于在腺体内病变界限不清,且与周围组织粘连,常将腺体一并摘除。

5. 高压氧疗法:由于放线菌是厌氧性细菌,近年来应用高压氧治疗放线菌病,对抑制放线菌的发展能起到较好的作用,是当前采用的综合治疗方法之一。

【处方】

一般静脉滴注青霉素每天 1000 万～2000 万 U,2～6 周,然后口服青霉素每日 2～4g,3～12 个月或更长。

青霉素过敏抢救方案:0.1％肾上腺素 0.5～1ml 肌内注射,或 5％葡萄糖/0.9％氯化钠 5ml＋肾上腺素 1mg,静脉给药。

喉头水肿影响呼吸时行气管切开术。

磺胺类药物

处方 1:

复方新诺明 2 片(磺胺甲噁唑 0.8g＋甲氧苄啶 0.16g)口服,

每日 2 次。

盐酸氨溴索片 15mg，口服，每日 3 次。

处方 2：

磺胺甲噁唑（新诺明）1.0g，口服，每日 2 次。

乙酰半胱氨酸泡腾片 0.6g，口服，每日 1 次。

大环内酯类药物

处方 1：

克拉霉素 250～500mg，口服，12 小时 1 次。

乙酰半胱氨酸泡腾片 0.6g，口服，每日 1 次。

处方 2：

阿奇霉素 0.5mg，口服，每日 1 次。

标准桃金娘油 300mg，口服，每日 3 次。

处方 3：

罗红霉素 300mg，口服，每日 1 次。

乙酰半胱氨酸泡腾片 0.6g，口服，每日 1 次。

处方 4：

琥乙红霉素 0.4～0.8g，口服，每日 4 次。

乙酰半胱氨酸泡腾片 0.6g，口服，每日 2 次。

碘制剂

5%～10%碘化钾溶液 6～10ml，口服，每日 3 次。

放线菌溶素皮内注射，首次 0.5ml，每 2～3 天注射 1 次，每次再增加 0.1ml。全疗程为 14 次，或达到每次 2ml 为止。

【注意事项】

1. 肺放线菌病绝大多数是内源性感染，免疫抑制药的大量应用常是一个重要的诱发因素，尽量避免免疫抑制药的大量应用。拔牙、化脓性细菌感染时，积极做好灭菌工作，避免放线菌侵入组织。

2. 青霉素过敏反应：青霉素不稳定，可以分解为青霉噻唑酸和青霉烯酸。前者可聚合成青霉噻唑酸聚合物，与多肽或蛋白质结合成青霉噻唑酸蛋白,为一种速发的过敏源,是产生过敏反应最主要的原因;后者还可与体内半胱氨酸形成迟发性致敏原——青霉烯酸蛋白,与血清病样反应有关。

3. 因青霉素过敏有致命的可能性,故用药前应皮试观察。

4. 不主张两种 β-内酰胺类抗生素联合应用。青霉素不可与磺胺类药物和四环素类药物联合使用;不可与氨基糖苷类药物混合输液。丙磺舒、阿司匹林、吲哚美辛、保泰松、磺胺药可减少青霉素类在肾小管的排泄。青霉素钾或钠与铜、锌和汞呈配伍禁忌,不宜与其他药物同时滴注。

第5章

肺 结 核

第一节　肺　结　核

结核病的病原菌为结核分枝杆菌复合群,飞沫传播是肺结核最重要的传播途径。通风换气、减少空间微滴的密度是减少肺结核传播的有效措施。

【诊断要点】

1. 好发于儿童、老年人或免疫力低下患者。

2. 呼吸系统主要表现:咳嗽、咳痰、咯血、胸痛、胸腔积液等;全身症状主要为午后低热、乏力、食欲减退、消瘦、盗汗等。

3. 病情进展:患侧呼吸运动减弱,听诊呼吸音减弱或闻及支气管肺泡呼吸音;肺部病变发生广泛纤维化或胸部粘连增厚时,患侧胸廓常下陷,肋间隙变窄,气管移位等。

4. 影像学检查:可见病变多发生在上叶的尖后段、下叶的背段和后基底段,易形成空洞和播散病灶。

5. 确诊肺结核最特异的方法为痰中找到结核菌。

6. 其他检查如血沉升高、抗结核抗体阳性、支气管镜发现支气管内膜结核,结核菌素试验均对诊断有一定的价值。

【治疗要点】

1. 结核病的化学治疗　坚持早期、规律、全程、适量、联合的用药原则。整个治疗方案分强化和巩固两个阶段。

2. 其他治疗

(1)肺结核的一般症状在合理化疗下很快减轻或消失,无需特殊处理。

(2)咯血的治疗

①一般少量咯血,多以安慰患者,消除紧张,卧床休息为主,可用氨基己酸,氨甲苯酸(止血芳酸)、酚磺乙酸(止血酸)、卡巴克洛(安络血)等药物止血。

②大咯血时可应用缩血管药物垂体后叶素。高血压、冠心病,心力衰竭患者和孕妇禁用。也可应用血管扩张药物酚妥拉明,对于有高血压、冠心病、肺心病等患者尤为适用。

③对支气管动脉破坏造成的大咯血可采用支气管动脉栓塞法或镜下喷洒止血药(凝血酶)止血治疗。

(3)糖皮质激素:糖皮质激素治疗结核病的应用主要是利用其抗炎、抗毒作用,仅用于结核毒性症状严重者。必须确保在有效抗结核药物治疗的情况下使用。使用剂量依病情而定。一般用泼尼松口服,每日 20mg,顿服,1～2 周,以后每周递减 5mg,用药时间为 4～8 周。

(4)肺结核外科手术:主要的适应证是经合理化学治疗后无效,多重耐药的厚壁空洞、大块干酪灶、结核性脓胸、支气管胸膜瘘和大咯血保守治疗无效者。

【处方】

1. 初治活动性肺结核(含涂阳和涂阴)治疗方案

处方 1:

2HRZE/4HR 方案(每日给药方案)

强化期:(2 个月)

异烟肼(H) 0.3g,顿服,每日 1 次。

利福平(R) 0.45g,顿服,每日 1 次。

吡嗪酰胺(Z) 0.5g,顿服,每日 1 次。

乙胺丁醇(E) 0.75g,顿服,每日 1 次。

巩固期:(4个月)

异烟肼(H) 0.3g,顿服,每日1次。

利福平(R) 0.45g,顿服,每日1次。

处方2:

2H3R3Z3E3/4H3R3 方案(间歇给药方案)

强化期:(2个月)

异烟肼(H) 0.3g,顿服,隔日1次或每周3次。

利福平(R) 0.45g,顿服,隔日1次或每周3次。

吡嗪酰胺(Z) 0.5g,顿服,隔日1次或每周3次。

乙胺丁醇(E) 0.75g,顿服,隔日1次或每周3次。

巩固期:(4个月)

异烟肼(H) 0.3g,顿服,隔日1次或每周3次。

利福平(R) 0.45g,顿服,隔日1次或每周3次。

2.复治涂阳肺结核治疗方案

处方1:

2HRZSE/6~10HRE 方案

强化期:(2个月)

异烟肼(H) 0.3g,顿服,每日1次。

利福平(R) 0.45g,顿服,每日1次。

吡嗪酰胺(Z) 0.5g,顿服,每日1次。

链霉素(S) 0.75g,顿服,每日1次。

乙胺丁醇(E) 0.75g,顿服,每日1次。

巩固期:(6个月)

异烟肼(H) 0.3g,顿服,每日1次。

利福平(R) 0.45g,顿服,每日1次。

乙胺丁醇(E) 0.75g,顿服,每日1次。

注:巩固期治疗4个月,痰菌未转阴,可继续延长治疗期6~
10个月。

处方 2：

2H3R3Z3S3E3/6～10H3R3E3 方案(间歇给药方案)

强化期：(2 个月)

异烟肼(H) 0.3g,顿服,隔日 1 次或每周 3 次。

利福平(R) 0.45g,顿服,隔日 1 次或每周 3 次。

吡嗪酰胺(Z) 0.5g,顿服,隔日 1 次或每周 3 次。

链霉素(S) 0.75g,顿服,隔日 1 次或每周 3 次。

乙胺丁醇(E) 0.75g,顿服,隔日 1 次或每周 3 次。

巩固期：(6 个月)

异烟肼(H) 0.3g,顿服,隔日 1 次或每周 3 次。

利福平(R) 0.45g,顿服,隔日 1 次或每周 3 次。

乙胺丁醇(E)0.75g,顿服,隔日 1 次或每周 3 次。

3. 大咯血的治疗

(1)少量咯血

处方 1：

云南白药胶囊 2 粒,口服,每日 3 次。

溴己新 16mg,口服,每日 3 次。

处方 2：

卡巴克洛片 2.5～5mg,口服,每日 3 次。

羧甲司坦片 500mg,口服,每日 3 次。

乙酰半胱氨酸泡腾片 0.6g,口服,每日 1 次。

处方 3：

0.9％氯化钠 100ml＋氨甲苯酸 0.4g,静脉给药,每日 1 次。

溴己新 16mg,口服,每日 3 次。

盐酸氨溴索 30mg,口服,每日 3 次。

羧甲司坦片 500mg,口服,每日 3 次。

处方 4：

0.9％氯化钠 100ml＋酚磺乙酸 0.5g,静脉给药,每日 1 次。

溴己新 16mg,口服,每日 3 次。

乙酰半胱氨酸泡腾片 0.6g,口服,每日 1 次。

标准桃金娘油 300mg,口服,每日 3 次。

处方 5:

巴曲酶 1kU,肌内注射,每日 1～2 次(每日不超过 8kU)。

0.9%氯化钠 100ml＋氨甲苯酸 0.4g,静脉给药,每日 1 次。

(2)大咯血

处方 1:

(收缩血管)

先 5%葡萄糖液 20～40ml＋垂体后叶素 5～10U,静脉给药,10～15 分钟。

后 5%葡萄糖液 250ml＋垂体后叶素 10U[0.1U/(kg·h)]维持静脉给药,每日总量不超过 30～50U。

处方 2:

(扩张血管)

5%葡萄糖液 250～500ml＋酚妥拉明 10～20mg,静脉给药,每日 1 次。

5%葡萄糖液 250～500ml＋硝酸甘油 10～20mg,静脉给药,每日 1 次。

【注意事项】

1. 警惕使用抗结核药物过程中出现的不良反应,如果患者已有肝、肾功能不全,应避免使用损害肝、肾功能的药物。

2. 初治涂阳病例,不论其培养是否为阳性,均可以用异烟肼(H)、利福平(R)及吡嗪酰胺(Z)组合为基础的 6 个月短程化疗方案。痰菌常很快转阴,疗程短,便于随访管理。

3. 初治涂阴培阴患者,除粟粒性肺结核或有明显空洞患者可采用初治涂阳的方案外,可用以下化疗方案:①2SHRZ/2H2R2;②3H2R2Z2/2H2R2;③1SH/11HP(或 E)。

4. 耐药肺结核初治化疗不合理,结核菌产生继发耐药,痰菌持续阳性,病变迁延反复。复治病例应选择联用敏感药物。临床上多根据患者以往用药情况,选择过去未用过或很少用的,或曾规则联合使用过的药物,另订方案,联合 2 种或 2 种以上敏感药物。慢性排菌者可用敏感的一线药与二线药联用,如卡那霉素、丙硫异烟肼、卷曲霉素,疗程以 6～12 个月为宜。氟喹诺酮类有中等抗结核作用,对常用药已产生耐药的病例,可将其加入联用方案。

第二节　耐多药肺结核

耐多药肺结核(MDR-TB)是指从标本分离出的结核菌至少对异烟肼和利福平两种抗结核药物耐药。痰菌转阴慢、传染期长、诊断治疗和管理复杂、疗效差,已成为全球性的严重卫生问题之一。

【诊断要点】

耐多药肺结核的诊断程序:

1. 筛查　主要是涂阳肺结核患者,包括新涂阳和复治涂阳患者。重点关注以下 5 类高危人群。

(1)慢性排菌者或复治失败者。

(2)密切接触耐多药肺结核患者的涂阳肺结核患者。

(3)初治失败者。

(4)复发与返回的患者。

(5)治疗 3 个月末,痰涂片仍阳性的初治涂阳患者。

2. 诊断　经过筛查后,经痰培养＋药敏试验显示有多耐药肺结核,加之既往病史、症状、体征及肺部影像学检查,即可确诊。

【治疗要点】

1. 药物选择的原则

(1)综合考虑患者既往用药史及当地耐药结核病流行情况。

(2)应至少选择包括 4 种有效或几乎确定有效的药物,其中包括 1 种喹诺酮类药物,1 种注射剂。

（3）根据患者体重确定药物的剂量。

（4）每天服用抗结核药物。

（5）注射剂至少使用 6 个月，或痰菌转阴后至少 4 个月。

（6）治疗疗程应为痰培养转阴后至少 18 个月。

2. 抗结核治疗

3. 其他

（1）合并感染：给予抗感染治疗。

（2）化痰、平喘、免疫支持等对症治疗。

（3）合并呼吸衰竭、肺功能明显下降：可给予吸氧，呼吸机辅助通气治疗。

【处方】

1. 抗结核治疗

处方 1：

强化期 3 个月：

阿米卡星 0.4g，肌内注射，每日 1 次。

或卷曲霉素 0.75g，肌内注射，每日 1 次。

丙硫异烟胺 0.25g，口服，每日 3 次。（体重＞50kg，每日 1.0g）

吡嗪酰胺 1.5g，口服，每日 1 次。（或 0.5g，口服，每日 3 次）

氧氟沙星 0.4g，口服，每日 1 次或每日 2 次。（体重＞50kg，每日 0.6g）

巩固期 18 个月：

丙硫异烟胺 0.25g，口服，每日 3 次。（体重＞50kg，每日 1.0g）

氧氟沙星 0.4g，口服，每日 1 次或每日 2 次。（体重＞50kg，每日 0.6g）

处方 2：

同时耐异烟肼、利福平的抗结核方案

强化期 3 个月：

丙硫异烟胺 0.25g,口服,每日 3 次。(体重＞50kg,1.0g/d)

氧氟沙星 0.4g,口服,每日 1 次或每日 2 次。(体重＞50kg,0.6g/d)

乙胺丁醇 0.75g,口服,每日 1 次。

吡嗪酰胺 1.5g,口服,每日 1 次。(或 0.5g,口服,每日 3 次)

阿米卡星 0.4g,口服,每日 1 次。

巩固期 18 个月:

丙硫异烟胺 0.25g,口服,每日 3 次。(体重＞50kg,1.0g/d)。

氧氟沙星 0.4g,口服,每日 1 次或每日 2 次。(体重＞50kg,0.6g/d)

乙胺丁醇 0.75g,口服,每日 1 次。

处方 3:

耐异烟肼、利福平、链霉素、乙胺丁醇的抗结核方案

强化期 3 个月:

丙硫异烟胺 0.25g,口服,每日 3 次。(体重＞50kg,每日 1.0g)

氧氟沙星 0.4g,口服,每日 1 次或每日 2 次。(体重＞50kg,每日 0.6g)

环丝氨酸 0.25g,口服,每日 2 次。

卷曲霉素 0.75g,肌内注射,每日 1 次。

巩固期 18 个月:

丙硫异烟胺 0.25g,口服,每日 3 次。(体重＞50kg,每日 1.0g)

氧氟沙星 0.4g,口服,每日 1 次或每日 2 次。(体重＞50kg,每日 0.6g)

卷曲霉素 0.75g,肌内注射,每日 1 次。

2. 合并细菌感染时,抗感染、化痰、解痉平喘治疗

处方 1:

0.9％氯化钠 100ml＋哌拉西林/他唑巴坦 4.5g,静脉给药,8

小时 1 次。(青霉素需皮试)

0.9％氯化钠 100ml＋盐酸氨溴索 60mg,静脉给药,每日 2 次。

5％葡萄糖 250ml＋氨茶碱 0.25g,静脉给药,每日 1 次。

处方 2:

0.9％氯化钠 100ml＋头孢哌酮/舒巴坦 3.0g,静脉给药,每日 2 次。

0.9％氯化钠 100ml＋多索茶碱 0.3g,静脉给药,每日 1 次。

0.9％氯化钠 100ml＋盐酸氨溴索 60mg,静脉给药,每日 2 次。

处方 3:

0.9％氯化钠 100ml＋氨曲南 2.0g,静脉给药,每日 2 次。

0.9％氯化钠 100ml＋多索茶碱 0.2g,静脉给药,每日 2 次。

0.9％氯化钠 100ml＋盐酸氨溴索 60mg,静脉给药,每日 2 次。

【注意事项】

1. 对于病情严重或存在影响预后的并发症的患者,可适当延长疗程。

2. 特殊患者(儿童、老年人、孕妇、使用免疫抑制药及发生药物不良反应等)可在上述方案基础上调整药物剂量或药物。

第三节　非结核性分枝杆菌病

非结核分枝杆菌(nontuberculous mycobacteria,NTM)是指结核分枝杆菌和麻风分枝杆菌以外的所有分枝杆菌,现在亦被称为环境分枝杆菌。非结核分枝杆菌病是指人类感染 NTM 并引起相关组织或脏器病变的疾病。

【诊断要点】

1. NTM 肺病　有呼吸系统和(或)全身症状,经影像学检查示肺内病变,且已排除其他疾病,在确无标本污染外的前提下,符合以下条件者,同时结合影像学检查、临床表现即可诊断 NTM 肺病。

(1)痰 NTM 培养 3 次均为同一致病菌。

(2)痰 NTM 培养 2 次均为同一致病菌,1 次抗酸抗菌(AFB)涂片阳性。

(3)支气管灌洗液 NTM 培养 1 次阳性,阳性度(++)以上。

(4)支气管灌洗液 NTM 培养 1 次阳性,AFB 涂片阳性度(++)以上。

(5)支气管肺组织活检物 NTM 培养阳性。肺活检可见与NTM 相似改变的肉芽肿,痰或支气管灌洗液 NTM 培养阳性。

2. 肺外 NTM 病　有局部和(或)全身症状,经相关检查发现有肺外组织、器官病变,在排除其他疾病,且标本无污染的前提下,病变部位组织 NTM 培养阳性,即可诊断为肺外 NTM。

【治疗要点】

1. 抗结核治疗。

2. 部分病例需手术切除病灶。

【处方】

1. 适用于 NTM 肺病为鸟胞内分枝杆菌复合菌感染,肺结节、支气管扩张或不能耐受每日治疗以及无需强力治疗的开始治疗。

处方 1:

克拉霉素 500mg,口服,每日 2 次。(每周 3 次)

乙胺丁醇 15mg/(kg・d),口服,每日 1 次。(每周 3 次)

利福平 600mg,口服,每日 1 次。(每周 3 次)

处方 2:

阿奇霉素 500mg,口服,每日 1 次。(每周 3 次)

乙胺丁醇 15mg/(kg·d),口服,每日 1 次。(每周 3 次)

利福平 600mg,口服,每日 1 次。(每周 3 次)

2. 适用于 NTM 肺病为鸟胞内分枝杆菌复合群感染,且为严重播散性病变或接受过治疗的患者。

处方 1:

克拉霉素 500~1000mg,口服,每日 1 次。

乙胺丁醇 15mg/(kg·d),口服,每日 1 次。

利福平 450~600mg,口服,每日 1 次。

链霉素 750mg,肌内注射,每日 1 次。

处方 2:

阿奇霉素 250~500mg,口服,每日 1 次。

乙胺丁醇 15mg/(kg·d),口服,每日 1 次。

利福布汀 150~300mg,口服,每日 1 次。

0.9%氯化钠 250ml＋阿卡米星 7.5~15mg/kg,静脉给药,每日 1 次。

3. 适用于堪萨斯分枝杆菌肺病且对利福平敏感患者的治疗,疗程 18 个月。

处方:

利福平 600mg,口服,每日 1 次。

异烟肼 300mg,口服,每日 1 次。

乙胺丁醇 15mg/(kg·d),口服,每日 1 次。

4. 适用于堪萨斯分枝杆菌肺病且对利福平耐药患者的治疗,疗程 18~24 个月。

处方:

克拉霉素 500~1000mg,口服,每日 1 次。

异烟肼 900mg,口服,每日 1 次。

乙胺丁醇 15mg/(kg·d),口服,每日 1 次。

磺胺甲噁唑 3000mg,口服,每日 1 次。

维生素 B_6 500mg,口服,每日 1 次。

【注意事项】

目前尚无特异高效的抗 NTM 药物,故 NTM 病的化疗仍应用抗结核药物,且多数 NTM 对抗结核药物耐药居多,故 NTM 病治疗效果差,预后不佳。

NTM 的合理化疗方案和疗程尚无统一标准,多主张 4～6 种抗结核药物联合应用,在抗酸杆菌转阴后仍需继续治疗 18～24 个月,至少 12 个月。治疗后要注意药物的不良反应。

外科手术治疗是其另一治疗途径,主要用于化疗无效的 NTM 肺病,复发或顽固性咯血患者。

第6章

肺血管疾病

第一节 肺 水 肿

肺水肿(pulmonary edema)是指由于某种原因引起肺内组织液的生成和回流平衡失调,使大量组织液积聚在肺泡、肺间质和细小支气管内,从而造成肺通气与换气功能严重障碍,在临床上出现一系列症状与体征的一种病理状态,属临床危重症之一。

【诊断要点】

1. 病史　肺水肿可分为心源性和非心源性两大类。心源性肺水肿:临床上常由高血压性心脏病、冠心病及风湿性心脏瓣膜病所引起。

非心源性肺水肿:大量、快速静脉补液史;全身和(或)肺部的细菌、病毒、真菌、支原体、原虫等感染史;低蛋白血症病史;有害气体、大剂量放射物质、血液循环毒素和血管活性物质接触史等。

2. 症状　肺水肿早期主要表现为发作性呼吸困难,被迫端坐位伴出冷汗及不安,咳大量粉红色泡沫样痰,严重者可出现少尿或无尿等休克表现,甚至因心肺功能衰竭而死亡。

3. 体征　肺水肿早期两肺可闻及干啰音或哮鸣音,心动过速,血压升高。随着病情加重两肺满布突发性湿啰音。

4. 辅助检查

(1)动脉血气分析:早期主要表现为低氧、低 CO_2,后期则出

现高 CO_2,出现呼吸性酸中毒和代谢性酸中毒。

(2)X线检查:可表现为自肺门向肺野外周围扩展的扇形阴影,在双侧肺门外方形成蝴蝶状。也可能出现单侧性肺水肿,表现为单侧或一叶模糊的斑片状阴影。

5. 鉴别诊断 需和支气管哮喘、张力性气胸和肺栓塞鉴别。

【治疗要点】

1. 治疗原发病,去除诱因 输液速度过快者应立即停止或减慢速度。尿毒症患者可用透析治疗。感染诱发者应立即应用抗生素。毒气吸入者应立即脱离现场,给予解毒药。麻醉药过量摄入者应立即洗胃及给予对抗药。

2. 氧疗及改善气体交换 只有缺氧,而无二氧化碳潴留,可采用鼻塞、鼻导管或面罩给氧。重度缺氧可采用60%以上的高浓度氧,但应警惕氧中毒。为消除泡沫,氧气可通过含50%～70%乙醇的湿化瓶。

3. 利尿药 立即选用作用快、效果强的利尿药,可在短时间之内排出大量水、钠,特别适用于高血容量性肺水肿或心源性肺水肿。

4. 吗啡 一般情况下,急性肺水肿及时应用镇静药十分重要,效果良好。但对有呼吸抑制者、休克者或原有慢性阻塞性肺病的肺水肿病人禁用,对神经性肺水肿者应慎用。

5. 扩血管药 静脉给药,硝普钠、α受体阻滞剂两者皆可降低心脏前、后负荷,减少肺循环血流量和微血管静脉压力,减轻肺水肿。

6. 强心药 主要适用于快速心房纤颤或扑动诱发的肺水肿。

7. 氨茶碱 静脉给药,氨茶碱 0.25g 可有效地扩张支气管,改善心肌收缩力,增加肾血流量和钠排出。

8. 肾上腺糖皮质激素 肾上腺糖皮质激素能减轻炎症反应和微血管通透性,促进表面物质合成,增强心肌收缩力,降低外周血管阻力和稳定溶酶体膜。

9. 减少肺循环血量　患者取坐位,适用于输液超负荷心源性肺水肿,禁用于休克和贫血患者。

【处方】

处方 1:

呋塞米 40mg,静脉给药,每日 2 次。

吗啡 5mg,皮下注射,必要时。

硝普钠每 15～30μg/min(根据血压调速)。

可必特 2.5ml,雾化吸入,8 小时 1 次。

处方 2:

呋塞米 40mg,静脉给药,每日 2 次。

吗啡 5mg,10％葡萄糖液 100ml,静脉给药,必要时。

硝普钠 15～30μg/min(根据血压调速)。

布地奈德雾化剂 1～2μg,雾化吸入,8 小时 1 次。

处方 3:

呋塞米 40mg,静脉给药,每日 2 次。

哌替啶 50～100mg,肌内或静脉给药,必要时。

硝普钠 15～30μg/min(根据血压调速)。

特布他林雾化剂 5ml,雾化吸入,8 小时 1 次。

处方 4:

布美他尼(丁尿胺)1mg,静脉给药,间隔 3 小时。

哌替啶 50～100mg,肌内或静脉给药,必要时。

硝普钠 15～30μg/min(根据血压调速)。

5％葡萄糖注射液 100ml＋氢化可的松 200mg,快速静脉给药。

5％葡萄糖注射液 500ml＋氢化可的松 800mg,静脉给药,(氢化可的松日量可达 500～1000mg)。

处方 5:

布美他尼(丁尿胺)1mg,静脉给药,间隔 3 小时。

哌替啶 50～100mg,肌内或静脉给药,必要时。

硝普钠 15～30μg/min(根据血压调速)。

5％葡萄糖注射液 50ml＋氢化可的松 100mg,快速静脉给药。

5％葡萄糖注射液 250ml＋氢化可的松 300mg,静脉给药。

处方 6:

呋塞米 40mg,静脉给药,每日 2 次。

吗啡 5mg,皮下注射,必要时。

硝普钠 15～30μg/min(根据血压调速)。

地塞米松 20mg＋25％葡萄糖注射液 20ml,静脉给药。

地塞米松 20mg＋5％葡萄糖注射液 250ml,静脉给药。

处方 7:

呋塞米 40mg,静脉给药,每日 2 次。

吗啡 5mg,皮下注射,必要时。

酚妥拉明每分钟 0.2～1mg。

可必特 2.5ml,雾化吸入,8 小时 1 次。

处方 8:

呋塞米 40mg,静脉给药,每日 2 次。

吗啡 5mg,皮下注射,必要时。

酚妥拉明每分钟 0.2～1mg。

布地奈德雾化剂 1～2μg,雾化吸入,8 小时 1 次。

处方 9:

呋塞米 40mg,静脉给药,每日 2 次。

吗啡 5mg,皮下注射,必要时。

酚妥拉明每分钟 0.2～1mg。

特布他林雾化剂 5ml,雾化吸入,8 小时 1 次。

处方 10:

呋塞米 40mg 静脉给药,每日 2 次。

吗啡 5mg,皮下注射,必要时。

酚妥拉明每分钟 0.2～1mg。

5%葡萄糖注射液 100ml＋氢化可的松 200mg,快速静脉给药。

5%葡萄糖注射液 500ml＋氢化可的松 800mg,静脉给药(氢化可的松日量可达 500～1000mg)。

处方 11:

布美他尼(丁尿胺)1mg,静脉给药,间隔 3 小时。

哌替啶 50～100mg,肌内或静脉给药,必要时。

酚妥拉明每日 0.2～1mg。

5%葡萄糖注射液 50ml＋氢化可的松 100mg,快速静脉给药。

5%葡萄糖注射液 250ml＋氢化可的松 300mg,静脉给药。

处方 12:

呋塞米 40mg,静脉给药,每日 2 次。

吗啡 5mg,皮下注射,必要时。

酚苄明 0.5～1mg/kg,静脉给药,必要时。

地塞米松 20mg＋25%葡萄糖注射液 20ml,静脉给药。

地塞米松 20mg＋5%葡萄糖注射液 250ml,静脉给药。

处方 13:

呋塞米 40mg,静脉给药,每日 2 次。

吗啡 5mg,皮下注射,必要时。

毒毛花苷 K 0.25mg,溶于葡萄糖内缓慢静脉给药。

特布他林雾化剂 5ml,雾化吸入,8 小时 1 次。

处方 14:

布美他尼(丁尿胺)1mg,静脉给药,间隔 3 小时。

哌替啶 50～100mg,肌内或静脉给药,必要时。

氨茶碱 0.25g,稀释后缓慢静脉给药。

5%葡萄糖注射液 100ml＋氢化可的松 200mg,快速静脉给药。

5%葡萄糖注射液 500ml＋氢化可的松 800mg,静脉给药(氢化可的松日量可达 500～1000mg)。

处方 15：

呋塞米 40mg,静脉给药,每日 2 次。

哌替啶 50～100mg,肌内或静脉给药,必要时。

毒毛花苷 K 0.25mg,溶于葡萄糖内缓慢静脉给药。

布地奈德雾化剂 1～2μg,雾化吸入,8 小时 1 次。

【注意事项】

1. 使用利尿药或脱水药注意电解质平衡。

2. 吗啡禁用于呼吸抑制患者。

3. 激素一般使用 3～5 天,注意激素长时间使用的不良反应。

第二节　复张性肺水肿

复张性肺水肿(reexpansion pulmonary edema,RPE) 又称减压性肺水肿,是继发于气胸、大量胸腔积液或者其他原因所致的肺萎陷之后,在其复张时或复张后发生的急性肺水肿。可伴有不同程度的低氧血症,部分严重者可伴发复张性低血压、休克,死亡率 20%。

【诊断要点】

1. 病史　气胸、大量胸腔积液或者其他原因所致的肺萎陷史。

2. 症状　快速肺复张后,病人突然持续性、剧烈咳嗽,并且有白色或粉红色泡沫痰,呼吸困难。

3. 体征　口唇发绀,侧肺广泛湿啰音,心率偏快,严重者可有休克表现。在手术麻醉期间,气管导管内可以吸出大量的粉红色泡沫血痰,患者自主呼吸延迟。

4. 辅助检查

(1)X 线胸片:检查显示肺已复张,但有边界模糊的斑片状浸润阴影。

(2)血气分析:低氧血症且肺泡-动脉血氧分压差(PaO_2)>
4.67kPa,代谢性酸中毒。

5. 鉴别诊断　需和心源性哮喘和肺炎鉴别。

【治疗要点】

1. 物理治疗:发生复张性肺水肿后,保持呼吸道通畅,健侧卧
位,给予吸氧和呼吸支持。

2. 维持血容量,监测中心静脉压,有休克表现的患者应使用
血管活性药物。

3. 增加肺毛细血管膜稳定性,使用大剂量肾上腺皮质激素,
必要时使用强心、利尿、支气管扩张药。

【处方】

处方1:

5%葡萄糖注射液 50ml+氢化可的松 100mg,快速静脉
给药。

5%葡萄糖注射液 250ml+氢化可的松 300mg,静脉给药。

右旋糖酐-40 500ml,静脉给药,日总量不超过 1000ml。

多巴胺 10~20mg+10%葡萄糖注射液 250ml,静脉给药。

5%碳酸氢钠 250ml,静脉给药,根据血气结果决定输液量。

吗啡 3mg,肌内注射。

呋塞米 20mg,静脉给药,每日 1~3 次。

处方2:

5%葡萄糖注射液 100ml+氢化可的松 200mg,快速静脉
给药。

5%葡萄糖注射液 500ml+氢化可的松 800mg,静脉给药(氢
化可的松日量可达 500~1000mg)。

0.9%氯化钠注射液 500ml,或更多静脉给药。

间羟胺 20~80mg+5%葡萄糖注射液 250ml,静脉给药,根
据血压调速。

吗啡 10mg+0.9%氯化钠注射液 10ml,取 3~5ml,缓慢静脉

给药。

处方 3：

地塞米松 20mg＋25％葡萄糖注射液 20ml,静脉给药。

地塞米松 20mg＋5％葡萄糖注射液 250ml,静脉给药。

右旋糖酐-40 500ml,静脉给药,日总量不超过 1000ml。

多巴胺 10～20mg＋10％葡萄糖注射液 250ml,静脉给药。

吗啡 5mg,皮下注射。

呋塞米每小时 10～20mg,持续泵入,每日最大剂量可达 400～600mg。

处方 4：

5％葡萄糖注射液 50ml＋氢化可的松 100mg,快速静脉给药。

5％葡萄糖注射液 250ml＋氢化可的松 300mg,静脉给药。

同型新鲜血浆静脉给药。

间羟胺 20～80mg＋5％葡萄糖注射液 250ml,静脉给药,根据血压调速。

处方 5：

5％葡萄糖注射液 100ml＋氢化可的松 200mg,快速静脉给药。

5％葡萄糖注射液 500ml＋氢化可的松 800mg,静脉给药,氢化可的松日量可达 500～1000mg。

右旋糖酐-40 500ml,静脉给药,日总量不超过 1000ml。

多巴胺 10～20mg＋10％葡萄糖注射液 250ml,静脉给药。

吗啡 3mg,肌内注射。

处方 6：

地塞米松 20mg＋25％葡萄糖注射液 20ml,静脉给药。

地塞米松 20mg＋5％葡萄糖注射液 250ml,静脉给药。

0.9％氯化钠注射液 500ml,或更多静脉给药。

间羟胺 20～80mg＋5％葡萄糖注射液 250ml,静脉给药,根据血压调速。

吗啡 10mg＋0.9％氯化钠注射液 10ml,取 3～5ml,缓慢静脉给药。

处方 7:

5％葡萄糖注射液 50ml＋氢化可的松 100mg,快速静脉给药。

5％葡萄糖注射液 250ml＋氢化可的松 300mg,静脉给药。

右旋糖酐-40 500ml,静脉给药,日总量不超过 1000ml。

多巴胺 10～20mg＋10％葡萄糖注射液 250ml,静脉给药。

吗啡 5mg,皮下注射。

处方 8:

5％葡萄糖注射液 100ml＋氢化可的松 200mg,快速静脉给药。

5％葡萄糖注射液 500ml＋氢化可的松 800mg,静脉给药,氢化可的松日量可达 500～1000mg。

0.9％氯化钠注射液 500ml,或更多静脉给药。

间羟胺 20～80mg＋5％葡萄糖注射液 250ml,静脉给药,根据血压调速。

5％碳酸氢钠 250ml,静脉给药,根据血气结果决定输液量。

依他尼酸 25mg,分次静脉给药。

处方 9:

地塞米松 20mg＋25％葡萄糖注射液 20ml,静脉给药。

地塞米松 20mg＋5％葡萄糖注射液 250ml,静脉给药。

右旋糖酐-40 500ml,静脉给药,日总量不超过 1000ml。

多巴胺 10～20mg＋10％葡萄糖注射液 250ml,静脉给药。

处方 10:

5％葡萄糖注射液 50ml＋氢化可的松 100mg,快速静脉给药。

5％葡萄糖注射液 250ml＋氢化可的松 300mg,静脉给药。

0.9％氯化钠注射液 500ml,或更多静脉给药。

多巴胺 10～20mg＋10％葡萄糖注射液 250ml,静脉给药。

吗啡 3mg,肌内注射。

呋塞米 20mg,静脉给药,每日 1～3 次。

处方 11:

5％葡萄糖注射液 100ml＋氢化可的松 200mg,快速静脉给药。

5％葡萄糖注射液 500ml＋氢化可的松 800mg,静脉给药,氢化可的松日量可达 500～1000mg。

右旋糖酐-40 500ml,静脉给药,日总量不超过 1000ml。

间羟胺 20～80mg＋5％葡萄糖注射液 250ml,静脉给药,根据血压调速。

吗啡 10mg＋0.9％氯化钠注射液 10ml,取 3～5ml,缓慢静脉给药。

呋塞米每小时 10～20mg,持续泵入,每日最大剂量可达 400～600mg。

处方 12:

地塞米松 20mg＋25％葡萄糖注射液 20ml,静脉给药。

地塞米松 20mg＋5％葡萄糖注射液 250ml,静脉给药。

0.9％氯化钠注射液 500ml,或更多静脉给药。

多巴胺 10～20mg＋10％葡萄糖注射液 250ml,静脉给药。

吗啡 5mg,皮下注射。

依他尼酸 25mg,分次静脉给药。

处方 13:

5％葡萄糖注射液 50ml＋氢化可的松 100mg,快速静脉给药。

5％葡萄糖注射液 250ml＋氢化可的松 300mg,静脉给药。

右旋糖酐-40 500ml,静脉给药,日总量不超过 1000ml。

间羟胺 20～80mg＋5％葡萄糖注射液 250ml,静脉给药,根据血压调速。

5％碳酸氢钠 250ml,静脉给药,根据血气结果决定输液量。

处方 14：

5％葡萄糖注射液 100ml＋氢化可的松 200mg,快速静脉给药。

5％葡萄糖注射液 500ml＋氢化可的松 800mg,静脉给药,氢化可的松日量可达 500～1000mg。

同型新鲜血浆静脉给药。

多巴胺 10～20mg＋10％葡萄糖注射液 250ml,静脉给药。

吗啡 3mg,肌内注射。

处方 15：

地塞米松 20mg＋25％葡萄糖注射液 20ml,静脉给药。

地塞米松 20mg＋5％葡萄糖注射液 250ml,静脉给药。

同型新鲜血浆静脉给药。

间羟胺 20～80mg＋5％葡萄糖注射液 250ml,静脉给药,根据血压调速。

5％碳酸氢钠 250ml,静脉给药,根据血气结果决定输液量。

吗啡 10mg＋0.9％氯化钠注射液 10ml,取 3～5ml,缓慢静脉给药。

【注意事项】

1. 本病预防是关键,应提高对该病的认识,尽早采取相应的预防措施。例如行胸腔闭式引流排液(或排气)时应控制排出速度;胸腔穿刺抽液抽气时,应密切注视病人情况,如有明显不适或持续性咳嗽应立即停止操作。

2. 严格掌握胸腔闭式引流负压吸引的适用证,压力不超过 20cmH₂O。

3. 在肺复张期间要防止输液过多、过快等。控制输液量,控制好输液速度,密切观察尿量。

第三节　高原性肺水肿

高原肺水肿（high altitude pulmonary edema）是高海拔缺氧环境下所引起一种非心源性肺水肿，本病常因上呼吸道感染，快速登高、重度体力劳动和寒冷而诱发，感全身乏力或活动能力减低。

【诊断要点】

1. 病史　高原肺水肿一般在到达高原 24～72 小时内发病，发病率取决于上山的速度、海拔高度及到达高山后所从事体力活动的强度等因素。

2. 症状　有特殊的暗灰色面容，口唇及四肢末端显著发绀，表情淡漠；80％以上的患者有头痛、呼吸困难和咳嗽等症状。半数以上患者出现心悸、端坐呼吸、发热和咳粉红色泡沫痰，量多者可从口腔和鼻孔涌出。

3. 体征　肺部听到捻发音和湿啰音，严重者仅用耳朵贴于胸壁也可听到气过水声。右心衰竭时，颈静脉怒张，水肿，肝大并有压痛。

4. 辅助检查

(1)眼底检查：视网膜静脉曲张，动脉痉挛，视盘充血，散在性点状或火焰状出血斑。血气分析多提示酸中毒，心电图可见心率偏快。

(2)X线所见分为以下 3 型：①中央型多以肺门为中心形成近似蝴蝶状渗出阴影；②局灶型阴影多为大小不等、密度不均的云雾状，有时融合成棉团状，边缘模糊且不受叶间隙限制；③弥漫型病变范围广泛，多见于两肺中、下野，或波及上、中、下野。片状絮影密度较高，有时融合成棉团状，多位于中、内带。

5. 鉴别诊断　本病易与肺炎或肺部感染混淆。

【治疗要点】

1. 对初进高原者应注意体格检查,分阶段登高,逐步适应,注意防寒。药物预防可在初到高原 1 周内,在出现呼吸道症状时即服 40mg 呋塞米(速尿)。

2. 高原肺水肿的处理原则在于早期发现,严格卧床休息及充分给氧。除药物外,可用祛泡沫剂以及高压氧舱治疗。

3. 药物抢救。降低毛细血管通透性,减轻肺水肿,解除支气管痉挛,减轻心室负荷,同时根据情况给予强心、兴奋呼吸及抗感染。

【处方】

处方 1:

5%葡萄糖注射液 40ml＋氨茶碱 0.25g,缓慢静脉给药,4～6 小时可重复。

呋塞米 20mg,静脉给药,每日 1～3 次。

5%葡萄糖注射液 100ml＋氢化可的松 200mg,快速静脉给药。

5%葡萄糖注射液 500ml＋氢化可的松 800mg,静脉给药,氢化可的松日量可达 500～1000mg。

右旋糖酐-40 500ml,静脉给药,日总量不超过 1000ml。

多巴胺 10～20mg＋10%葡萄糖注射液 250ml,静脉给药。

5%碳酸氢钠 250ml,静脉给药,根据血气结果决定输液量。

0.9%氯化钠 100ml＋头孢曲松 2.0g,静脉给药,每日 1 次。

硝苯地平 10mg,口服,即刻。

处方 2:

5%葡萄糖注射液 250ml＋酚妥拉明注射液 10mg,静脉给药,每日 1 次。

呋塞米每小时 10～20mg,持续泵入,每日最大剂量可达 400～600mg。

5%葡萄糖注射液 50ml＋氢化可的松 100mg,快速静脉给药。

5％葡萄糖注射液 250ml＋氢化可的松 300mg,静脉给药。

0.9％氯化钠注射液 500ml,或更多静脉给药。

间羟胺 20～80mg＋5％葡萄糖注射液 250ml,静脉给药,根据血压调速。

0.9％氯化钠 100ml＋哌拉西林他唑巴坦 4.5g,静脉给药,8小时 1 次(青霉素需皮试)。

654-2 10mg,肌内注射,即刻。

处方 3：

依他尼酸 25mg,分次静脉给药。

地塞米松 20mg＋25％葡萄糖注射液 20ml,静脉给药。

地塞米松 20mg＋5％葡萄糖注射液 250ml,静脉给药。

右旋糖酐-40 500ml,静脉给药,日总量不超过 1000ml。

0.9％氯化钠 100ml＋头孢他啶 3.0g,静脉给药,12 小时1 次。

异山梨酯 10mg,含服,即刻。

处方 4：

布美他尼 0.5～1mg,分次静脉给药。

5％葡萄糖注射液 100ml＋氢化可的松 200mg,快速静脉给药。

5％葡萄糖注射液 500ml＋氢化可的松 800mg,静脉给药,氢化可的松日量可达 500～1000mg。

0.9％氯化钠注射液 500ml,或更多静脉给药。

5％碳酸氢钠 250ml,静脉给药,根据血气结果决定输液量。

0.9％氯化钠 100ml＋头孢哌酮舒巴坦 3.0g,静脉给药,12小时 1 次。

硝苯地平 10mg,口服,即刻。

处方 5：

呋塞米 20mg,静脉给药,每日 1～3 次。

5％葡萄糖注射液 50ml＋氢化可的松 100mg,快速静脉给药。

5％葡萄糖注射液 250ml＋氢化可的松 300mg,静脉给药。

同型新鲜血浆静脉给药。

0.9％氯化钠 100ml＋头孢吡肟 2.0g,静脉给药,12 小时1 次。

654-2 10mg,肌内注射,即刻。

处方 6:

呋塞米每小时 10～20mg,持续泵入,每日最大剂量可达400～600mg。

地塞米松 20mg＋25％葡萄糖注射液 20ml,静脉给药。

地塞米松 20mg＋5％葡萄糖注射液 250ml,静脉给药。

右旋糖酐-40 500ml,静脉给药,日总量不超过 1000ml。

多巴胺 10～20mg＋10％葡萄糖注射液 250ml,静脉给药。

0.9％氯化钠 100ml＋美罗培南 0.5g,静脉给药,8 小时1 次。

异山梨酯 10mg,含服,即刻。

处方 7:

依他尼酸 25mg,分次静脉给药。

0.9％氯化钠注射液 500ml,或更多静脉给药。

间羟胺 20～80mg＋5％葡萄糖注射液 250ml,静脉给药,根据血压调速。

0.9％氯化钠 100ml＋泰能 0.5g,静脉给药,8 小时或 12 小时1 次。

硝苯地平 10mg,口服,即刻。

处方 8:

呋塞米 20mg,静脉给药,每日 1～3 次。

5％葡萄糖注射液 100ml＋氢化可的松 200mg,快速静脉给药。

5%葡萄糖注射液 500ml＋氢化可的松 800mg,静脉给药,氢化可的松日量可达 500～1000mg。

右旋糖酐-40 500ml,静脉给药,日总量不超过 1000ml。

5%碳酸氢钠 250ml,静脉给药,根据血气结果决定输液量。

654-2 10mg,肌内注射,即刻。

处方 9:

呋塞米每小时 10～20mg,持续泵入,每日最大剂量可达 400～600mg。

5%葡萄糖注射液 50ml＋氢化可的松 100mg,快速静脉给药。

5%葡萄糖注射液 250ml＋氢化可的松 300mg,静脉给药。

0.9%氯化钠注射液 500ml,或更多静脉给药。

异山梨酯 10mg,含服,即刻。

处方 10:

依他尼酸 25mg,分次静脉给药。

地塞米松 20mg＋25%葡萄糖注射液 20ml,静脉给药。

地塞米松 20mg＋5%葡萄糖注射液 250ml,静脉给药。

右旋糖酐-40 500ml,静脉给药,日总量不超过 1000ml。

0.9%氯化钠 100ml＋头孢曲松 2.0g,静脉给药,每日 1 次。

硝苯地平 10mg,口服,即刻。

处方 11:

呋塞米 20mg,静脉给药,每日 1～3 次。

5%葡萄糖注射液 100ml＋氢化可的松 200mg,快速静脉给药。

5%葡萄糖注射液 500ml＋氢化可的松 800mg,静脉给药,氢化可的松日量可达 500～1000mg。

0.9%氯化钠注射液 500ml,或更多静脉给药。

5%碳酸氢钠 250ml,静脉给药,根据血气结果决定输液量。

0.9%氯化钠 100ml＋哌拉西林他唑巴坦 4.5g,静脉给药,8

小时 1 次(需青霉素皮试)。

654-2 10mg,肌内注射,即刻。

处方 12:

呋塞米每小时 10～20mg,持续泵入,每日最大剂量可达 400～600mg。

5％葡萄糖注射液 50ml＋氢化可的松 100mg,快速静脉给药。

5％葡萄糖注射液 250ml＋氢化可的松 300mg,静脉给药。

同型新鲜血浆静脉给药。

多巴胺 10～20mg＋10％葡萄糖注射液 250ml,静脉给药。

0.9％氯化钠 100ml＋头孢他啶 3.0g,静脉给药,12 小时 1 次。

异山梨酯 10mg,含服,即刻。

处方 13:

依他尼酸 25mg,分次静脉给药。

地塞米松 20mg＋25％葡萄糖注射液 20ml,静脉给药。

地塞米松 20mg＋5％葡萄糖注射液 250ml,静脉给药。

右旋糖酐-40 500ml,静脉给药,日总量不超过 1000ml。

间羟胺 20～80mg＋5％葡萄糖注射液 250ml,静脉给药,根据血压调速。

0.9％氯化钠 100ml＋头孢哌酮舒巴坦 3.0g,静脉给药,12 小时 1 次。

硝苯地平 10mg,口服,即刻。

处方 14:

布美他尼 0.5～1mg,分次静脉给药。

5％葡萄糖注射液 100ml＋氢化可的松 200mg,快速静脉给药。

5％葡萄糖注射液 500ml＋氢化可的松 800mg,静脉给药,氢化可的松日量可达 500～1000mg。

0.9％氯化钠注射液 500ml,或更多静脉给药。

多巴胺 10～20mg＋10％葡萄糖注射液 250ml,静脉给药。

0.9％氯化钠 100ml＋头孢吡肟 2.0g,静脉给药,12 小时 1 次。

654-2 10mg,肌内注射,即刻。

处方 15:

呋塞米 20mg,静脉给药,每日 1～3 次。

5％葡萄糖注射液 50ml＋氢化可的松 100mg,快速静脉给药。

5％葡萄糖注射液 250ml＋氢化可的松 300mg,静脉给药。

同型新鲜血浆静脉给药。

间羟胺 20～80mg＋5％葡萄糖注射液 250ml,静脉给药,根据血压调速。

5％碳酸氢钠 250ml,静脉给药,根据血气结果决定输液量。

0.9％氯化钠 100ml＋美罗培南 0.5g,静脉给药,8 小时 1 次。

异山梨酯 10mg,含服,即刻。

【注意事项】

1. 建议就地抢救,减少转运风险,若因病情需要转运途中不应中断治疗。

2. 补充血容量时,注意输液量,控制好速度。

3. 有呼吸功能抑制及昏睡、昏迷情况时,禁用吗啡。

第四节　慢性肺源性心脏病

慢性肺源性心脏病又称肺心病,是支气管-肺组织、肺动脉血管或胸廓的慢性病变引起肺组织结构和功能异常,致肺血管阻力增加,肺动脉压力增高,使右心扩张、肥大,伴或不伴有右心衰竭的心脏病。

【诊断要点】

1. **病史**　慢性阻塞性肺病(COPD)是我国肺心病最主要的病因。其他如支气管哮喘、重症肺结核、支气管扩张、尘肺、间质性肺疾病等,包括神经肌肉疾病,如脊髓灰质炎、肌营养不良和肥胖伴肺通气不足,睡眠呼吸障碍等。晚期也可继发慢性肺心病。

2. **症状**　主要为右心功能不全表现。心慌、气短、颈静脉怒张、肝大、下肢水肿,甚至全身水肿及腹水,少数患者还可伴有左心衰竭,也可出现心律失常。

3. **体征**　肝大伴压痛,肝颈静脉反流阳性,可见颈静脉充盈,肺动脉瓣区可有第二心音亢进,提示肺动脉高压。三尖瓣区出现收缩期杂音或剑突下示心脏搏动,提示有右心室肥大。

4. **辅助检查**

(1)X线检查:除肺、胸基础疾病及急性肺部感染的特征外,尚可有肺动脉高压征:①右下肺动脉干扩张,其横径≥15mm,其横径与气管横径之比值≥1.07;②肺动脉段突出或其高度≥3mm。

(2)心电图检查:右心房、室肥大的改变,如电轴右偏,重度顺钟向转位,也可见右束支传导阻滞及低电压图形,可作为诊断肺心病的参考条件。

(3)超声心动图检查:主要测定右心室流出道内径(≥30mm),右心室内径(≥20mm),右心室前壁的厚度(≥5mm),左、右心室内径的比值(<2.0),右肺动脉内径或肺动脉干及右心房肥大等指标,以诊断肺心病。

5. **鉴别诊断**　需与风湿性心瓣膜病、冠心病等疾病鉴别。

【治疗要点】

除治疗肺胸基础疾病,改善肺心功能外,还须维护各系统器官的功能,采取措施予以救治。控制感染,通畅呼吸道,改善呼吸功能,纠正缺氧和二氧化碳潴留,纠正呼吸和心力衰竭。

1. **物理治疗**　严密观察病情变化,宜加强心肺功能的监护,翻身、拍背排出呼吸道分泌物是改善通气功能一项有效措施,同时应用扩张支气管改善通气的药物。

2. **抗感染** 肺部感染是肺心病急性加重常见的原因,控制肺部感染才能使病情好转。

3. **纠正缺氧和二氧化碳潴留**

(1)氧疗:缺氧不伴二氧化碳潴留(Ⅰ型呼衰)的氧疗应给予高流量吸氧($>35\%$),使 PaO_2 提高到 $8kPa(60mmHg)$ 或 SaO_2 达 90%以上。缺氧伴二氧化碳潴留(Ⅱ型呼衰)的氧疗应予以低流量持续吸氧。氧疗可采用双腔鼻管、鼻导管或面罩进行吸氧,以每分钟 $1\sim2L$ 的氧流量吸入。

(2)呼吸兴奋药:包括有尼可刹米(可拉明)、洛贝林、多沙普仑、都可喜等。一般在患者家属拒绝无创或有创呼吸通气情况下选用,不做一线推荐。

(3)当出现失代偿性酸中毒时,在加强湿化前提下,建议尽早行无创呼吸机辅助通气。

(4)机械通气严重呼衰患者,应及早进行机械通气。

4. **通畅呼吸道**

(1)支气管舒张药:① 选择性 β_2 受体兴奋药;② 茶碱类药物。

(2)消除气道非特异性炎症,常用吸入药物有倍氯米松(必可酮)及舒利迭、信必可等。

5. **纠正酸碱失衡和电解质紊乱** 呼吸性酸中毒的治疗,在于改善通气。呼吸性酸中毒合并代谢性酸中毒时,pH 明显降低,当 $pH<7.2$ 时,治疗上除注意改善通气外,还应根据情况静脉给予碳酸氢钠溶液,边治疗边观察;呼吸性酸中毒合并代谢性碱中毒时,大多与低血钾、低血氯有关,应注意补充氯化钾。危重患者可能出现三重性酸碱失衡。

6. **降低肺动脉压** 氧疗是治疗肺动脉高压的措施之一。肺动脉高压靶向药物治疗应根据肺动脉高压类型而定。

7. 控制心力衰竭　肺心病患者通常在积极控制感染、改善呼吸功能后心力衰竭便能得到改善。但对治疗后无效或较重患者,可适当选用利尿、正性肌力药。

(1)利尿药:消除水肿,减少血容量和减轻右心负荷。

(2)正性肌力药:用药前纠正缺氧,防治低钾血症,以免发生洋地黄药物毒性反应。应用指征如下。①感染得到控制,低氧血症已纠正,使用利尿药不能得到良好的疗效而反复水肿的心力衰竭者;②无明显感染的以右心衰竭为主要表现者;③出现急性左心衰竭者;④合并室上性快速性心律失常,如室上性心动过速、心房颤动伴快速心室率者。

8. 防治消化道出血　患者容易出现应激性溃疡,需加强抑酸护胃治疗。

9. 治疗肺源性血栓　加强低分子肝素抗凝。

10. 提高免疫力或增加营养　季节转换时给予疫苗使用,急性加重期给予氨基酸等增加胃肠外营养。

【处方】

处方1:

头孢拉定 0.5g,口服,每日 3 次。

0.9%氯化钠 10ml＋洛贝林 3mg,静脉给药,8 小时 1 次。

可必特 2.5ml,雾化吸入,8 小时 1 次。

氢氯噻嗪 12.5mg 或 25mg,口服,每日 1 次或每日 3 次。

地高辛 0.125～0.25mg,口服,每日 1 次。

溴己新 16mg,口服,每日 3 次。

埃索美拉唑镁肠溶片 40mg,口服,每日 1 次。

普通肝素:负荷剂量 2000 ～ 5000U/kg,静脉给药,然后 18U/(kg·h)持续静脉给药,尽快让 APPT 达到并维持于正常值的 1.5～2.5 倍。

处方2:

阿莫西林 0.5g,口服,每日 4 次。

0.9％氯化钠 10ml＋尼可刹米 375mg,静脉给药,8 小时 1 次。

布地奈德雾化剂 1～2μg,雾化吸入,8 小时 1 次。

苯氟噻嗪 2.5mg 或 5mg,口服,每日 1 次或 2 次。

甲地高辛 0.1～0.2mg,每日 3 次,3 天后改为口服,每日 1 次。

盐酸氨溴索 30mg,口服,每日 3 次。

奥美拉唑肠溶片 10mg,口服,每日 2 次。

处方 3:

头孢地尼 0.1g,口服,每日 3 次。

0.9％氯化钠 10ml＋盐酸多沙普仑 0.3g,静脉给药,8 小时 1 次。

特布他林雾化剂 5ml,雾化吸入,8 小时 1 次。

环戊噻嗪 0.25mg,口服,每日 1 次或 2 次。

洋地黄负荷量 0.7～1.2g,3 天内分次口服,维持量为 0.07～0.1,口服,每日 1 次。

羧甲司坦片 500mg,口服,每日 3 次。

雷贝拉唑片 10mg,口服,每日 2 次。

达肝素钠注射液 200U/kg,口服,每日 1 次。

处方 4:

头孢克洛 0.25g,口服,每日 3 次。

0.9％氯化钠 500ml＋洛贝林 15mg,持续静脉给药,一般维持 2～3 天。

可必特 2.5ml,雾化吸入,8 小时 1 次。

呋塞米 20mg,口服,每日 1～3 次。

奥昔非君 8mg,口服,每日 3 次。

乙酰半胱氨酸泡腾片 0.6g,口服,每日 1 次。

铝碳酸镁片 1 片,口服,每日 2 次。

处方 5：

左氧氟沙星 0.5g，口服，每日 1 次。

0.9％氯化钠 500ml＋尼可刹米 1.875g，持续静脉给药，一般维持 2～3 天。

0.9％氯化钠 100ml＋多索茶碱 0.2g 静脉给药，12 小时 1 次。

依他尼酸 25mg，口服，每日 1～3 次。

扎莫特罗 0.2g，口服，每日 2 次。

标准桃金娘油 300mg，口服，每日 3 次。

西咪替丁 0.2g，口服，每日 2 次。

达肝素钠注射液：100U/kg，每日 2 次。

处方 6：

莫西沙星 0.4g，静脉给药，每日 1 次。

0.9％氯化钠 10ml＋洛贝林 3mg，静脉给药，8 小时 1 次。

0.9％氯化钠 100ml＋甲强龙 40mg，静脉给药，12 小时 1 次。

布美他尼 0.5g，口服，每日 1～3 次。

氨力农 0.1g，口服，每日 3 次。

溴己新 16mg，口服，每日 3 次。

埃索美拉唑镁肠溶片 40mg，口服，每日 1 次。

处方 7：

阿奇霉素 0.5g，口服，每日 1 次。

0.9％氯化钠 10ml＋尼可刹米 375mg，静脉给药，8 小时 1 次。

噻托溴铵 18μg，吸入，每日 1 次。

螺内酯 20～40mg，口服，每日 1～2 次。

米力农 2.5mg，口服，每日 3 次。

盐酸氨溴索 30mg，口服，每日 3 次。

0.9％氯化钠 100ml＋奥美拉唑 40mg，静脉给药，每日 1 次。

那曲肝素钙：85U/kg，可根据患者体重范围，按 0.1ml/10kg

剂量,每日 2 次。

处方 8:

伊曲康唑 0.2g,口服,每日 1 次。

0.9%氯化钠 10ml+盐酸多沙普仑 0.3g,静脉给药,8 小时 1 次。

噻托溴铵 18μg,吸入,每日 1 次。

氨苯蝶啶 50mg,口服,每日 1 次或每日 3 次。

5%葡萄糖 20ml+毛花苷 C 0.4mg,缓慢静脉给药(首次)。

5%葡萄糖 20ml+毛花苷 C 0.2mg,缓慢静脉给药,8 小时 1 次。

羧甲司坦片 500mg,口服,每日 3 次。

0.9%氯化钠 100ml+奥美拉唑 40mg,静脉给药,12 小时 1 次。

处方 9:

头孢拉定 0.5g,口服,每日 3 次。

0.9%氯化钠 10ml+洛贝林 3mg,静脉给药 8 小时 1 次。

沙美特罗替卡松粉吸入剂,早晚各吸入 1 次。

阿米洛利 10mg,口服,每日 1～2 次。

5%葡萄糖 20ml+毒毛花苷 K 0.125mg,缓慢静脉给药(首次),1～2 小时后重复 1 次,总量为 0.25～0.5mg,有效后改用地高辛口服。

乙酰半胱氨酸泡腾片 0.6g,口服,每日 1 次。

0.9%氯化钠 100ml+雷贝拉唑 20mg,静脉给药,12 小时 1 次。

依诺肝素钠注射液 150AxaU/kg,每日 1 次。

处方 10:

0.9%氯化钠 100ml+哌拉西林他唑巴坦 4.5g,静脉给药,8 小时 1 次(需青霉素皮试)。

0.9%氯化钠 10ml+尼可刹米 375mg,静脉给药,8 小时

1 次。

可必特 2.5ml,雾化吸入,8 小时 1 次。

呋塞米 20mg,静脉给药,每日 1～3 次。

5%葡萄糖 20ml＋去乙酰毛花苷 0.4mg,静脉给药,负荷量每日 1.2～1.6mg。

标准桃金娘油 300mg,口服,每日 3 次。

0.9%氯化钠 100ml＋注射液埃索美拉唑 40mg,静脉给药,12 小时 1 次。

依诺肝素钠注射液 100AxaU/kg,每日 2 次。

处方 11:

0.9%氯化钠 100ml＋头孢曲松 2.0g,静脉给药,12 小时 1 次。

0.9%氯化钠 10ml＋盐酸多沙普仑 0.3g,静脉给药,8 小时 1 次。

布地奈德雾化剂 1～2μg 雾化吸入,8 小时 1 次。

呋塞米每小时 10～20mg,持续泵入,每日最大剂量可达 400～600mg(严重右心衰竭在强抗感染力度上方可使用)。

去甲肾上腺素 0.01～0.2μg/(kg·min),静脉给药泵入。

0.9%氯化钠 100ml＋氨溴索 30～60mg,静脉给药,8 小时 1 次。

埃索美拉唑镁肠溶片 40mg,口服,每日 1 次。

普通肝素:负荷剂量 2000～5000U/kg,静脉给药,然后 18U/(kg·h)持续静脉给药,尽快让 APPT 达到并维持于正常值的 1.5～2.5 倍。

处方 12:

0.9%氯化钠 100ml＋头孢哌酮舒巴坦 3.0g,静脉给药,12 小时 1 次。

0.9%氯化钠 500ml＋洛贝林 15mg,持续静脉给药,一般维持 2～3 天。

特布他林雾化剂 5ml,雾化吸入,8 小时 1 次。

依他尼酸 25mg,分次静脉给药。

多巴胺:小剂量 1～5 μg/(kg・min)作用于多巴胺受体;中等剂量 5～10μg/(kg・min)激动心肌和促进去甲肾上腺素释放;大剂量激动 α_1 受体,收缩血管。

溴己新 16mg,静脉给药,每日 2 次。

奥美拉唑肠溶片 10mg,口服,每日 2 次。

处方 13:

0.9％氯化钠 100ml＋头孢他啶 3.0g,静脉给药,12 小时 1 次。

0.9％氯化 500ml＋尼可刹米 1.875g,持续静脉给药,一般维持 2～3 天。

可必特 2.5ml,雾化吸入,8 小时 1 次。

布美他尼 0.5～1mg,分次静脉给药。

多巴酚丁胺 2～20μg/(kg・min),静脉给药泵入。

0.9％氯化钠 50ml＋细辛脑 16～24mg,静脉给药,每日 2 次。

雷贝拉唑片 10mg,口服,每日 2 次。

达肝素钠注射液:200U/kg,每日 1 次。

处方 14:

0.9％氯化钠 100ml＋头孢吡肟 2.0g,静脉给药,12 小时 1 次。

0.9％氯化钠 10ml＋盐酸多沙普仑 0.3g,静脉给药,8 小时 1 次。

0.9％氯化钠 100ml＋多索茶碱 0.2g,静脉给药,12 小时 1 次。

氢氯噻嗪 12.5mg 或 25mg,口服,每日 1 次或 3 次。

肾上腺素 0.01～0.2μg/(kg・min),静脉给药泵入。

0.9％氯化钠 100ml＋氨溴索 30～60mg,静脉给药,8 小时 1 次。

铝碳酸镁片 1 片,口服,每日 2 次。

处方 15:

0.9%氯化钠 100ml＋头孢孟多 2.0g,静脉给药,12 小时 1 次。

0.9%氯化钠 500ml＋洛贝林 15mg,持续静脉给药,一般维持 2～3 天。

0.9%氯化钠 100ml＋甲强龙 40mg,静脉给药,12 小时 1 次。

苄氟噻嗪 2.5mg 或 5mg 口服,每日 1 次或 2 次。

依诺昔酮 50mg,口服,每日 3 次。

溴己新 16mg,静脉给药,每日 2 次。

西咪替丁 0.2g,口服,每日 2 次。

达肝素钠注射液:100U/kg,每日 2 次。

处方 16:

左氧氟沙星 0.4～0.5g,静脉给药,每日 1 次。

0.9%氯化 500ml＋尼可刹米 1.875g,持续静脉给药,一般维持 2～3 天。

噻托溴铵 18μg,吸入,每日 1 次。

环戊噻嗪 0.25mg,口服,每日 1 次或每日 2 次。

地高辛 0.125～0.25mg 口服,每日 1 次。

0.9%氯化钠 50ml＋细辛脑 16～24mg,静脉给药,每日 2 次。

埃索美拉唑镁肠溶片 40mg,口服,每日 1 次。

处方 17:

莫西沙星 0.4g,静脉给药,每日 1 次。

0.9%氯化钠 100ml＋洛贝林 3mg,静脉给药,8 小时 1 次。

噻托溴铵 18μg,吸入,每日 1 次。

呋塞米 20mg,口服,每日 1～3 次。

地高辛 0.1～0.2mg,每日 3 次,3 天后改为 0.1mg 口服,每日 1 次。

溴己新 16mg,口服,每日 3 次。

0.9％氯化钠 100ml＋奥美拉唑 40mg,静脉给药,每日 1 次。

那曲肝素钙:85U/kg,可根据患者体重范围,按 0.1ml/10kg
剂量,每日 2 次。

处方 18:

环丙沙星 0.4g,静脉给药,每日 1 次。

0.9％氯化钠 10ml＋尼可刹米 375mg,静脉给药,8 小时
1 次。

沙美特罗替卡松粉吸入剂,早晚各吸入 1 次。

依他尼酸 25mg,口服,每日 1～3 次。

洋地黄负荷量 0.7～1.2g,3 天内分次口服,维持量为 0.07～
0.1g,每日 1 次。

盐酸氨溴索 30mg,口服,每日 3 次。

0.9％氯化钠 100ml＋奥美拉唑 40mg,静脉给药,12 小时
1 次。

处方 19:

0.9％氯化钠 100ml＋美罗培南 0.5g,静脉给药,8 小时 1 次。

0.9％氯化钠 10ml＋盐酸多沙普仑 0.3g,静脉给药,8 小时
1 次。

可必特 2.5ml,雾化吸入,8 小时 1 次。

布美他尼 0.5g,口服,每日 1～3 次。

奥昔非君 8mg,口服,每日 3 次。

羧甲司坦片 500mg,口服,每日 3 次。

0.9％氯化钠 100ml＋雷贝拉唑 20mg,静脉给药,12 小时
1 次。

依诺肝素钠注射液 150AxaU/kg,每日 1 次。

处方 20:

0.9％氯化钠 100ml＋泰能 0.5g,静脉给药,8 小时或 12 小时
1 次。

0.9％氯化钠 500ml＋洛贝林 15mg,持续静脉给药,一般维

持 2～3 天。

布地奈德雾化剂 1～2μg,雾化吸入,8 小时 1 次。

螺内酯 20～40mg,口服,每日 1～2 次。

扎莫特罗 0.2g,口服,每日 2 次。

乙酰半胱氨酸泡腾片 0.6g,口服,每日 1 次。

0.9％氯化钠 100ml＋埃索美拉唑 40mg,静脉给药,12 小时 1 次。

依诺肝素钠注射液 100AxaU/kg,每日 2 次。

处方 21:

葡萄糖注射液 250ml＋阿米卡星 0.4g,静脉给药,每日 1 次。

0.9％氯化钠 500ml＋尼可刹米 1.875g,持续静脉给药,一般维持 2～3 天。

特布他林雾化剂 5ml,雾化吸入,8 小时 1 次。

氨苯蝶啶 50mg,口服,每日 1 次或 3 次。

氨力农 0.1g,口服,每日 3 次。

标准桃金娘油 300mg,口服,每日 3 次。

5％葡萄糖注射液 250ml＋西咪替丁 0.2g,静脉给药,每日 1 次。

处方 22:

氟康唑注射液 0.4g,静脉给药,每日 1 次。

0.9％氯化钠 10ml＋洛贝林 3mg,静脉给药,8 小时 1 次。

可必特 2.5ml,雾化吸入,8 小时 1 次。

阿米洛利 10mg,口服,每日 1 次或 2 次。

米力农 2.5mg,口服,每日 3 次。

0.9％氯化钠 100ml＋氨溴索 30～60mg,静脉给药,8 小时 1 次。

0.9％氯化钠 100ml＋奥美拉唑 40mg,静脉给药,每日 1 次。

处方 23:

0.9％氯化钠 100ml＋氨曲南 2.0g,静脉给药,8 小时 1 次。

0.9％氯化钠 100ml＋尼可刹米 375mg,静脉给药,8 小时1 次。

0.9％氯化钠 100ml＋多索茶碱 0.2g,静脉给药,12 小时1 次。

呋塞米 20mg,静脉给药,每日 1～3 次。

5％葡萄糖 20ml＋毛花苷 C 0.4mg,缓慢静脉给药（首次）。

5％葡萄糖 20ml＋毛花苷 C 0.2mg,缓慢静脉给药,8 小时1 次。

溴己新 16mg,静脉给药,每日 2 次。

0.9％氯化钠 100ml＋奥美拉唑 40mg,静脉给药,12 小时1 次。

处方24:

伊曲康唑 0.2g,静脉给药,12 小时 1 次,2 日后改为每日1 次。

0.9％氯化钠 100ml＋盐酸多沙普仑 0.3g,静脉给药,8 小时1 次。

0.9％氯化钠 100ml＋甲强龙 40mg,静脉给药,12 小时 1 次。

呋塞米每小时 10～20mg,持续泵入,每日最大剂量可达400～600mg(严重右心衰竭在强抗感染力度上方可使用)。

5％葡萄糖 20ml＋毒毛花苷 K 0.125mg,缓慢静脉给药(首次),1～2 小时后重复 1 次,总量为 0.25～0.5mg,有效后改用地高辛口服。

0.9％氯化钠 50ml＋细辛脑 16～24mg,静脉给药,每日 2 次。

0.9％氯化钠 100ml＋雷贝拉唑 20mg,静脉给药,12 小时1 次。

处方 25:

0.9％氯化钠 250ml＋卡泊芬净 70mg,静脉给药,首日。此后卡泊芬净 50mg,稀释后静脉给药,每日 1 次。

0.9％氯化钠 100ml＋洛贝林 3mg,静脉给药,8 小时 1 次。

噻托溴铵 18μg，吸入，每日 1 次。

依他尼酸 25mg，分次静脉给药。

5％葡萄糖 20ml＋去乙酰毛花苷 0.4mg，静脉给药，负荷量每日 1.2～1.6mg。

溴己新 16mg，口服，每日 3 次。

0.9％氯化钠 100ml＋埃索美拉唑 40mg，静脉给药，12 小时 1次。

处方 26：

0.9％氯化钠 100ml＋尼可刹米 375mg，静脉给药，8 小时 1 次。

噻托溴铵 18μg，吸入，每日 1 次。

布美他尼 0.5～1mg，分次静脉给药。

去甲肾上腺素：0.01～0.2μg/(kg·min)静脉给药，泵入。

盐酸氨溴索 30mg，口服，每日 3 次。

5％葡萄糖注射液 250ml＋西咪替丁 0.2g，静脉给药，每日 1 次。

【中药处方】

外寒内饮

解表化饮，镇咳平喘，方选小青龙汤加减：生麻黄 15g，川桂枝15g，白芍药 15g，北细辛 5g，干姜 10g，清半夏 10g，生甘草 5g，五味子 15g。咳痰量多者，加白芥子、苏子、莱菔子顺气化痰；恶寒发热，周身关节疼痛甚者，加羌活、白芷祛风散寒止痛。

【注意事项】

1. 加强抗感染、化痰稳定后，必要时再给予强心利尿，注意利尿后可能导致痰液黏稠，不易咳出。

2. 肺心病患者给予毛花苷 C 药物后容易洋地黄中毒，需监测地高辛浓度和心电图。

3. 注意患者电解质紊乱情况。

第五节　肺血栓栓塞症

肺血栓栓塞症(pulmonary thromboembolism, PTE)为来自静脉系统或右心的血栓脱落阻塞肺动脉或其分支所致的疾病,以肺循环和呼吸功能障碍为其主要临床和病理生理特征。若急性PTE后肺动脉内血栓未完全溶解,或反复发生 PTE,则可能形成慢性血栓栓塞性肺动脉高压(CTEPH),继而出现慢性肺源性心脏病,右心代偿性肥厚和右心衰竭。

【诊断要点】

1. 病史　病人多合并有静脉血栓形成的诱因。

2. 症状　典型肺梗死三联征:呼吸困难、胸痛和咯血。重者有烦躁不安,出冷汗,晕厥和休克等,亦可表现为猝死。

3. 体征

(1)呼吸系统:呼吸频率快,发绀。双肺可闻哮鸣音,湿啰音。

(2)心脏体征:心率快,血压偏低或测不到;P_2 亢进及收缩期杂音。

(3)下肢静脉炎或栓塞的体征:有一侧肢体肿胀,局部压痛及皮温升高。

4. 辅助检查

(1)血浆 D-二聚体的阴性预测价值很高,在于能排除中度危险的急性 PE。

(2)动脉血气分析:可表现为低氧血症、低碳酸血症。

(3)心电图:常显示电轴右偏,顺钟向转位,肺型 P 波,不完全性或完全性右束支传导阻滞。最常见仅表现为窦性心动过速,最典型心电图为ⅠＳQ Ⅲ T Ⅲ型(即Ⅰ导联 S 波加深,Ⅲ导联有小 Q 波和 T 波倒置)。

(4)胸部 X 线平片:典型的改变是呈叶段分布的三角形影,也可表现为斑片状影、盘状肺不张,阻塞远端局限性肺纹理减少等可合并胸腔积液和肺动脉高压而出现相应的影像学改变。

(5)超声心动图:可见心室增大,了解肺动脉主干及其左右分支有无阻塞,可提示诊断、预后评估及排除其他心血管疾病。

(6)放射性核素肺通气/灌注(V/Q)扫描:典型的改变是肺通气扫描正常,而灌注呈典型缺损(按叶段分布的 V/Q 不匹配)。同时行双下肢静脉显像,与胸部 X 线平片、CT 肺动脉造影相结合,可显著提高诊断的特异度和敏感度。

(7)肺动脉造影(CPA):CPA 是目前诊断 PTE 最可靠的方法,可以确定阻塞的部位及范围程度。

(8)超声检查:由于 PE 和 DVT 关系密切,且下肢静脉超声操作简便易行,因此下肢静脉超声在 PTE 诊断中有一定价值。

(9)快速螺旋 CT 或超高速 CT 增强扫描:可显示段以上的大血管栓塞的情况,是诊断 PTE 的重要无创检查技术,但其对亚段及以远肺动脉内血栓的敏感性较差。

(10)核磁共振(MRI):可显示肺动脉或左右分支的血管栓塞。直接显示肺动脉内栓子及 PTE 所致的低灌注区,适用于对碘造影剂过敏者。

5. 鉴别诊断　与冠状动脉粥样硬化性心脏病(冠心病)和动脉夹层两种疾病因治疗有矛盾之处,需尽快鉴别,避免延误治疗。

【治疗要点】

1. 物理治疗　进行重症监护,卧床 1～2 周,已采取有效抗凝治疗的患者卧床时间可缩短。剧烈胸痛者给镇痛药、镇静药。吸氧,改善氧合和通气功能吸氧或无创面罩通气,必要时气管插管人工通气。保持大便通畅,避免用力排便。应用抗生素预防肺栓塞并发感染以及治疗下肢血栓性静脉炎。防治急性右心衰竭和休克等并发症。

2. 抗凝　急性 PTE 患者推荐抗凝治疗,目的在于预防早期死亡和 VTE(静脉血栓栓塞)复发。

3. 溶栓治疗　主要适用于 2 周以内的大面积或次大面积肺

栓塞,并发右心功能不全,导致血流动力学不稳定患者。

4. 手术治疗　伴有休克的大块肺栓塞,内科治疗失败或不宜溶栓治疗时,可行外科血栓清除术,也可采取经皮导管介入治疗取出动脉血栓,可去除肺动脉及主要分支内的血栓,促进右心室功能恢复,改善症状和存活率。

5. 静脉滤器　不推荐 PTE 患者常规植入下腔静脉滤器,在有抗凝药物绝对禁忌证及接受足够强度抗凝治疗后复发的 PTE 患者,可以选择静脉滤器植入。

【处方】

处方 1:

普通肝素:负荷剂量 2000～5000U/kg,静脉给药,然后18U/(kg·h),持续静脉给药,尽快让 APPT 达到并维持于正常值的 1.5～2.5 倍。

华法林:2.5～3mg,口服,每日 1 次,根据凝血时间调整剂量,目标 INR 达 2～3。

处方 2:

达肝素钠注射液 200U/kg,每日 1 次。

达比加群酯 300mg,口服,每日 2 次;高龄、中度肾功能不全、既往胃肠道出血等,可减为 110mg,口服,每日 2 次。

处方 3:

达肝素钠注射液 100U/kg,每日 2 次。

利伐沙班 15mg,口服,每日 2 次(第 1～21 天);20mg,口服,每日 1 次(第 22 天和以后)。

处方 4:

那曲肝素钙 85U/kg,可根据患者体重范围,按 0.1ml/10kg剂量,每日 2 次。

华法林 2.5～3mg,口服,每日 1 次,根据凝血时间调整剂量,目标 INR 达 2～3。

处方 5：

依诺肝素钠注射液 150AxaU/kg，每日 1 次。

达比加群酯 300mg，口服，每日 2 次；高龄、中度肾功能不全、既往胃肠道出血等，可减为 110mg，口服，每日 2 次。

处方 6：

依诺肝素钠注射液 100AxaU/kg，每日 2 次。

利伐沙班：15mg，口服，每日 2 次（第 1～21 天），20mg；口服，每日 1 次（第 22 天和以后）。

处方 7：

普通肝素：负荷剂量 2000～5000U/kg，静脉给药，然后 18U/(kg·h)，持续静脉给药，尽快让 APPT 达到并维持于正常值的 1.5～2.5 倍。

达比加群酯 300mg，口服，每日 2 次；高龄、中度肾功能不全、既往胃肠道出血等，可减为 110mg，口服，每日 2 次。

处方 8：

达肝素钠注射液 200U/kg，每日 1 次。

利伐沙班 15mg，口服，每日 2 次（第 1～21 天）；20mg，口服，每日 1 次（第 22 天和以后）。

处方 9：

达肝素钠注射液：100U/kg，每日 2 次。

华法林：2.5～3mg，口服，每日 1 次，根据凝血时间调整剂量，目标 INR 达 2～3。

处方 10：

那曲肝素钙：85U/kg，可根据患者体重范围，按 0.1ml/10kg 剂量，每日 2 次。

达比加群酯：300mg，口服，每日 2 次；高龄、中度肾功能不全、既往胃肠道出血等，可减为 110mg，口服，每日 2 次。

处方 11：

依诺肝素钠注射液 150AxaU/kg，每日 1 次。

利伐沙班:15mg,口服,每日 2 次(第 1～21 天);20mg,口服,每日 1 次(第 22 天和以后)。

处方 12:

去甲肾上腺素 0.01～0.2μg/(kg·min),静脉给药,泵入。

依诺肝素钠注射液 100AxaU/kg,每日 2 次。

达比加群酯 300mg,口服,每日 2 次;高龄、中度肾功能不全、既往胃肠道出血等,可减为 110mg,口服,每日 2 次。

处方 13:

多巴胺:小剂量 1～5μg/(kg·min),作用于多巴胺受体;中等剂量 5～10μg/(kg·min),激动心肌和促进去甲肾上腺素释放。大剂量激动 α_1 受体,收缩血管。

普通肝素:负荷剂量 2000～5000U/kg,静脉给药,然后 18U/(kg·h),持续静脉给药,尽快让 APPT 达到并维持于正常值的 1.5～2.5 倍。

利伐沙班:15mg,口服,每日 2 次(第 1～21 天);20mg,口服,每日 1 次(第 22 天和以后)。

处方 14:

多巴酚丁胺:2～20μg/(kg·min),静脉给药,泵入。

达肝素钠注射液 200IU/kg,每日 1 次。

华法林:2.5～3mg,口服,每日 1 次,根据凝血时间调整剂量,目标 INR 达 2～3。

处方 15:

肾上腺素 0.01～0.2μg/(kg·min),静脉给药,泵入。

达肝素钠注射液 100U/kg,每日 2 次。

达比加群酯 300mg,口服,每日 2 次;高龄、中度肾功能不全、既往胃肠道出血等,可减为 110mg,口服,每日 2 次。

处方 16:

去甲肾上腺素:0.01～0.2μg/(kg·min),静脉给药,泵入。

那曲肝素钙:85U/kg,可根据患者体重范围,按 0.1ml/10kg

剂量,每日 2 次。

利伐沙班:15mg,口服,每日 2 次(第 1～21 天);20mg,口服,每日 1 次(第 22 天和以后)。

【中药处方】

处方 1:

血栓通 450mg＋0.9％氯化钠注射液 250ml,静脉给药,每日 1 次。

处方 2:

疏血通 6ml＋0.9％氯化钠注射液 250ml,静脉给药,每日 1 次。

处方 3:

银杏达莫 20ml＋0.9％氯化钠注射液 250ml,静脉给药,每日 1 次。

【注意事项】

1. 达肝素钠每日总量不可超过 18 000U,治疗过程中无需检测抗凝血活性,但可进行功能性抗 Xa 检测,推荐血药浓度为 0.5～1.0U 抗 Xa/ml。

2. 普通肝素推荐用于拟直接再灌注患者,以及严重肾功能不全或重度肥胖患者,使用过程中必须检测 APTT 及血小板,若血小板计数持续下降 50％或计数＜$100×10^9$/L,立即停药。

3. 不推荐在肝功能不全患者人群使用达比加群,发生急性肾功能衰竭需停用本品。

4. 华法林使用过程中容易受药物及食物影响,个体差异大,需密切观察有无出血情况。在无凝血酶原测定的条件下,切不可滥用华法林。发生出血时根据 INR 以及出血情况给予减量、停药或静脉给药维生素 K_1,必要时输血。

5. 利伐沙班口服方法:10mg 可与食物同服,也可单独服用,15mg 或 20mg 剂量应与食物同服。肝功能受损的肝病患者,禁用利伐沙班。

6.溶栓过程中需密切监测凝血常规,备好血,溶栓期间不同时使用肝素,溶栓复查影像学治疗,评估溶栓疗效。

第六节　羊水栓塞

羊水栓塞指在分娩过程中羊水突然进入母体血液循环引起急性肺栓塞,引起母体对胎儿抗原产生的一系列过敏反应、过敏性休克、弥散性血管内凝血、肾功能衰竭或猝死的严重的分娩期并发症。

【诊断要点】

1.病史　经产妇居多,多有胎膜早破或人工破膜史,常见于宫缩过强或缩宫素(催产素)应用不当;胎盘早期剥离、前置胎盘、子宫破裂或手术产易发生羊水栓塞。

2.症状　急性呼吸困难、发绀。急性肺水肿时有咳嗽、吐粉红色泡沫痰、心率快、血压下降甚至消失。缓慢型的呼吸循环系统症状较轻,甚至无明显症状,待至产后出现流血不止、血液不凝时才被诊断。

3.体征　全身出血倾向,如黏膜、皮肤、针眼出血及血尿等,且血液不凝。肺水肿时双肺满布湿啰音。

4.辅助检查

(1)心电图:右心高电压,还可见到心肌劳损的表现,同时有心动过速。

(2)胸片表现:为双侧弥漫性点状浸润阴影,沿肺门周围分布,肺部轻度扩大,心影可能会增大。

(3)血氧饱和度通常偏低。

(4)凝血功能的检查通常有以下可能:①血小板计数$<100\times10^9/L$;②凝血酶原时间延长;③血浆纤维蛋白原$<1.5g/L$;④凝血块观察,低纤维蛋白原患者血液不易凝结,30分钟血凝块少,而弥散显示血小板已相当低,继发纤溶;⑤出血时间及凝血时间延

长；⑥血浆鱼精蛋白副凝试验(3P 试验)及乙醇胶试验阳性。

(5)母体循环或肺组织中羊水成分的检测主要诊断标准：在母血、子宫血管中和肺组织中找到来自胎儿的成分如黏液、胎儿鳞状上皮细胞和毳毛。

(6)母血清及肺组织中的神经氨酸-N-乙酰氨基半乳糖(SialylTn)用灵敏的放射免疫竞争检测法定量测定血清中的 SialylTn 抗原，是一种简单、敏感、非创伤性的诊断羊水栓塞的手段，可用于羊水栓塞的早期诊断。

5. 鉴别诊断　需与子痫抽搐、癫痫、脑血管意外和充血性心力衰竭等鉴别。

【治疗要点】　早诊断、早处理。

1. 抗过敏　在改善缺氧的同时，尽快给予大剂量肾上腺糖皮质激素抗过敏、解痉和保护细胞。

2. 纠正低氧血症　保持呼吸道通畅，应争取行正压持续给氧，至少用面罩给氧，必要时尽快使用人工呼吸机，供氧可减轻肺水肿，改善脑缺氧及重要脏器的缺氧状况。

3. 解除肺动脉高压　供氧只能解决肺泡氧压，而不能解决肺血流低灌注，必须尽早解除肺动脉高压，才能根本改善缺氧，预防急性右心衰竭、末梢循环衰竭和急性呼吸衰竭。

4. 抗休克　给予扩容、纠酸和纠正心衰治疗，保证重要脏器灌注。

5. 防治 DIC　尽早使用肝素，以抑制血管内凝血，保护肾功能。应用肝素静脉给药。应警惕严重的产后出血发生，最安全的措施是在给肝素的基础上输新鲜血，并补充纤维蛋白原、血小板悬液及鲜冻干血浆等，以补充凝血因子，制止产后出血不凝。

6. 及时正确使用抗生素　应选用肾毒性小的广谱抗生素预防感染。

7. 产科处理　及时的产科处理对于抢救成功与否极为重要。羊水栓塞发生于胎儿娩出前，如子宫颈口未开或未开全者，应行剖宫产术,以解除病因,防止病情恶化,积极改善呼吸循环功能、防止 DIC、抢救休克等;子宫颈口开全,胎先露位于坐骨棘下者,可行产钳助产。术时及产后密切注意子宫出血等情况。如无出血,继续保守治疗;如有难以控制的产后大出血且血液不凝者,应当机立断行子宫切除术,以控制胎盘剥离面血窦出血,并阻断羊水沉渣继续进入血循环,使病情加重。

【处方】

处方 1:

5%葡萄糖注射液 50ml＋氢化可的松 100mg,快速静脉给药。

盐酸罂粟碱 30mg＋10%葡萄糖注射液 20ml,缓慢静脉给药(每日总量不超过 300mg)。

右旋糖酐-40 500ml 静脉给药,日总量不超过 1000ml。

多巴胺 10～20mg＋10%葡萄糖注射液 250ml,静脉给药。

5%碳酸氢钠 250ml,静脉给药,根据血气结果决定输液量。

5%葡萄糖 20ml＋毛花苷 C 0.4mg,缓慢静脉给药(首次)。

5%葡萄糖 20ml＋毛花苷 C 0.2mg,缓慢静脉给药,8 小时 1 次。

0.9%氯化钠 100ml＋哌拉西林他唑巴坦 4.5g,静脉给药,8 小时 1 次(需青霉素皮试)。

处方 2:

5%葡萄糖注射液 250ml＋氢化可的松 300mg,静脉给药。

盐酸罂粟碱 90mg＋25%葡萄糖注射液 20ml,缓慢静脉给药(每日总量不超过 300mg)。

同型新鲜血浆静脉给药。

间羟胺 20～80mg＋5%葡萄糖注射液 250ml,静脉给药,根据血压调速。

5%葡萄糖 20ml＋毒毛花苷 K 0.125mg,缓慢静脉给药(首次),1～2 小时后重复 1 次,总量为 0.25～0.5mg,有效后改用地高辛口服。

5％葡萄糖 20ml＋毒毛花苷 K 0.125mg,缓慢静脉给药（首次）,1～2 小时后重复 1 次,总量为 0.25～0.5mg,有效后改用地高辛口服。

呋塞米 20～40mg,分次静脉给药。

0.9％氯化钠 100ml＋头孢曲松 2.0g,静脉给药,每日 1 次。

处方 3：

5％葡萄糖注射液 100ml＋氢化可的松 200mg,快速静脉给药。

阿托品 1mg＋10％葡萄糖注射液 10ml,静脉给药,可半小时左右静脉给药 1 次,直到症状缓解。

0.9％氯化钠注射液 500ml,或更多静脉给药。

多巴胺 10～20mg＋10％葡萄糖注射液 250ml,静脉给药。

5％葡萄糖 20ml＋去乙酰毛花苷 0.4mg,静脉给药,负荷量每日 1.2～1.6mg。

0.9％氯化钠 100ml＋头孢哌酮舒巴坦 3.0g,静脉给药,12 小时 1 次。

处方 4：

5％葡萄糖注射液 500ml＋氢化可的松 800mg,静脉给药（氢化可的松日量可达 500～1000mg）。

氨茶碱 250mg＋25％葡萄糖注射液 20ml,缓慢静脉给药。

右旋糖酐-40 500ml,静脉给药,日总量不超过 1000ml。

间羟胺 20～80mg＋5％葡萄糖注射液 250ml,静脉给药,根据血压调速。

5％碳酸氢钠 250ml,静脉给药,根据血气结果决定输液量。

5％葡萄糖 20ml＋毛花苷 C 0.4mg,缓慢静脉给药（首次）,5％葡萄糖 20ml＋毛花苷 C 0.2mg,缓慢静脉给药,8 小时 1 次。

0.9％氯化钠 100ml＋头孢他啶 3.0g,静脉给药,12 小时 1 次。

处方 5：

地塞米松 20mg＋25％葡萄糖注射液 20ml,静脉给药。

盐酸罂粟碱 30mg＋10％葡萄糖注射液 20ml,缓慢静脉给药（每日总量不超过 300mg）。

同型新鲜血浆静脉给药。

多巴胺 10～20mg＋10％葡萄糖注射液 250ml,静脉给药。

5％葡萄糖 20ml＋毒毛花苷 K 0.125mg 缓慢静脉给药（首次）,1～2 小时后重复 1 次,总量为 0.25～0.5mg,有效后改用地高辛口服。

0.9％氯化钠 100ml＋头孢吡肟 2.0g,静脉给药,12 小时 1 次。

处方 6：

5％葡萄糖注射液 50ml＋氢化可的松 100mg,快速静脉给药。

盐酸罂粟碱 90mg＋25％葡萄糖注射液 20ml,缓慢静脉给药（每日总量不超过 300mg）。

0.9％氯化钠注射液 500ml,或更多静脉给药。

多巴胺 10～20mg＋10％葡萄糖注射液 250ml,静脉给药。

5％葡萄糖 20ml＋去乙酰毛花苷 0.4mg,静脉给药,负荷量每日 1.2～1.6mg。

呋塞米 20～40mg,分次静脉给药。

0.9％氯化钠 100ml＋美罗培南 0.5g,静脉给药,8 小时 1 次。

处方 7：

5％葡萄糖注射液 250ml＋氢化可的松 300mg,静脉给药。

阿托品 1mg＋10％葡萄糖注射液 10ml,静脉给药,可半小时左右静脉给药 1 次,直到症状缓解。

多巴胺 10～20mg＋10％葡萄糖注射液 250ml,静脉给药。

5％碳酸氢钠 250ml,静脉给药,根据血气结果决定输液量。

5％葡萄糖 20ml＋毛花苷 C 0.4mg,缓慢静脉给药（首次）;

5％葡萄糖 20ml＋毛花苷 C 0.2mg,缓慢静脉给药,8 小时 1 次。

0.9％氯化钠 100ml＋泰能 0.5g,静脉给药,8 小时或 12 小时 1 次。

处方 8:

5％葡萄糖注射液 100ml＋氢化可的松 200mg,快速静脉给药。

氨茶碱 250mg＋25％葡萄糖注射液 20ml,缓慢静脉给药。

间羟胺 20～80mg＋5％葡萄糖注射液 250ml,静脉给药,根据血压调速。

5％葡萄糖 20ml＋毒毛花苷 K 0.125mg,缓慢静脉给药(首次),1～2 小时后重复 1 次,总量为 0.25～0.5mg,有效后改用地高辛口服。

0.9％氯化钠 100ml＋哌拉西林他唑巴坦 4.5g,静脉给药,8 小时 1 次(青霉素需皮试)。

处方 9:

5％葡萄糖注射液 500ml＋氢化可的松 800mg,静脉给药(氢化可的松日量可达 500～1000mg)。

酚妥拉明 10mg＋10％葡萄糖注射液 100ml,静脉给药。

多巴胺 10～20mg＋10％葡萄糖注射液 250ml,静脉给药。

5％葡萄糖 20ml＋去乙酰毛花苷 0.4mg,静脉给药,负荷量每日 1.2～1.6mg。

0.9％氯化钠 100ml＋头孢曲松 2.0g,静脉给药,每日 1 次。

处方 10:

地塞米松 20mg＋25％葡萄糖注射液 20ml,静脉给药。

酚妥拉明 10mg＋10％葡萄糖注射液 100ml,静脉给药。

间羟胺 20～80mg＋5％葡萄糖注射液 250ml,静脉给药,根据血压调速。

5％碳酸氢钠 250ml,静脉给药,根据血气结果决定输液量。

5％葡萄糖 20ml＋毛花苷 C 0.4mg,缓慢静脉给药(首次),

5％葡萄糖20ml＋毛花苷C 0.2mg,缓慢静脉给药,8小时1次。

呋塞米20～40mg,分次静脉给药。

0.9％氯化钠100ml＋头孢哌酮舒巴坦3.0g,静脉给药,12小时1次。

处方11：

5％葡萄糖注射液50ml＋氢化可的松100mg,快速静脉给药。

盐酸罂粟碱30mg＋10％葡萄糖注射液20ml,缓慢静脉给药(每日总量不超过300mg)。

右旋糖酐-40 500ml,静脉给药,日总量不超过1000ml。

多巴胺10～20mg＋10％葡萄糖注射液250ml,静脉给药。

5％葡萄糖20ml＋毒毛花苷K 0.125mg,缓慢静脉给药(首次),1～2小时后重复1次,总量为0.25～0.5mg,有效后改用地高辛口服。

0.9％氯化钠100ml＋头孢他啶3.0g,静脉给药,12小时1次。

处方12：

5％葡萄糖注射液250ml＋氢化可的松300mg,静脉给药。

盐酸罂粟碱90mg＋25％葡萄糖注射液20ml,缓慢静脉给药(每日总量不超过300mg)。

同型新鲜血浆静脉给药。

5％葡萄糖20ml＋去乙酰毛花苷0.4mg,静脉给药,负荷量每日1.2～1.6mg。

0.9％氯化钠100ml＋头孢吡肟2.0g,静脉给药,12小时1次。

处方13：

5％葡萄糖注射液100ml＋氢化可的松200mg,快速静脉给药。

阿托品1mg＋10％葡萄糖注射液10ml,静脉给药,可半小时左右静脉给药 1 次,直到症状缓解。

0.9%氯化钠注射液 500ml,或更多静脉给药。

多巴胺 10~20mg+10%葡萄糖注射液 250ml,静脉给药。

5%碳酸氢钠 250ml,静脉给药,根据血气结果决定输液量。

5%葡萄糖 20ml+毛花苷 C 0.4mg,缓慢静脉给药(首次),5%葡萄糖 20ml+毛花苷 C 0.2mg,缓慢静脉给药,8 小时 1 次。

0.9%氯化钠 100ml+美罗培南 0.5g,静脉给药,8 小时 1 次。

处方 14:

5%葡萄糖注射液 500ml+氢化可的松 800mg,静脉给药(氢化可的松日量可达 500~1000mg)。

氨茶碱 250mg+25%葡萄糖注射液 20ml,缓慢静脉给药。

间羟胺 20~80mg+5%葡萄糖注射液 250ml,静脉给药,根据血压调速。

5%葡萄糖 20ml+毒毛花苷 K 0.125mg,缓慢静脉给药(首次),1~2 小时后重复 1 次,总量为 0.25~0.5mg,有效后改用地高辛口服。

5%葡萄糖 20ml+毒毛花苷 K 0.125mg,缓慢静脉给药(首次),1~2 小时后重复 1 次,总量为 0.25~0.5mg,有效后改用地高辛口服。

呋塞米 20~40mg,分次静脉给药。

0.9%氯化钠 100ml+泰能 0.5g,静脉给药,8 小时或 12 小时 1 次。

处方 15:

地塞米松 20mg+25%葡萄糖注射液 20ml,静脉给药。

酚妥拉明 10mg+10%葡萄糖注射液 100ml,静脉给药。

多巴胺 10~20mg+10%葡萄糖注射液 250ml,静脉给药。

5%葡萄糖 20ml+去乙酰毛花苷 0.4mg,静脉给药,负荷量每日 1.2~1.6mg。

0.9%氯化钠 100ml+哌拉西林他唑巴坦 4.5g,静脉给药,8

小时 1 次(需青霉素皮试)。

【注意事项】

1. 使用肝素时,应将凝血时间控制在 20～25 分钟,过量时可用鱼精蛋白对抗。

2. 补充血容量时,注意输液量,控制好速度。

3. 使用阿托品可诱发心率加快,在心率偏快时慎用。

第七节 脂肪栓塞综合征

脂肪栓塞综合征(FES)是指骨盆或长骨骨折后 72 小时内发生的创伤后呼吸窘迫综合征,患者多出现心动过速、呼吸困难、意识障碍和瘀点,目前认为外伤、烧伤、代谢性疾病、减压病等也可诱发。

【诊断要点】

1. 病史 创伤、骨折后,患者骨髓内释放出的脂肪滴,或局部软组织的脂肪细胞发生碎裂,释放出的脂肪滴进入了破裂的血管后造成脏器栓塞而引起。

2. 症状 有暴发型、完全型(典型症状群)和不完全型(部分症状群,亚临床型)。患者常有胸闷、胸痛、咳嗽、痰中带血、气促、呼吸困难等症状,合并有皮肤、眼底黏膜出血,并可伴有头痛、不安、失眠、兴奋、谵妄、错乱、昏睡、昏迷、痉挛、尿失禁等症状。

3. 体征 可在伤后 2～3 天,双肩前部、锁骨上部、前胸部、腹部等皮肤疏松部位出现瘀斑,也可见于结膜或眼底,伤后 1～2 天可成批出现,迅速消失,可反复发生。肺部可闻及湿啰音,神经系统可查到斜视、瞳孔不等大等体征。

4. 辅助检查 根据临床表现基本可确诊。典型肺部 X 线可见全肺出现"暴风雪"状阴影,并常有右心负荷量增加的影像。但这种阴影不一定都能发现,而且如无继发感染,可以很快消失。因此,对可疑病例,用轻便 X 线机反复检查。

5. 鉴别诊断　需与脑血管意外、充血性心力衰竭鉴别。

【治疗要点】

到目前为止,尚没有一种能溶解脂肪栓子解除脂栓的药物。均为对症处理和支持疗法,旨在防止脂栓的进一步加重,纠正脂栓征的缺氧和酸中毒,防止和减轻重要器官的功能损害,促进受累器官的功能恢复。脂栓征如能早期诊断,处理得当,可以降低病死率和病残率。

1. 呼吸支持　一般轻症者,可以鼻导管或面罩给氧,使动脉血氧分压维持在 70～80mmHg(9.3～10.6kPa)以上即可。创伤后 3～5 天内应定时进行血气分析和胸部 X 线检查。对重症患者,应迅速建立通畅的气道,短期呼吸支持者可先行气管内插管,长期者应做气管切开。一般供氧措施若不能纠正低氧血症状态,应做呼吸机辅助呼吸。

2. 纠正休克　休克可诱发和加重脂栓征的发生和发展,必须尽早纠正。在输液和输血的质和量上,须时刻注意避免引起肺水肿的发生,应在血流动力学稳定后,早期达到出入时的平衡。

3. 减轻脑损害　对有因脑缺氧而昏迷的患者,应做头部降温,最好用冰袋或冰帽,高热患者尤应如此,从而相应减轻脑缺氧状态和脑细胞损害。脱水有利于减轻脑水肿,改善颅内高压状态和脑部的血液循环。有条件的患者可用高压氧治疗。

4. 抗脂栓的药物治疗　可用右旋糖酐、糖皮质激素、抑肽酶等降低毛细血管通透性、减少脂肪栓子的毒性,减少肺间质水肿。

5. 抗感染治疗　继发感染时,需选择广谱抗生素抗感染。

6. 防治心功能不全

7. 改善支气管痉挛

8. 手术治疗　在休克没有完全纠正之前,应妥善固定骨折的伤肢,切忌进行骨折的整复。否则不但会加重休克,而且将诱发或加重脂栓征的发生。

【处方】

处方 1：

同型血浆 400～600ml,静脉给药,根据病情决定输血量。

0.9％氯化钠 100ml＋头孢曲松 2.0g,静脉给药,每日 1 次。

5％葡萄糖 20ml＋毒毛花苷 K 0.125mg,缓慢静脉给药(首次),1～2 小时后重复 1 次,总量为 0.25～0.5mg,有效后改用地高辛口服。

使用冰袋、冰帽和冰毯等持续物理降温 3～4 天。

处方 2：

同型血浆 400～600ml 静脉给药,根据病情决定输血量。

甘露醇 1.5～2L,静脉给药,8 小时 1 次。

0.9％氯化钠 100ml＋哌拉西林他唑巴坦 4.5g,静脉给药,8 小时 1 次(青霉素需皮试)。

5％葡萄糖 20ml＋毛花苷 C 0.4mg,缓慢静脉给药（首次）,5％葡萄糖 20ml＋毛花苷 C 0.2mg,缓慢静脉给药,8 小时 1 次。

处方 3：

氢化可的松 1000mg＋0.9％氯化钠注射液 100ml,静脉给药,第一天。

氢化可的松 500mg＋0.9％氯化钠注射液 100ml,静脉给药,第二天。

氢化可的松 200mg＋0.9％氯化钠注射液 100ml,静脉给药,第三天。

氢化可的松 100mg＋0.9％氯化钠注射液 100ml,静脉给药,第四天。

甘油果糖 250～500ml 静脉给药,每 12 小时 1 次。

0.9％氯化钠 100ml＋头孢他啶 3.0g,静脉给药,12 小时 1 次。

5％葡萄糖 20ml＋去乙酰毛花苷 0.4mg,静脉给药,负荷量每日 1.2～1.6mg。

处方4：

氢化可的松 1000mg＋0.9％氯化钠注射液 100ml，静脉给药，第一天。

氢化可的松 500mg＋0.9％氯化钠注射液 100ml，静脉给药，第二天。

氢化可的松 200mg＋0.9％氯化钠注射液 100ml，静脉给药，第三天。

氢化可的松 100mg＋0.9％氯化钠注射液 100ml，静脉给药，第四天。

呋塞米 20～40mg，静脉给药，2 小时后可重复给药，注意内环境稳定。

0.9％氯化钠 100ml＋头孢哌酮舒巴坦 3.0g，静脉给药，12 小时 1 次。

5％葡萄糖 20ml＋毒毛花苷 K 0.125mg，缓慢静脉给药（首次），1～2 小时后重复 1 次，总量为 0.25～0.5mg，有效后改用地高辛口服。

处方5：

氢化可的松 1000mg＋0.9％氯化钠注射液 100ml，静脉给药，第一天。

氢化可的松 500mg＋0.9％氯化钠注射液 100ml，静脉给药，第二天。

氢化可的松 200mg＋0.9％氯化钠注射液 100ml，静脉给药，第三天。

20％人血白蛋白 50～100ml，静脉给药，每日 1 次。

0.9％氯化钠 100ml＋美罗培南 0.5g，静脉给药，8 小时 1 次。

5％葡萄糖 20ml＋毛花苷 C 0.4mg，缓慢静脉给药（首次），5％葡萄糖 20ml＋毛花苷 C 0.2mg，缓慢静脉给药，8 小时 1 次。

处方6：

氢化可的松 1000mg＋0.9％氯化钠注射液 100ml，静脉给药,第一天。

氢化可的松 500mg＋0.9％氯化钠注射液 100ml,静脉给药,第二天。

氢化可的松 200mg＋0.9％氯化钠注射液 100ml,静脉给药,第三天。

氢化可的松 100mg＋0.9％氯化钠注射液 100ml,静脉给药,第四天。

氯丙嗪 12.5mg,肌内注射,8 小时 1 次。

0.9％氯化钠 100ml＋头孢吡肟 2.0g,静脉给药,12 小时 1 次。

5％葡萄糖 20ml＋去乙酰毛花苷 0.4mg,静脉给药,负荷量每日 1.2～1.6mg。

处方 7:

氢化可的松 1000mg＋0.9％氯化钠注射液 100ml,静脉给药,第一天。

氢化可的松 500mg＋0.9％氯化钠注射液 100ml,静脉给药,第二天。

氢化可的松 200mg＋0.9％氯化钠注射液 100ml,静脉给药,第三天。

氢化可的松 100mg＋0.9％氯化钠注射液 100ml,静脉给药,第四天。

0.9％氯化钠 100ml＋泰能 0.5g,静脉给药,8 小时或 12 小时 1 次。

5％葡萄糖 20ml＋毒毛花苷 K 0.125mg,缓慢静脉给药(首次),1～2 小时后重复 1 次,总量为 0.25～0.5mg,有效后改用地高辛口服。

处方 8:

氢化可的松 1000mg＋0.9％氯化钠注射液 100ml,静脉给药,第一天。

氢化可的松 500mg＋0.9％氯化钠注射液 100ml,静脉给药,第二天。

氢化可的松 200mg＋0.9％氯化钠注射液 100ml,静脉给药,第三天。

氢化可的松 100mg＋0.9％氯化钠注射液 100ml,静脉给药,第四天。

0.9％氯化钠 100ml＋头孢曲松 2.0g,静脉给药,每日 1 次。

5％葡萄糖 20ml＋毛花苷 C 0.4mg,缓慢静脉给药(首次),5％葡萄糖 20ml＋毛花苷 C 0.2mg,缓慢静脉给药,8 小时 1 次。

使用冰袋、冰帽和冰毯等持续物理降温 3～4 天。

处方 9：

氢化可的松 1000mg＋0.9％氯化钠注射液 100ml,静脉给药,第一天。

氢化可的松 500mg＋0.9％氯化钠注射液 100ml,静脉给药,第二天。

氢化可的松 200mg＋0.9％氯化钠注射液 100ml,静脉给药,第三天。

氢化可的松 100mg＋0.9％氯化钠注射液 100ml,静脉给药,第四天。

0.9％氯化钠 100ml＋哌拉西林他唑巴坦 4.5g,静脉给药,8 小时 1 次(需青霉素皮试)。

5％葡萄糖 20ml＋去乙酰毛花苷 0.4mg,静脉给药,负荷量每日 1.2～1.6mg。

使用冰袋、冰帽和冰毯等持续物理降温 3～4 天。

处方 10：

0.9％氯化钠 100ml＋头孢他啶 3.0g,静脉给药,12 小时 1 次。

5％葡萄糖 20ml＋毒毛花苷 K 0.125mg,缓慢静脉给药(首次),1～2 小时后重复 1 次,总量为 0.25～0.5mg,有效后改用地高辛口服。

使用冰袋、冰帽和冰毯等持续物理降温 3～4 天。

处方 11：

低分子右旋糖酐 500ml,静脉给药,每日 1 次。

甘油果糖 250～500ml,静脉给药,每 12 小时 1 次。

0.9％氯化钠 100ml＋头孢哌酮舒巴坦 3.0g,静脉给药,12 小时 1 次。

5％葡萄糖 20ml＋毛花苷 C 0.4mg,缓慢静脉给药(首次),5％葡萄糖 20ml＋毛花苷 C 0.2mg,缓慢静脉给药,8 小时 1 次。

处方 12：

低分子右旋糖酐 500ml,静脉给药,每日 1 次。

0.9％氯化钠 100ml＋美罗培南 0.5g,静脉给药,8 小时 1 次。

5％葡萄糖 20ml＋去乙酰毛花苷 0.4mg,静脉给药,负荷量每日 1.2～1.6mg。

处方 13：

抑肽酶 44.8U＋5％葡萄糖注射液 100ml,静脉给药,每日 1 次(需皮试)。

0.9％氯化钠 100ml＋头孢吡肟 2.0g,静脉给药,12 小时 1 次。

5％葡萄糖 20ml＋去乙酰毛花苷 0.4mg,静脉给药,负荷量每日 1.2～1.6mg。

使用冰袋、冰帽和冰毯等持续物理降温 3～4 天。

处方 14：

抑肽酶 44.8U＋5％葡萄糖注射液 100ml,每日 1 次(需皮试)。

甘油果糖 250～500ml,静脉给药,每 12 小时 1 次。

0.9％氯化钠 100ml＋泰能 0.5g,静脉给药,8 小时或 12 小时 1 次。

5％葡萄糖 20ml＋毒毛花苷 K 0.125mg,缓慢静脉给药(首次),1～2 小时后重复 1 次,总量为 0.25～0.5mg,有效后改用地高辛口服。

处方 15:

同型血浆 400～600ml,静脉给药,根据病情决定输血量。

甘油果糖 250～500ml,静脉给药,每 12 小时 1 次。

0.9%氯化钠 100ml＋头孢哌酮舒巴坦 3.0g,静脉给药,12 小时 1 次。

5%葡萄糖 20ml＋毛花苷 C 0.4mg,缓慢静脉给药(首次),5%葡萄糖 20ml＋毛花苷 C 0.2mg,缓慢静脉给药,8 小时 1 次。

【注意事项】

1. 抗休克过程中密切监测出入量,避免诱发肺水肿加重,必要时给予呋塞米减轻心脏负荷。

2. 使用激素需 3～5 周停用,并防治应激性溃疡和股骨头坏死等严重并发症。

第八节　空气栓塞

空气栓塞是一种起源于肺的气体栓子阻塞脑血管引起的疾病,通常因在周围压力降低时(如从深水向浅水上升时),膨胀的肺部气体导致肺过度膨胀所致,其常见的特征为疼痛和(或)神经系统症状。

【诊断要点】

1. 病史　空气栓塞可见于前置胎盘、子宫破裂、徒手剥离胎盘、内倒转术、碎胎术、剖宫术、人工流产术、输卵管通气、阴道冲洗、分娩后膝胸卧位等。在进行上述操作同时,可将空气带入并积聚于宫腔内,再次操作时可将宫腔内的空气经开放的静脉窦挤入血管内引起空气栓塞。

2. 症状　多数患者起病急骤,突然出现烦躁不安、极度恐惧、呼吸困难、发绀及剧烈的胸、背部疼痛,心前区压抑感,并迅速陷入严重休克状态。咯血或血性泡沫痰提示肺部损害。

3.体征　体检时患者的脉搏细弱,甚至触不到;血压下降,甚至难以测出;瞳孔散大、心律失常,于心前区可以听到从滴答声至典型的收缩期粗糙磨轮样杂音;有时在颈静脉上,可感到血管内气泡在手指下移动。

4.辅助检查

(1)心电图:可出现急性肺心病的心电图改变,包括出现肺性P波、右束支传导阻滞、右心劳损等征象。

(2)中心静脉压测定及抽吸空气:气栓时测定中心静脉压则升高,并可能抽吸到空气,后者具有确诊意义。

(3)心腔穿刺:行右心室腔穿刺时,心脏抽得的血液呈泡沫状。必须指出心腔穿刺必须小心从事,一般情况下不宜采用,但在心跳停止的抢救中可以采用。

5.鉴别诊断　需与妊娠高血压综合征、羊水栓塞和心源性休克鉴别。

【治疗要点】

1.物理治疗　在医院出现的空气栓塞尽快给予100％纯氧治疗,静脉输液晶体维持循环。针对气体栓塞可能发生部位采取不同的措施。

2.抗休克治疗　给予晶体等液体维持血压。

3.手术治疗　静脉穿刺等挤出血液中气体。右侧气栓采取左侧卧位,病人关闭声门,强行呼气,经静脉穿刺或放进导管至右心房排气。左侧气栓,立即开胸,夹住肺门,并立即挤出冠脉内气泡并穿刺心腔内的空气。

4.治疗全身癫痫,严重者给予冬眠疗法

【处方】

处方1:

0.9％氯化钠注射液500～1000ml,静脉给药,根据血压调整输液量。

地西泮 10～20mg,静脉给药,必要时可重复使用。

处方 2:

0.9%氯化钠注射液 500～1000ml,静脉给药,根据血压调整输液量。

咪达唑仑注射液 50mg＋0.9%氯化钠注射液稀释至 50mg,微量泵入,根据癫痫情况调整泵入剂量。

处方 3:

右旋糖酐-40 500ml,静脉给药,日总量不超过 1000ml。

地西泮 10～20mg,静脉给药,必要时可重复使用。

处方 4:

多巴胺 10～20mg＋10%葡萄糖注射液 250ml,静脉给药。

地西泮 10～20mg,静脉给药,必要时可重复使用。

处方 5:

右旋糖酐-40 500ml 静脉给药,日总量不超过 1000ml。

20%甘露醇 125ml,快速静脉给药,每 8 小时或每 6 小时 1 次。

处方 6:

同型新鲜血浆静脉给药。

地西泮 10～20mg,静脉给药,必要时可重复使用。

处方 7:

同型新鲜血浆静脉给药。

咪达唑仑注射液 50mg＋0.9%氯化钠注射液稀释至 50mg,微量泵入,根据癫痫情况调整泵入剂量。

处方 8:

同型新鲜血浆静脉给药。

20%甘露醇 125ml,快速静脉给药,每 8 小时或每 6 小时 1 次。

处方 9:

同型新鲜血浆静脉给药。

地西泮 10～20mg,静脉给药,必要时可重复使用。

处方 10:

多巴胺 10～20mg＋10％葡萄糖注射液 250ml,静脉给药。

咪达唑仑注射液 50mg＋0.9％氯化钠注射液稀释至 50mg,微量泵入,根据癫痫情况调整泵入剂量。

处方 11:

多巴胺 10～20mg＋10％葡萄糖注射液 250ml,静脉给药。

20％甘露醇 125ml,快速静脉给药,每 8 小时或每 6 小时 1 次。

处方 12:

间羟胺 20～80mg＋5％葡萄糖注射液 250ml,静脉给药,根据血压调速。

咪达唑仑注射液 50mg＋0.9％氯化钠注射液稀释至 50mg,微量泵入,根据癫痫情况调整泵入剂量。

【注意事项】

1. 空气栓塞起病急,院外抢救成功率低,尽快转运。

2. 医院操作内腔镜等操作室,若患者出现呼吸困难等表现,需及时警惕该病的可能。

第九节　肿瘤栓塞

肿瘤患者继发急性肺栓塞(VTE)总体风险是普通人群的 4 倍,肺癌、结肠癌和前列腺癌患者最易发生 VTE,而多发性骨髓瘤、脑部肿瘤、胰腺癌的相对风险高。

【诊断要点】

1. 病史　患者有恶性肿瘤基础疾病,同时病人多合并有静脉血栓形成的诱因。

(1)血流缓慢:如因肿瘤卧床、久坐、静脉曲张等。

(2)血管内皮的损伤:如静脉内注射化疗药物等各种刺激性

溶液和高渗溶液,导致静脉炎和静脉血栓形成。

(3)血液高凝状态:肿瘤后天性高凝状态。

2. 症状　在肿瘤原发症状上新发以下症状:呼吸困难、胸痛、晕厥、烦躁、咯血及咳嗽和心悸。重者有烦躁不安,出冷汗,晕厥和休克等,亦可表现为猝死。

3. 体征

(1)呼吸系统:双肺可闻哮鸣音,湿啰音,偶有胸膜摩擦音或胸腔积液的相应体征。

(2)心脏体征:心率快,血压偏低或测不到;P_2 亢进及收缩期杂音。

(3)下肢静脉炎或栓塞的体征:有一侧肢体肿胀(比对侧>1cm 以上,髌骨上 15cm,下 10cm)局部压痛及皮温升高。

4. 辅助检查

(1)血浆 D-二聚体:D-二聚体检测的阴性预测价值很高,多数肿瘤患者 D-二聚体非特异性增高,将 D-二聚体的临界值提高至 $700\mu g/L$ 或使用年龄校正临界值,可减少假阳性率。

(2)动脉血气分析、心电图、胸部 X 线、超声心动图、放射性核素肺通气/灌注(V/Q)扫描、肺动脉造影、快速螺旋 CT 或超高速 CT 增强扫描改变同 PE 改变。

5. 鉴别诊断　动脉夹层、冠状动脉粥样硬化性心脏病鉴别见 PE 鉴别诊断。

【治疗要点】

1. 物理治疗　肿瘤患者初发急性肺栓塞和普通肺栓塞治疗策略相同,如进行重症监护,卧床 1～2 周,已采取有效抗凝治疗的患者卧床时间可缩短。剧烈胸痛者给镇痛药、镇静药。吸氧,改善氧合和通气功能,吸氧或无创面罩通气,必要时气管插管人工通气。保持大便通畅,避免用力排便。应用抗生素预防肺栓塞并发感染及治疗下肢血栓性静脉炎。防治急性右心衰竭和休克等并发症。慢性期抗凝包括需用低分了肝素、华法林或停止抗凝,需综合考虑抗肿瘤治疗成功与否。

2. 抗凝　急性肿瘤患者推荐抗凝治疗,目的在于预防早期死亡和 VTE(静脉血栓栓塞)复发。必要时溶栓。

3. 手术治疗　伴有休克的大块肺栓塞,内科治疗失败或不宜溶栓治疗时,可行外科血栓清除术,也可采取经皮导管介入治疗取出动脉血栓,可去除肺动脉及主要分支内的血栓,促进右心室功能恢复,改善症状和存活率。

【处方】

处方1:

肾上腺素 0.01~0.2μg/(kg·min),静脉给药,泵入。

普通肝素:负荷剂量 2000~5000U/kg,静脉给药,然后 18U/(kg·h)持续静脉给药,尽快让 APPT 达到并维持于正常值的 1.5~2.5 倍。

华法林 2.5~3mg,口服,每日 1 次。

处方2:

肾上腺素 0.01~0.2μg/(kg·min),静脉给药,泵入。

那曲肝素钙 85U/kg,可根据患者体重范围,按 0.1ml/10kg 剂量,每日 2 次。

华法林 2.5~3mg,口服,每日 1 次。

尿激酶 2 万 U/kg,2 小时静脉给药。

处方3:

肾上腺素 0.01~0.2μg/(kg·min),静脉给药,泵入。

依诺肝素钠注射液 150AxaU/kg,每日 1 次。

华法林 2.5~3mg,口服,每日 1 次。

Rt-PA50~100mg,2 小时内连续静脉给药。

处方4:

多巴酚丁胺 2~20μg/(kg·min),静脉给药,泵入。

依诺肝素钠注射液 150AxaU/kg,每日 1 次。

华法林 2.5~3mg,口服,每日 1 次。

处方 5：

肾上腺素 0.01～0.2μg/(kg·min)，静脉给药，泵入。

普通肝素：负荷剂量 2000～5000U/kg 静脉给药，然后 18U/(kg·h)持续静脉给药，尽快让 APPT 达到并维持于正常值的 1.5～2.5 倍。

华法林 2.5～3mg，口服，每日 1 次。

处方 6：

肾上腺素 0.01～0.2μg/(kg·min)，静脉给药，泵入。

普通肝素：负荷剂量 2000～5000U/kg，静脉给药，然后 18U/(kg·h)持续静脉给药，尽快让 APPT 达到并维持于正常值的 1.5～2.5 倍。

达比加群酯 300mg，口服，每日 2 次；高龄、中度肾功能不全、既往胃肠道出血等，可减为 110mg，口服，每日 2 次。

处方 7：

肾上腺素 0.01～0.2μg/(kg·min)，静脉给药，泵入。

普通肝素：负荷剂量 2000～5000U/kg，静脉给药，然后 18U/(kg·h)持续静脉给药，尽快让 APPT 达到并维持于正常值的 1.5～2.5 倍。

达比加群酯 300mg，口服，每日 2 次；高龄、中度肾功能不全、既往胃肠道出血等，可减为 110mg，口服，每日 2 次。

尿激酶：2 万 U/kg，2 小时静脉给药。

处方 8：

肾上腺素 0.01～0.2μg/(kg·min)，静脉给药，泵入。

普通肝素：负荷剂量 2000～5000U/kg，静脉给药，然后 18U/(kg·h)持续静脉给药，尽快让 APPT 达到并维持于正常值的 1.5～2.5 倍。

达比加群酯 300mg，口服，每日 2 次；高龄、中度肾功能不全、既往胃肠道出血等，可减为 110mg，口服，每日 2 次。

Rt-PA50～100mg，2 小时内连续静脉给药。

处方 9：

多巴酚丁胺 2～20μg/(kg·min)，静脉给药，泵入。

依诺肝素钠注射液 150AxaU/kg，每日 1 次。

达比加群酯 300mg，口服，每日 2 次；高龄、中度肾功能不全、既往胃肠道出血等，可减为 110mg，口服，每日 2 次。

处方 10：

肾上腺素 0.01～0.2μg/(kg·min)，静脉给药，泵入。

普通肝素：负荷剂量 2000～5000U/kg，静脉给药，然后 18U/(kg·h)持续静脉给药，尽快让 APPT 达到并维持于正常值的 1.5～2.5 倍。

利伐沙班 15mg，口服，每日 2 次（第 1～21 天）；20mg，口服，每日 1 次（第 22 天和以后）。

处方 11：

肾上腺素 0.01～0.2μg/(kg·min)，静脉给药，泵入。

普通肝素：负荷剂量 2000～5000U/kg，静脉给药，然后 18U/(kg·h)持续静脉给药，尽快让 APPT 达到并维持于正常值的 1.5～2.5 倍。

Rt-PA50～100mg，2 小时内连续静脉给药。

处方 12：

多巴酚丁胺 2～20μg/(kg·min)，静脉给药，泵入。

依诺肝素钠注射液 150AxaU/kg，每日 1 次。

处方 13：

肾上腺素 0.01～0.2μg/(kg·min)，静脉给药，泵入。

依诺肝素钠注射液 150AxaU/kg，每日 1 次。

尿激酶 2 万 U/kg，2 小时静脉给药。

【中药处方】

处方 1：

银杏达莫 20ml＋0.9％氯化钠注射液 250ml，静脉给药，每日 1 次。

处方 2：

血栓通 450mg＋0.9％氯化钠注射液 250ml，静脉给药，每日 1 次。

处方 3：

疏血通 6ml＋0.9％氯化钠注射液 250ml，静脉给药，每日 1 次。

【注意事项】

1. 华法林使用过程中容易受药物及食物影响，个体差异大，需密切观察有无出血情况。

2. 利伐沙班口服方法：10mg 可与食物同服，也可单独服用，15mg 或 20mg 剂量应与食物同服。肝功能受损的肝病患者，禁用利伐沙班。

3. 低分子肝素或华法林治疗的肿瘤患者肺栓塞复发时，可考虑换用最高允许剂量的低分子肝素或选用静脉滤器植入。

第7章

气道疾病

第一节 弥漫性泛细支气管炎

弥漫性泛细支气管炎(diffuse panbronchiolitis,DPB)是一种少见的以细支气管炎和慢性鼻窦炎为特征的疾病,呼吸性细支气管壁增厚,病变进展可出现细支气管扩张。

【诊断要点】

1. 病史 常合并慢性鼻窦炎或有鼻窦炎病史。

2. 症状 咳嗽、咳痰、活动后气短(合并细菌感染时痰量增多,且为脓痰;极易合并铜绿假单胞菌,脓痰更多)。

3. 体征 肺部听诊可闻及湿啰音,多为水泡音,有时伴爆裂音或喘鸣音;少数可见杵状指。

4. 辅助检查 胸部 X 线可见双肺弥漫性播散性的小结节影;CT检查可见弥散性小结节影和线性阴影;支气管管壁增厚;细支气管扩张表现:双轨征或小环形,常易合并中叶和舌叶肺不张。肺功能检查示明显的阻塞性通气功能障碍,亦可合并轻中度限制功能障碍;血气分析提示低氧血症。冷凝集试验持续升高。

【治疗要点】

1. 抗炎治疗 红霉素可抑制气道上皮分泌水分、炎症细胞、炎症介质等,减轻炎症反应。

2. 抗感染治疗 急性发作,有明显感染时,可选用抗生素抗感染治疗,尤其是抗铜绿假单胞菌感染。

3. 祛痰

4. 支气管扩张药

5. 增强免疫治疗

6. 机械通气　合并呼吸衰竭。

7. 糖皮质激素治疗　严重支气管痉挛、重症呼吸衰竭时。

8. 鼻窦炎治疗

【处方】

1. 抗炎治疗

处方1:

红霉素 200～300mg,口服,每日 2 次。用药 6 个月以上,若有效至少 1 年,进展期需持续用药 2 年以上。

处方2:

(红霉素应用 4 周无效时)

罗红霉素 150mg,口服,每日 2 次。

处方3:

(红霉素应用 4 周无效时)

克拉霉素 250mg,口服,每日 2 次。

2. 抗感染、化痰、平喘等治疗

处方1:

0.9%氯化钠 100ml＋哌拉西林他唑巴坦 4.5g,静脉给药,8 小时 1 次。(青霉素需皮试)

0.9%氯化钠 100ml＋氨溴索 30～60mg,静脉给药,12 小时 1 次。

0.9%氯化钠 100ml＋多索茶碱 0.3g,静脉给药,每日 1 次。

处方2:

0.9%氯化钠 100ml＋头孢哌酮舒巴坦 3.0g,静脉给药,12 小时 1 次。

0.9%氯化钠 100ml＋溴己新 4mg,静脉给药,每日 2 次。

0.9%氯化钠 250ml＋二羟丙茶碱 0.25g,静脉给药,每日1 次。

处方 3：

莫西沙星 0.4g,静脉给药,每日 1 次。

0.9%氯化钠 50ml＋细辛脑 16～24mg,静脉给药,每日 2 次。

0.9%氯化钠 100ml＋甲强龙 40mg,静脉给药,每日 1 次。

处方 4：

0.9%氯化钠 100ml＋美罗培南 0.5g,静脉给药,8 小时 1 次。

0.9%氯化钠 100ml＋氨溴索 60mg,静脉给药,12 小时 1 次。

0.9%氯化钠 100ml＋多索茶碱 0.2g,静脉给药,每日 2 次。

处方 5：

0.9%氯化钠 100ml＋泰能 0.5g,静脉给药,8 小时 1 次。

0.9%氯化钠 100ml＋氨溴索 60mg,静脉给药,8 小时 1 次。

0.9%氯化钠 100ml＋多索茶碱 0.3g,静脉给药,每日 1 次。

3. 慢性鼻窦炎的治疗

处方：

克拉霉素 0.25g,口服,每日 1 次。

马来酸氯苯那敏 4mg,口服,每日 3 次。

盐酸伪麻黄碱 0.12g,口服,每日 2 次。

丙酸倍氯米松每次 50μg,鼻孔吸入,每日 1～2 次。

左氧氟沙星 0.4g,静脉给药,每日 1 次。(不超过 2 周)

【注意事项】

1. 急性发作期,当患者合并感染时,可根据病原菌及药物敏感试验选用抗生素,如氨基糖苷类、喹诺酮类等,使用其他抗生素时,不应停用红霉素。

2. 除非出现严重的支气管痉挛或呼吸衰竭时,一般不主张应用糖皮质激素。

第二节　慢性支气管炎

慢性支气管炎简称慢支,是气管、支气管黏膜及其周围组织的慢性非特异性炎症。病因尚不清楚,可能是多种环境因素与机体自身因素长期相互作用的结果。

【诊断要点】

1. 症状　临床上以咳嗽、咳痰为主要症状,或有喘息,每年发病持续 3 个月或更长时间,连续 2 年或 2 年以上。

2. 体征　早期可无明显异常体征。急性期时可于双肺底或背部闻及干、湿啰音,若伴哮喘可闻及广泛哮鸣音,且呼气期延长。

3. 辅助检查

(1)X 线检查:早期常无表现。反复发作者可表现为肺纹理增粗、紊乱,可见条索、斑点状阴影,也可呈网状,以双下肺明显。

(2)肺功能检查:早期可无异常。使用支气管扩张药后第一秒用力呼吸容积(FEV$_1$)占用力肺活量(FVC)的比值(FEV$_1$/FVC)<0.70,提示已发展为慢性阻塞性肺疾病。

【治疗要点】

1. 急性加重期

(1)控制感染。

(2)镇咳祛痰。

(3)解痉平喘。

2. 缓解期

(1)戒烟,避免吸入有害气体和其他有害颗粒。

(2)增强体质,预防感冒。

(3)反复发作者可试用免疫调节或中医中药,如流感疫苗、肺炎疫苗、卡介苗、胸腺素等。

【处方】

1. 轻度发作患者选用以下任一处方(疗程 10～14 天):

处方 1:

阿莫西林 0.5g,口服,每日 3 次。

盐酸氨溴索 30mg,口服,每日 3 次。

处方 2:

头孢拉定 0.5g,口服,每日 2 次。

乙酰半胱氨酸 0.6g,口服,每日 2 次。

处方 3:

头孢呋辛 0.25g,口服,每日 2 次。

盐酸氨溴索 30mg,口服,每日 3 次。

茶碱缓释片 0.1g,口服,每日 2 次。

处方 4:

头孢克洛 0.25g,口服,每日 2 次。

乙酰半胱氨酸 0.6g,口服,每日 2 次。

处方 5:

左氧氟沙星 0.4g,口服,每日 1 次。

乙酰半胱氨酸 0.6g,口服,每日 2 次。

茶碱缓释片 0.1g,口服,每日 2 次。

2. 中、重度发作患者选用以下任一处方:

处方 1:

0.9%氯化钠 100ml＋哌拉西林他唑巴坦 4.5g,静脉给药,8 小时 1 次。(青霉素需皮试)

0.9%氯化钠 100ml＋氨溴索 30～60mg,静脉给药,每日 2 次。

0.9%氯化钠 100ml＋多索茶碱 0.3g,静脉给药,每日 1 次。

处方 2:

0.9%氯化钠 100ml＋头孢哌酮舒巴坦 3.0g,静脉给药,12 小时 1 次。

0.9%氯化钠 100ml＋溴已新注射液 4mg,静脉给药,每日2 次。

0.9%氯化钠 250ml＋二羟丙茶碱 0.25g,静脉给药,每日1 次。

0.9%氯化钠 100ml＋胸腺素 100mg,静脉给药,每日 1 次。

处方 3:

莫西沙星 0.4g,静脉给药,每日 1 次。

0.9%氯化钠 50ml＋细辛脑 16～24mg,静脉给药,每日 2 次。

0.9%氯化钠 100ml＋甲强龙 40mg,静脉给药,每日 1 次。

0.9%氯化钠 3ml＋普米克令舒 1mg＋特布他林 2.5～5mg＋异丙托溴铵 500μg,雾化吸入,8 小时 1 次。

处方 4:

0.9%氯化钠 100ml＋头孢西丁 2.0g,静脉给药,每日 2 次。

0.9%氯化钠 100ml＋氨溴索 60mg,静脉给药,每日 2 次。

0.9%氯化钠 100ml＋多索茶碱 0.2g,静脉给药,每日 2 次。

处方 5:

0.9%氯化钠 100ml＋头孢呋辛 2.0g,静脉给药,每日 2 次。

0.9%氯化钠 100ml＋氨溴索 30mg,静脉给药,每日 2 次。

0.9%氯化钠 100ml＋多索茶碱 0.3g,静脉给药,每日 1 次。

处方 6:

0.9%氯化钠 100ml＋头孢米诺 1.0g,静脉给药,每日 2 次。

0.9%氯化钠 50ml＋细辛脑 16～24mg,静脉给药,每日 2 次。

0.9%氯化钠 100ml＋多索茶碱 0.2g,静脉给药,每日 2 次。

处方 7:

0.9%氯化钠 100ml＋氨曲南 2.0g,静脉给药,每日 2 次。

0.9%氯化钠 100ml＋氨溴索 60mg,静脉给药,8 小时 1 次。

0.9%氯化钠 100ml＋多索茶碱 0.3g,静脉给药,每日 1 次。

处方8：

5％葡萄糖 500ml＋阿奇霉素 0.5g，静脉给药，每日 1 次。

0.9％氯化钠 100ml＋溴己新注射液 4mg，静脉给药，每日 2 次。

0.9％氯化钠 250ml＋二羟丙茶碱 0.25g，静脉给药，每日 1 次。

处方9：

0.9％氯化钠 100ml＋厄他培南 1.0g，静脉给药，每日 1 次。

0.9％氯化钠 100ml＋氨溴索 60mg，静脉给药，8 小时 1 次。

0.9％氯化钠 100ml＋多索茶碱 0.3g，静脉给药，每日 1 次。

0.9％氯化钠 3ml＋普米克令舒 1mg＋特布他林 2.5～5mg＋异丙托溴铵 500μg，雾化吸入，8 小时 1 次。

0.9％氯化钠 100ml＋胸腺素 100mg，静脉给药，每日 1 次。

【注意事项】

1. 控制感染：主要根据感染的主要致病菌和严重程度或根据病原菌药物敏感试验选用抗菌药物。应用青霉素需做皮试。

2. 茶碱类药物的不良反应主要有胃肠道反应（恶心、呕吐等），心血管症状（心动过速、心律失常、血压下降），偶可兴奋呼吸中枢，严重者可引起抽搐乃至死亡。最好用药过程中监测氨茶碱浓度，安全浓度为 $6\sim15\mu g/ml$。

3. 吸入布地奈德等含有激素药物后需及时漱口，避免口腔真菌感染。

第三节　慢性阻塞性肺疾病

慢性阻塞性肺疾病（COPD）是一种常见的以持续气流受限为特征的可以预防和治疗的疾病，其气流受限通常呈进展性，与气道和肺脏对有毒颗粒或气体的慢性炎症反应增强有关，急性加重和合并症影响患者的整体严重程度。

【诊断要点】

1. 症状 有慢性支气管病史;以慢性咳嗽、咳痰、逐渐加重的呼吸困难为特征症状。

2. 体征 早期可无明显体征,随疾病进展可出现桶状胸,双肺听诊呼吸音减弱,呼气延长,可闻及干、湿啰音。

3. 辅助检查 肺部影像学检查提示肺气肿。凡有 COPD 风险因素暴露史,且表现为慢性咳嗽、咳痰、呼吸困难的患者,考虑存在 COPD,进行肺功能检查,使用支气管舒张药后,$FEV_1/FVC < 0.70$ 可确定为持续气流受限,即可诊断 COPD。

4. 并发症 自发性气胸、呼吸衰竭、慢性肺源性心脏病和右心衰竭、继发性红细胞增多症。

【治疗要点】

COPD 的管理目标分为短期目标和长期目标,短期目标为减轻症状,提高活动耐量;长期目标为预防疾病进展,减少急性加重,减低病死率,预防并发症和合并症等。根据上述目标,治疗原则如下:病情评估、稳定期治疗和急性加重期治疗。

1. 病情评估 COPD 的评估目标是疾病的严重程度,对患者健康状况、未来风险事件发生(急性加重、住院和死亡)的影响,以指导治疗,分别从 4 方面进行评估:症状(CAT 或 mMRC 量表)、气流受限的程度(肺功能)、急性加重风险、合并症。

2. 稳定期的治疗

(1)宣教:戒烟,远离职业或环境粉尘。

(2)药物治疗:支气管扩张药、糖皮质激素、祛痰药等。

(3)非药物治疗:长期氧疗、注射流感或肺炎球菌疫苗、适当锻炼。

3. 急性加重期的治疗

(1)抗感染治疗:急性加重期治疗的关键。

(2)支气管舒张药:β_2 受体激动药、抗胆碱能药、茶碱类。

(3)祛痰药:溴己新、盐酸氨溴索。

（4）糖皮质激素：口服或静脉给予泼尼松或甲泼尼龙。

（5）低流量吸氧：吸氧浓度 28％～30％,避免过高引起或加重二氧化碳潴留。

（6）机械通气：严重呼吸衰竭、肺性脑病者可应用无创或有创呼吸机辅助通气。

【处方】

1. 稳定期

处方 1：

噻托溴铵粉吸入剂 18μg,吸入,每日 1 次。

处方 2：

沙美特罗替卡松粉吸入剂 1 吸,吸入,每日 2 次。

处方 3：

布地奈德福莫特罗粉吸入剂 1～2 吸,吸入,每日 2 次。

处方 4：

噻托溴铵粉吸入剂 18μg,吸入,每日 1 次。

沙美特罗替卡松粉吸入剂 1 吸,吸入,每日 2 次。

处方 5：

噻托溴铵粉吸入剂 18μg,吸入,每日 1 次。

布地奈德福莫特罗粉吸入剂 1～2 吸,吸入,每日 2 次。

2. 急性加重期

（1）轻度发作患者可任选其一

处方 1：

0.9％氯化钠 100ml＋阿莫西林/克拉维酸 2.4g,静脉给药,8 小时 1 次。（青霉素需皮试）

0.9％氯化钠 100ml＋氨溴索 30～60mg,静脉给药,每日 2 次。

0.9％氯化钠 100ml＋多索茶碱 0.3g,静脉给药,每日 1 次。

处方 2：

0.9％氯化钠 100ml＋头孢呋辛 2.0g,静脉给药,每日 2 次。

0.9%氯化钠 100ml＋溴己新注射液 4mg,静脉给药,每日2次。

0.9%氯化钠 250ml＋二羟丙茶碱 0.25g,静脉给药,每日1次。

0.9%氯化钠 100ml＋胸腺素 100mg,静脉给药,每日 1 次。

处方 3:

0.9%氯化钠 100ml＋头孢孟多 2.0g,静脉给药,每日 2 次。

0.9%氯化钠 50ml＋细辛脑 16～24mg,静脉给药,每日 2 次。

0.9%氯化钠 3ml＋普米克令舒 1mg＋特布他林 2.5～5mg＋异丙托溴铵 500μg,雾化吸入,8 小时 1 次。

处方 4:

左氧氟沙星 0.4g,静脉给药,每日 1 次。

0.9%氯化钠 100ml＋氨溴索 60mg,静脉给药,每日 2 次。

0.9%氯化钠 250ml＋二羟丙茶碱 0.25g,静脉给药,每日1次。

处方 5:

0.9%氯化钠 250ml＋依替米星 0.3g,静脉给药,每日 1 次。

0.9%氯化钠 100ml＋细辛脑 16～24mg,静脉给药,每日2次。

0.9%氯化钠 100ml＋多索茶碱 0.2g,静脉给药,每日 2 次。

处方 6:

0.9%氯化钠 100ml＋头孢西丁 2.0g,静脉给药,每日 2 次。

0.9%氯化钠 50ml＋溴己新 4mg,静脉给药,每日 2 次。

0.9%氯化钠 100ml＋多索茶碱 0.3g,静脉给药,每日 1 次。

0.9%氯化钠 3ml＋特布他林 2.5～5mg＋异丙托溴铵 500μg,雾化吸入,8 小时 1 次。

处方 7:

0.9%氯化钠 100ml＋氨曲南 2.0g,静脉给药,每日 2 次。

0.9%氯化钠 100ml＋氨溴索 60mg,静脉给药,每日 2 次。

0.9％氯化钠 100ml＋多索茶碱 0.2g,静脉给药,每日 2 次。

处方 8：

0.9％氯化钠 100ml＋厄他培南 1.0g,静脉给药,每日 1 次。

0.9％氯化钠 100ml＋溴己新 16mg,静脉给药,每日 2 次。

0.9％氯化钠 100ml＋多索茶碱 0.3g,静脉给药,每日 1 次。

0.9％氯化钠 3ml＋普米克令舒 1mg＋特布他林 2.5～5mg＋异丙托溴铵 500μg,雾化吸入,8 小时 1 次。

0.9％氯化钠 100ml＋胸腺素 100mg,静脉给药,每日 1 次。

(2)中、重度发作患者可任选其一

处方 1：

0.9％氯化钠 100ml＋头孢他啶 2.0g,静脉给药,每日 2 次。

0.9％氯化钠 100ml＋溴己新注射液 4mg,静脉给药,每日 2 次。

0.9％氯化钠 250ml＋二羟丙茶碱 0.25g,静脉给药,每日 1 次。

0.9％氯化钠 3ml＋普米克令舒 1mg＋特布他林 2.5～5mg＋异丙托溴铵 500μg,雾化吸入,8 小时 1 次。

处方 2：

0.9％氯化钠 100ml＋哌拉西林/他唑巴坦 4.5g,静脉给药,8 小时 1 次。(青霉素需皮试)

0.9％氯化钠 100ml＋氨溴索 60mg,静脉给药,8 小时 1 次。

0.9％氯化钠 100ml＋多索茶碱 0.3g,静脉给药,每日 1 次。

0.9％氯化钠 3ml＋特布他林 2.5～5mg＋异丙托溴铵 500μg,雾化吸入,8 小时 1 次。

处方 3：

0.9％氯化钠 100ml＋头孢哌酮/舒巴坦 3.0g,静脉给药,每日 2 次。

0.9％氯化钠 100ml＋溴己新 4mg,静脉给药,每日 2 次。

0.9％氯化钠 100ml＋多索茶碱 0.2g,静脉给药,每日 2 次。

0.9％氯化钠 3ml＋特布他林 2.5～5mg,雾化吸入,8 小时1 次。

处方 4:

0.9％氯化钠 100ml＋头孢哌酮/他唑巴坦 2.0g,静脉给药,每日 2 次。

0.9％氯化钠 100ml＋细辛脑 16～24mg,静脉给药,每日2 次。

0.9％氯化钠 100ml＋多索茶碱 0.3g,静脉给药,每日 1 次。

0.9％氯化钠 3ml＋普米克令舒 1mg＋特布他林 2.5～5mg＋异丙托溴铵 500μg,雾化吸入,8 小时 1 次。

处方 5:

莫西沙星 0.4g,静脉给药,每日 1 次。

0.9％氯化钠 100ml＋氨溴索 60mg,静脉给药,每日 2 次。

0.9％氯化钠 100ml＋多索茶碱 0.3g,静脉给药,每日 1 次。

0.9％氯化钠 100ml＋甲强龙 40mg,静脉给药,12 小时 1 次。

0.9％氯化钠 1ml＋喘可治 4ml,雾化吸入,12 小时 1 次。

处方 6:

0.9％氯化钠 100ml＋比阿培南 0.3g,静脉给药,12 小时1 次。

0.9％氯化钠 100ml＋细辛脑 16～24mg,静脉给药,每日2 次。

0.9％氯化钠 100ml＋多索茶碱 0.3g,静脉给药,每日 1 次。

0.9％氯化钠 100ml＋甲强龙 40mg,静脉给药,12 小时 1 次。

0.9％氯化钠 3ml＋特布他林 2.5～5mg＋异丙托溴铵 500μg,雾化吸入,8 小时 1 次。

处方 7:

(重度感染合并真菌感染)

0.9％氯化钠 100ml＋比阿培南 0.3g,静脉给药,8 小时 1 次。

0.9％氯化钠 100ml＋溴己新 4mg,静脉给药,每日 2 次。

0.9%氯化钠 100ml＋多索茶碱 0.3g,静脉给药,每日 1 次。

氟康唑 0.4g,静脉给药,每日 1 次。

0.9%氯化钠 1ml＋喘可治 4ml,雾化吸入,8 小时 1 次。

处方 8：

（重度细菌感染合并真菌感染）

0.9%氯化钠 100ml＋美罗培南 0.5g,静脉给药,8 小时 1 次。

0.9%氯化钠 100ml＋氨溴索 60mg,静脉给药,8 小时 1 次。

0.9%氯化钠 100ml＋多索茶碱 0.3g,静脉给药,每日 1 次。

0.9%氯化钠 250ml＋伏立康唑 400mg,静脉给药,12 小时 1 次（第一个 24 小时）。

0.9%氯化钠 250ml＋伏立康唑 200mg,静脉给药,12 小时 1 次（用药 24 小时后）。

0.9%氯化钠 3ml＋普米克令舒 1mg＋特布他林 2.5～5mg＋异丙托溴铵 500μg,雾化吸入,8 小时 1 次。

处方 9：

（重度细菌感染合并重度真菌感染）

0.9%氯化钠 100ml＋亚胺培南西司他丁钠 0.5g,静脉给药,8 小时 1 次。

0.9%氯化钠 250ml＋卡泊芬净 700mg,静脉给药,第一天。

0.9%氯化钠 250ml＋卡泊芬净 500mg,静脉给药,第二天起。

0.9%氯化钠 100ml＋细辛脑 16～24mg,静脉给药,每日 2 次。

0.9%氯化钠 100ml＋多索茶碱 0.3g,静脉给药,每日 1 次。

0.9%氯化钠 3ml＋特布他林 2.5～5mg＋异丙托溴铵 500μg,雾化吸入,8 小时 1 次。

【注意事项】

1. 控制感染:主要根据感染的主要致病菌和严重程度或根据病原菌药物敏感试验选用抗菌药物。

2. 对老年体弱无力咳痰者或痰量较多者,应避免应用强力镇咳药,如可卡因等。

3. 茶碱的主要不良反应为胃肠道反应(恶心、呕吐等),心血管症状(心动过速、心律失常、血压下降),偶可兴奋呼吸中枢,严重者可引起抽搐乃至死亡。最好用药中监测氨茶碱浓度,安全浓度为 $6\sim15\mu g/ml$。

4. 吸入布地奈德等含有激素药物后需及时漱口,避免口腔真菌感染。

第8章

支气管哮喘

第一节　支气管哮喘

支气管哮喘是由多种细胞参与的气道慢性炎症性疾病,主要特征包括气道慢性炎症,气道对多种刺激因素呈现的高反应性,广泛多变的可逆性气道受限及随病程延长而导致的一系列气道结构的改变,即气道重构。

【诊断要点】

1.诊断标准

(1)反复发作喘息、气急、胸闷或咳嗽,多与接触变应原、冷空气、物理、化学性刺激、病毒性上呼吸道感染、运动等有关。

(2)发作时在双肺可闻及散在或弥散性、以呼气相为主的哮鸣音,呼气相延长。

(3)上述症状可经平喘药物治疗后缓解或自行缓解。

(4)除外其他疾病所引起的喘息、气急、胸闷或咳嗽。

(5)临床表现不典型者(如无明显喘息或体征)应有下列三项中至少一项阳性:①支气管激发试验或运动试验阳性;②支气管舒张试验阳性;③昼夜 PEF 变异率≥20%。

符合(1)-(4)条或(4)、(5)条者,可以诊断支气管哮喘。

2.分期　根据临床表现,可分为急性发作期和缓解期。

【治疗要点】

1. 远离过敏原,避免或控制致喘因素。

2. 加强哮喘患者的教育与管理。

3. 一般治疗:注意休息,吸氧,维持水电解质平衡,纠正酸碱失衡,促进排痰,控制感染等。

4. 哮喘发作期的治疗:选用 β_2 受体激动药、茶碱类、抗胆碱药和糖皮质激素及白三烯受体阻滞药。

5. 哮喘慢性持续期选用 β_2 受体激动药、茶碱类、肥大细胞稳定药、白三烯受体阻滞药、糖皮质激素等。

哮喘治疗方案见下表(表 8-1)。

表 8-1　哮喘长期治疗方案

第 1 级	第 2 级	第 3 级	第 4 级	第 5 级
哮喘教育环境控制				
按需使用短效 β_2 受体激动药	按需使用短效 β_2 受体激动药			
控制哮喘的可选药物	选择 1 种	选择 1 种	在第 3 级基础上选择 1 种或 1 种以上	在第 4 级基础上增加 1 种
	低剂量 ICS	低剂量 ICS 加 LABA	中等量或高剂量 ICS 加 LABA	口服最小剂量糖皮质激素
	白三烯调节药	中等剂量 ICS 或高剂量 ICS	白三烯调节药	抗 IgE 治疗

（续　表）

第 1 级	第 2 级	第 3 级	第 4 级	第 5 级
控制哮喘的可选药物	—	低剂量 ICS 加白三烯调节药	缓释茶碱	—
	—	低剂量 ICA 加缓释茶碱	—	—

ICS. 吸入型糖皮质激素；LABA. β_2 受体激动药；白三烯调节药：白三烯受体阻滞药或合成

【处方】

1. 哮喘急性发作期的治疗

（1）轻度发作者

处方 1：

沙丁胺醇气雾剂 $100\sim200\mu g$，吸入，必要时。

处方 2：

特布他林气雾剂 $250\sim500\mu g$，吸入，必要时。

处方 3：

（单用 β_2 受体激动药效果不佳时）

沙丁胺醇气雾剂 $100\sim200\mu g$，吸入，必要时。

氨茶碱控释片 $0.1\sim0.2g$，口服，每日 2 次。

处方 4：

（单用 β_2 受体激动药效果不佳时）

特布他林气雾剂 $250\sim500\mu g$，吸入，必要时。

异丙托溴铵 $500\mu g$，吸入，每日 3 次。

（2）中度发作者

处方1：

沙丁胺醇 8mg＋布地奈德 1mg＋异丙托溴铵 500μg，雾化吸入，每日 2 次。

处方2：

特布他林 2.5mg＋布地奈德 1mg＋异丙托溴铵 500μg，雾化吸入，每日 3 次。

处方3：

沙丁胺醇 8mg＋布地奈德 1mg＋异丙托溴铵 500μg，雾化吸入，每日 2 次。

0.9％氯化钠 250ml＋二羟丙茶碱 0.25g，静脉给药，每日 1 次。

处方4：

特布他林 2.5mg＋布地奈德 1mg＋异丙托溴铵 500μg，雾化吸入，每日 3 次。

0.9％氯化钠 100ml＋多索茶碱 0.3g，静脉给药，每日 1 次。

处方5：

（上述治疗效果不佳时）

泼尼松 10mg，口服，每日 3 次。病情稳定后逐渐减量。

特布他林 2.5mg＋布地奈德 1mg＋异丙托溴铵 500μg，雾化吸入，每日 3 次。

0.9％氯化钠 100ml＋多索茶碱 0.2g，静脉给药，每日 2 次。

（3）重度及危重度

处方1：

特布他林 2.5mg＋布地奈德 1mg＋异丙托溴铵 500μg，雾化吸入，每日 3 次。

0.9％氯化钠 100ml＋多索茶碱 0.2g，静脉给药，每日 2 次。

0.9％氯化钠 100ml＋甲强龙 40mg，静脉给药，每日 2 次。病情稳定后减量，可逐渐改为口服。

处方 2：

沙丁胺醇 8mg＋布地奈德 1mg＋异丙托溴铵 500μg，雾化吸入，每日 3 次。

0.9％氯化钠 250ml＋二羟丙茶碱 0.25g，静脉给药，每日 1 次。

0.9％氯化钠 100ml＋甲强龙 80mg，静脉给药，每日 2 次。病情稳定后减量，可逐渐改为口服。

2. 慢性持续期的治疗

处方 1：

特布他林气雾剂 250～500μg，吸入，必要时。

布地奈德 200～400μg，吸入，每日 2 次。

处方 2：

沙丁胺醇气雾剂 100～200μg，吸入，必要时。

布地奈德 200～400μg，吸入，每日 2 次。

处方 3：

孟鲁司特 10mg，口服，每日 1 次。

沙丁胺醇气雾剂 100～200μg，吸入，必要时。

布地奈德 200～400μg，吸入，每日 2 次。

处方 4：

布地奈德福莫特罗粉吸入剂 1～2 吸，吸入，每日 2 次。

孟鲁司特 10mg，口服，每日 1 次。

茶碱缓释片 0.1g，口服，每日 2 次。

处方 5：

茶碱缓释片 0.1g，口服，每日 2 次。

孟鲁司特 10mg，口服，每日 1 次。

沙美特罗替卡松粉吸入剂 1 吸，吸入，每日 2 次。

处方 6：

布地奈德福莫特罗粉吸入剂 1～2 吸，吸入，每日 2 次。

孟鲁司特 10mg，口服，每日 1 次。

茶碱缓释片 0.1g,口服,每日 2 次。

泼尼松 10mg,口服,每日 3 次。

【注意事项】

1. β_2 受体激动药有较强的支气管扩张作用,可用于所有哮喘患者。但如用量过大,部分患者会出现心悸、肌颤等症状,甲亢、高血压及心脏病患者慎用 β_2 受体激动药。长期应用可引起 β_2 受体功能下降和气道反应性增高,因而多不主张长期使用,提倡与吸入型糖皮质激素联合应用。

2. 使用茶碱应注意:①茶碱静脉注射速度过快或剂量过大,常引起严重不良反应,甚至心搏骤停,监测血药浓度,避免过量;②提倡使用控释制剂;③低血压、休克、急性心肌梗死患者忌用;④孕妇和哺乳期妇女慎用;⑤与大环内酯类、喹诺酮类、西咪替丁等能降低茶碱清除率的药物合用,应调整剂量,防止造成茶碱蓄积中毒;⑥心、肝、肾功能不全患者宜减量。

3. 全身使用糖皮质激素不良反应较大。提倡使用吸入型糖皮质激素。此种用药方式全身不良反应较少,局部不良反应可表现为:①咽部念珠菌感染;②声嘶、失声等。吸入完毕后要漱口。

4. 哮喘的治疗必须个体化、联合用药,以最小量、最简单的组合,不良反应最少,达到最佳控制症状为原则。应根据每一个患者具体的症状、肺功能及对治疗的反应,逐步升级或降级治疗。

5. 运动、药物诱发哮喘,以及咳嗽变异性哮喘等治疗要区别对待,灵活用药。

第二节　特殊类型支气管哮喘

一、妊娠期哮喘

妊娠期哮喘是支气管哮喘的一种特殊情况,哮喘反复发作可导致早产、过期产、低体重胎儿发育不良、胎儿生长迟缓等,可诱发先兆子痫、妊娠高血压、妊娠毒血症、阴道出血和难产等,严重时甚至会威胁母儿生命。妊娠期哮喘急性发作或加重多发生在妊娠 24～36 周。

【诊断要点】

1. 病史　既往有支气管哮喘病史,多有过敏史。

2. 症状　约 30％ 孕妇有鼻炎样症状,出现鼻腔阻塞、鼻出血、发音改变等症状,常见有胸闷、气短、喘息。

3. 辅助检查

(1)痰液检查:部分患者痰涂片可见较多嗜酸粒细胞。

(2)肺功能检查:PEF 及其变异率测定,哮喘发作时 PEF 下降。一般昼夜 PEF 变异率≥20％,提示存在可逆性的气道改变。

【治疗要点】

1. 评估和监测哮喘:因孕期哮喘病情变化,应每月评估哮喘,首选肺功能,亦可监测 PEF,若哮喘控制不理想,可在孕第 32 周开始连续行超声检查监测胎儿情况。

2. 避免接触过敏原,避免吸烟,控制体重等。

3. 宣教:加强患者对哮喘的认识及对药物使用的依从性,进行自我监测。

4. 哮喘药物的阶梯治疗。

临床分级	症状频率	肺功能(治疗前)	阶梯治疗方案
4 级:重度持续	日间症状持续,夜间哮喘频繁	FEV_1 占预计值百分比<60％, FEF 变异率>60％	首选:高剂量吸入激素联合吸入长效 β_2 受体激动药,如需要可加用口服激素 2mg/(kg·d),每日<60mg 次选:高剂量吸入激素,加缓释茶碱($5\sim12\mu g/ml$)

（续 表）

临床分级	症状频率	肺功能（治疗前）	阶梯治疗方案
3 级：中度持续	每日均有症状，夜间症状＞1天/周	FEV_1 占预计值百分比 60%～80%，FEF 变异率＞30%	首选:低剂量吸入激素联合吸入长效 β_2 受体激动药或中等剂量吸入激素（急性发作时），或中等剂量吸入激素联合吸入长效 β_2 受体激动药 次选:低剂量吸入激素加用茶碱或白三烯受体拮抗药;中等剂量吸入激素加茶碱或白三烯受体拮抗药
2 级：轻度持续	日间症状＞2天/周,但＜每日 1 次,夜间症状＞每月 2 次	FEV_1 占预计值百分比 ≥ 80%，FEF 变异率 20%～30%	首选:低剂量吸入激素 次选:色甘酸钠、白三烯受体拮抗药或缓释茶碱(5-12μg/ml)
1 级：间歇	日间症状＜每周 2 次,夜间症状＜每月 2 次	FEV_1 占预计值百分比＞80%，FEF 变异率＜20%	无需每日用药 严重哮喘急性发作,平素肺功能正常,无症状者,可给予全身激素治疗

【处方】

处方 1：

布地奈德 100～200μg,吸入,每日 1～2 次。（低中剂量）

处方 2：

布地奈德 400～800μg,吸入,每日 1～2 次。（高剂量）

处方 3：

丙酸氟替卡松 500～1000μg,吸入,每日 2 次(高剂量)

处方 4：

沙美特罗氟替卡松粉吸入剂 1 吸,吸入,每日 2 次。

处方 5：

布地奈德福莫特罗粉吸入剂 1～2 吸,吸入,每日 2 次。

处方 6：

布地奈德福莫特罗粉吸入剂 1～2 吸,吸入,每日 2 次。

0.9％氯化钠 100ml＋多索茶碱 0.3g,静脉给药,每日 1 次。

【注意事项】

1. 妊娠期哮喘的治疗首选吸入糖皮质激素。

2. 必要时可应用茶碱类,但需监测血药浓度。

二、咳嗽变异性哮喘

咳嗽变异性哮喘是一种特殊类型的哮喘,多表现为刺激性干咳,夜间或清晨咳嗽多见。抗感染等治疗无效,支气管扩张药治疗有效,可用于诊断和鉴别诊断。

【诊断要点】

1. 慢性咳嗽,常伴有明显的夜间刺激性咳嗽。

2. 支气管激发试验阳性,或支气管舒张试验阳性,或 PEF 日间变异率＞20％。

3. 支气管舒张药物、糖皮质激素治疗后咳嗽明显缓解。

4. 排除其他原因诱发的慢性咳嗽。

【治疗要点】

治疗原则与典型支气管哮喘相同。主要为糖皮质激素联合吸入 β_2 受体激动药或茶碱类缓解急性症状,是最为有效的治疗方法。

【处方】

处方 1：

沙丁胺醇气雾剂 $100\sim200\mu g$，吸入，必要时。

布地奈德 $100\sim200\mu g$，吸入，每日 2 次。

处方 2：

布地奈德 $100\sim200\mu g$，吸入，每日 2 次。

特布他林气雾剂 $250\sim500\mu g$，吸入，必要时。

处方 3：

沙丁胺醇 8mg，雾化吸入，每日 2 次。

丙酸倍氯米松 $100\sim300\mu g$，吸入，每日 2 次。

处方 4：

氨茶碱控释片 $0.1\sim0.2g$，口服，每日 2 次。

布地奈德 1mg，雾化吸入，每日 2 次。

处方 5：

氨茶碱 0.1g，口服，每日 3 次。

布地奈德 1mg，雾化吸入，每日 2 次。

孟鲁司特 10mg，口服，每日 1 次。

处方 6：

孟鲁司特 10mg，口服，每日 1 次。

沙美特罗氟替卡松粉吸入剂 1 吸，吸入，每日 2 次。

【注意事项】

30%～40%的 CVA 会向典型哮喘方向发展，长期吸入糖皮质激素治疗有助于防止 CVA 发展为典型哮喘。

三、药源性哮喘

由于使用某些药物诱发哮喘的发作，称为药源性哮喘。引起哮喘发作的药物有很多，常见的有阿司匹林，β受体阻断药（如普萘洛尔、噻吗洛尔等），局部麻醉药，食品添加剂，抗生素（包括青霉素、磺胺类、呋喃类等）等。其发病机制除与过敏反应相关外，还与组胺释放,胆碱能受体释放,阻断 β 肾上腺素受体,改变介质合成通路相关。阿司匹林性哮喘是最常见的药源性哮喘,以下以其为代表进行论述。

【诊断要点】

1. 部分支气管哮喘患者在服用阿司匹林或其他解热镇痛药及非甾体抗炎药数分钟至数小时后会诱发剧烈的哮喘发作称为阿司匹林性哮喘。

2. 服药与哮喘发作之间在时间上有明显的因果关系,即每次服药后在很短的潜伏期内诱发哮喘发作,好转后再次应用则又会引起相同或更严重的发作。

3. 哮喘发作通常症状很重(发绀、结膜充血、大汗淋漓、端坐呼吸等)。部分以鼻部卡他为首发症状,同时可出现严重的荨麻疹或血管性水肿,严重者还可出现休克症状。

4. 诱发哮喘发作的药物间存在明显的交叉性。

【治疗要点】

1. 预防　哮喘特别合并鼻息肉者,慎用解热镇痛药物;加强宣传与普及阿司匹林性哮喘知识。

2. 药物治疗

(1)糖皮质激素:是治疗的关键。

(2)支气管扩张药物:茶碱类,β 受体激动药,白三烯拮抗药等。

(3)严重者,给予吸氧、呼吸机辅助通气等。

(4)合并鼻息肉者,必要时手术治疗。

【处方】

处方 1:

布地奈德 $200\mu g$,吸入,每日 2 次。

沙丁胺醇气雾剂 $100\sim200\mu g$,吸入,必要时。

处方 2:

0.9％氯化钠 100ml＋甲泼尼龙 40mg,静脉给药,发作时。

0.9%氯化钠 100ml＋多索茶碱 0.3g,静脉给药,每日 1 次。

处方 3:

孟鲁司特 10mg,口服,每日 1 次。

0.9%氯化钠 10ml＋甲泼尼龙 80mg,静脉给药,发作时。

【注意事项】

阿司匹林性哮喘的脱敏问题:阿司匹林性哮喘患者服用阿司匹林引起哮喘发作后有一个短暂的不应期,有人应用此原理进行治疗,即长期服用小剂量阿司匹林,以期控制哮喘的复发,即是所谓的阿司匹林脱敏。在进行脱敏时,一定要确保患者的安全。

四、难治性哮喘

我国中华医学会呼吸学分会哮喘学组共识意见:将难治性哮喘定义为采用包括吸入性激素和长效受体激动药两种或更多种的控制药物,规范治疗至少 6 个月仍不能达到良好控制的哮喘。

【诊断要点】

中华医学会呼吸学分会哮喘学组的诊断标准。

1. 符合我国哮喘防治指南中哮喘的诊断标准。

2. 排除患者治疗依从性不良,并排除诱发加重或使哮喘难以控制的因素。

3. 按照我国哮喘防治指南,采用第 4 级治疗方案,即两种或两种以上控制性药物规范治疗和管理 6 个月以上,尚不能达到理想控制。

符合以上 3 条标准的患者,可诊断为难治性哮喘。

【治疗要点】

1. 加强患者教育与管理,提高治疗依从性,准确评估和监测哮喘病情。

2. 避免环境刺激:有效避免接触变应原;减少或避免空气中有害刺激因子。

3. 戒烟。

4. 药物治疗

(1)激素:难治性哮喘患者常需要同时给予大剂量 ICS 和口服激素治疗。

(2)β_2 受体激动药:包括短效及长效 β_2 受体激动药。

(3)茶碱类。

(4)白三烯拮抗药。

【处方】

处方 1:

布地奈德 $400\sim800\mu g$,吸入,每日 $1\sim2$ 次。

泼尼松片 $10\sim15mg$,口服,每日 3 次。

处方 2:

丙酸氟替卡松 $500\sim1000\mu g$,吸入,每日 2 次。

甲泼尼龙片 $8\sim12mg$,口服,每日 3 次。

处方 3:

沙丁胺醇气雾剂 $100\sim200\mu g$,吸入,必要时。

丙酸氟替卡松 $500\sim1000\mu g$,吸入,每日 2 次。

甲泼尼龙片 $8\sim12mg$,口服,每日 3 次。

处方 4:

5%葡萄糖 250ml+氨茶碱 0.25g,静脉给药,每日 1 次。

布地奈德 $400\sim800\mu g$,吸入,每日 $1\sim2$ 次。

泼尼松片 $10\sim15mg$,口服,每日 3 次。

处方 5:

丙酸氟替卡松 $500\sim1000\mu g$,吸入,每日 2 次。

甲泼尼龙片 $8\sim12mg$,口服,每日 3 次。

孟鲁司特 10mg,口服,每日 1 次。

处方 6:

泼尼松片 $10\sim15mg$,口服,每日 3 次。

孟鲁司特 10mg,口服,每日 1 次。

0.9%氯化钠 100ml+多索茶碱 0.3g,静脉给药,每日 1 次。

布地奈德 $400\sim800\mu g$，吸入，每日 $1\sim2$ 次。

【注意事项】

难治性哮喘需要长期应用激素，急性发作时，可加大激素剂量，虽症状缓解，应逐渐减量至最低剂量维持治疗，尽可能减少激素不良反应的出现。

第9章

支气管囊性病变

第一节 先天性支气管囊肿

先天性支气管囊肿(先天性囊性支气管扩张或先天性支气管源性囊肿)是肺胚胎发育过程中,肺芽远端小块肺实质细胞在其分支过程中与之脱离,异位发育而成。容易表现为肺内占位或纵隔占位,合并感染时容易被误诊为肺脓肿、肺结核、肺癌等。

【诊断要点】

1. 病史 可发生于任何年龄段,但以 10 岁以下儿童最为常见,男女发病率相近。

2. 症状 临床症状多样,主要引起压迫和感染两大类症状。

压迫气管可出现干咳、气急、呼吸困难等。压迫食管可致哽噎。

感染症状可出现咳嗽、咳痰、咯血、发热等,严重者,可出现高热、寒战、排大量脓痰。

3. 体征 可查到肺部湿啰音,合并气胸时患侧呼吸音偏低。

4. 辅助检查

(1)影像学:于纵隔或肺内发现孤立、薄壁、边缘光滑、密度均匀囊肿,与周围组织物明显粘连,增强无明显强化,且排除肿瘤、感染的,需考虑本病的可能。

(2)确诊检查:手术或细针穿刺、气管镜等操作获得组织,镜下见囊壁含支气管特有组织,并排除其他继发因素引起的肺部囊肿疾病。

5. 鉴别诊断　需和肺隔离症、肺脓肿、肺结核空洞鉴别。

【治疗要点】

1. 物理治疗　合并感染时,可给予吸氧、体位引流,本病避免做胸腔穿刺,避免继发张力性气胸。仅在严重呼吸窘迫、发绀又无条件急诊手术,才做囊肿穿刺引流。

2. 抗感染　在临床症状较轻或无法耐受手术患者,可采用内科对症处理,合并感染时给予抗感染治疗,定期复查。

3. 提高免疫力或增加营养　反复感染、无法手术时需加强免疫力,在季节交换时候,及时接种感冒以及肺炎疫苗。同时给予氨基酸等营养支持。

4. 手术治疗　手术为主要治疗手段,预后较好。

【处方】

处方 1:

羧甲司坦片 500mg,口服,每日 3 次。

头孢拉定 0.5g,口服,每日 3 次。

处方 2:

溴己新 16mg,口服,每日 3 次。

阿莫西林 0.5g,口服,每日 4 次。

处方 3:

乙酰半胱氨酸泡腾片 0.6g,口服,每日 1 次。

头孢地尼 0.1g,口服,每日 3 次。

处方 4:

标准桃金娘油 300mg,口服,每日 3 次。

头孢克洛 0.25g,口服,每日 3 次。

处方 5:

盐酸氨溴索 30mg,口服,每日 3 次。

左氧氟沙星 0.5g,口服,每日 1 次。

处方 6：

0.9％氯化钠 50ml＋细辛脑 16～24mg，静脉给药，每日 2 次。

0.9％氯化钠 100ml＋哌拉西林他唑巴坦 4.5g，静脉给药，8 小时 1 次（青霉素需皮试）。

处方 7：

溴己新 16mg，静脉给药，每日 2 次。

奥硝唑 0.5g，静脉给药，每日 1 次。

处方 8：

0.9％氯化钠 100ml＋氨溴索 30～60mg，静脉给药，8 小时 1 次。

甲硝唑注射液 250ml，静脉给药，每日 1 次。

处方 9：

0.9％氯化钠 50ml＋细辛脑 16～24mg，静脉给药，每日 2 次。

0.9％氯化钠 100ml＋头孢他啶 3.0g，静脉给药，12 小时 1 次。

处方 10：

溴己新 16mg，静脉给药，每日 2 次。

0.9％氯化钠 100ml＋头孢哌酮舒巴坦 3.0g，静脉给药，12 小时 1 次。

处方 11：

0.9％氯化钠 100ml＋氨溴索 30～60mg，静脉给药，8 小时 1 次。

左氧氟沙星 0.4～0.5g，静脉给药，每日 1 次。

处方 12：

0.9％氯化钠 50ml＋细辛脑 16～24mg 静脉给药，每日 2 次。

莫西沙星 0.4g，静脉给药，每日 1 次。

处方 13：

溴己新 16mg,静脉给药,每日 2 次。

0.9％氯化钠 100ml＋泰能 0.5g,静脉给药,8 小时或 12 小时 1 次。

处方 14：

0.9％氯化钠 100ml＋氨溴索 30～60mg,静脉给药,8 小时 1 次。

0.9％氯化钠 100ml＋美罗培南 0.5g,静脉给药,8 小时 1 次。

【注意事项】

1. 无症状、囊肿较小、恶性概率小可定期复查。

2. 目前超声/CT 引导下经皮穿刺或抽液,远期随访复发率不详,患者需手术时建议内科或外科手术处理,尽量在囊肿并发感染控制抗感染 3 个月内。

第二节　支气管扩张

支气管扩张是由于支气管及其周围肺组织慢性化脓性炎症和纤维化,使支气管壁的肌肉和弹性组织破坏,导致支气管变形及持久扩张。病程进行性发展,典型的症状有慢性咳嗽、咳大量脓痰和反复咯血。

【诊断要点】

1. 病史　多有幼年反复呼吸道感染,如麻疹、百日咳等,或伴有鼻窦炎及鼻后滴流等。

2. 症状　咳大量脓性痰和反复咯血是支气管扩张的典型症状。少部分患者仅表现为反复咯血,平素无咳大量脓痰病史,称为干性支气管扩张。

3. 体征　反复感染的患者可出现肺气肿、杵状指,同时患侧肺部可闻及固定湿啰音,伴或不伴有干啰音。干性支气管扩张可以没有阳性的体征。

4. 辅助检查

(1)血气分析可见低氧血症或呼吸衰竭,感染明显时血白细胞升高,核左移。痰有恶臭,培养可见致病菌。药敏的细菌学检查,针对囊性纤维化的 sweat 试验、血清免疫球蛋白测定(B 淋巴细胞)、淋巴细胞计数和皮肤试验(T 淋巴细胞)、白细胞计数和分类(吞噬细胞)、补体成分测定(CH50、C3、C4)。

(2)肺功能检查:肺功能损害为渐进性,表现为阻塞性通气障碍,FEV_1、FEV_1/FVC、PEF 降低。残气量/肺总量比值残气占肺总量百分比增高。

(3)胸部 HRCT:CT 诊断囊状支气管扩张较柱状扩张可靠性更大。支气管扩张的 CT 表现与支气管扩张类型、有无感染及管腔内有无黏液栓有关。

(4)纤维支气管镜检查:通过纤支镜可明确扩张、出血和阻塞部位。可进行局部灌洗,取得灌洗液做涂片革兰染色或细菌培养,对协助诊断及治疗均有帮助;通过支气管黏膜活检可有助于纤毛功能障碍的诊断。

5. 鉴别诊断　需与慢性支气管炎、肺脓肿、肺结核、先天性肺囊肿鉴别。

【治疗要点】

1. 物理治疗　体位引流、胸腔叩击、胸腔振荡、辅助性咳嗽和用力呼气可改善痰液引流。有条件的医院可通过纤维支气管镜行局部灌洗。

2. 抗感染　支气管扩张患者感染的病原菌多为革兰阴性杆菌,尽量做痰液细菌培养和药敏实验,以指导治疗。伴有基础疾病(如纤毛不动症)者,可根据病情,长期小剂量使用抗生素治疗。

3. 提高免疫力　低丙球蛋白血症、IgG 亚类缺乏者,可用丙种球蛋白治疗。在季节交换时候,及时接种感冒及肺炎疫苗。

4. 手术治疗　病变部位肺不张长期不愈;病变部位不超过一叶或一侧者;反复感染药物治疗不易控制者,可考虑手术治疗。

5. **家庭氧疗**　长期家庭氧疗可延缓肺动脉高压发生。当支气管扩张患者继发肺心病,出现呼吸衰竭后,需每日坚持 15 小时以上的家庭氧疗或在充分湿化基础上给予无创呼吸机辅助通气。

氧疗的主要效果包括:

(1)减轻低氧血症:当 PaO_2 达到 60mmHg 以上,SaO_2 达到 90%,基本上可以满足组织代谢的需要。

(2)缓解低氧引起的肺动脉高压,减轻红细胞增多症,降低血液黏稠度,减轻右心室负担,延缓肺心病的发生发展。

(3)吸氧可以缓解支气管痉挛,减轻呼吸困难,改善通气功能障碍。

(4)改善患者体质,改善睡眠和大脑功能,提高运动耐力和生活质量。

(5)改善患者预后,减少住院次数,节约医疗费用。

6. **大咯血的药物治疗**　详见肺结核大咯血。

【处方】

1. 慢性期治疗

处方 1:

阿奇霉素 500mg,口服,每日 1 次,每周 3 次。

溴己新 16mg,口服,每日 3 次。

噻托溴铵 18μg,吸入,每日 1 次。

家庭氧疗。

处方 2:

琥乙红霉素 0.25g,口服,每日 2 次,每周 5 日。

盐酸氨溴索 30mg,口服,每日 3 次。

噻托溴铵 18μg,吸入,每日 1 次。

家庭氧疗。

处方 3:

罗红霉素 150mg,口服,每日 2 次,每周 5 日。

羧甲司坦片 500mg,口服,每日 3 次。

沙美特罗替卡松粉吸入剂,早晚各吸入 1 次。

家庭氧疗。

处方 4:

环丙沙星干粉吸入剂 32.5mg,吸入,每日 2 次。

乙酰半胱氨酸泡腾片 0.6g,口服,每日 1 次。

沙美特罗替卡松粉吸入剂,早晚各吸入 1 次。

家庭氧疗。

处方 5:

庆大霉素 80mg,肌内注射,每日 2 次。

标准桃金娘油 300mg,口服,每日 3 次。

噻托溴铵 18μg,吸入,每日 1 次。

家庭氧疗。

处方 6:

妥布霉素 80mg,口服,每日 2 次。

溴己新 16mg,口服,每日 3 次。

噻托溴铵 18μg,吸入,每日 1 次。

家庭氧疗。

2. 急性加重期

处方 1:

阿莫西林 0.5g,口服,每日 4 次。

0.9%氯化钠 100ml＋氨溴索 30～60mg,静脉给药,8 小时 1 次。

特布他林雾化剂 5ml,雾化吸入,8 小时 1 次。

0.9%氯化钠 100ml＋多索茶碱 0.2g,静脉给药,12 小时 1 次。

处方 2:

头孢地尼 0.1g,口服,每日 3 次。

溴己新 16mg,静脉给药,每日 2 次。

布地奈德雾化剂 1～2μg,雾化吸入,8 小时 1 次。

0.9%氯化钠 100ml＋多索茶碱 0.2g,静脉给药,12 小时1次。

处方 3:

头孢拉定 0.5g,口服,每日 3 次。

0.9%氯化钠 50ml＋细辛脑 16～24mg,静脉给药,每日 2 次。

特布他林雾化剂 5ml,雾化吸入,8 小时 1 次。

0.9%氯化钠 100ml＋甲强龙 40mg,静脉给药,12 小时 1 次。

处方 4:

头孢克洛 0.25g,口服,每日 3 次。

0.9%氯化钠 100ml＋氨溴索 30～60mg 静脉给药,8 小时1次。

布地奈德雾化剂 1～2μg,雾化吸入,8 小时 1 次。

0.9%氯化钠 100ml＋甲强龙 40mg,静脉给药,12 小时 1 次。

处方 5:

左氧氟沙星 0.5g,口服,每日 1 次。

溴己新 16mg,静脉给药,每日 2 次。

可必特 2.5ml,雾化吸入,8 小时 1 次。

0.9%氯化钠 100ml＋多索茶碱 0.2g,静脉给药,12 小时1次。

处方 6:

阿莫西林 0.5g,口服,每日 4 次。

0.9%氯化钠 50ml＋细辛脑 16～24mg,静脉给药,每日 2 次。

布地奈德雾化剂 1～2μg,雾化吸入,8 小时 1 次。

0.9%氯化钠 100ml＋甲强龙 40mg,静脉给药,12 小时 1 次。

处方 7:

头孢地尼 0.1g,口服,每日 3 次。

0.9%氯化钠 100ml＋氨溴索 30～60mg 静脉给药,8 小时1次。

可必特 2.5ml,雾化吸入,8 小时 1 次。

0.9%氯化钠 100ml＋多索茶碱 0.2g,静脉给药,12 小时
1 次。

处方 8:

头孢拉定 0.5g,口服,每日 3 次。

溴己新 16mg,静脉给药,每日 2 次。

可必特 2.5ml,雾化吸入,8 小时 1 次。

0.9%氯化钠 100ml＋甲强龙 40mg,静脉给药,12 小时 1 次。

处方 9:

头孢克洛 0.25g,口服,每日 3 次。

0.9%氯化钠 50ml＋细辛脑 16～24mg,静脉给药,每日 2 次。

可必特 2.5ml,雾化吸入,8 小时 1 次。

0.9%氯化钠 100ml＋多索茶碱 0.2g,静脉给药,12 小时
1 次。

处方 10:

左氧氟沙星 0.5g,口服,每日 1 次。

0.9%氯化钠 100ml＋氨溴索 30～60mg,静脉给药,8 小时
1 次。

布地奈德雾化剂 1～2μg,雾化吸入,8 小时 1 次。

0.9%氯化钠 100ml＋甲强龙 40mg,静脉给药,12 小时 1 次。

处方 11:

阿莫西林 0.5g,口服,每日 4 次。

溴己新 16mg,静脉给药,每日 2 次。

可必特 2.5ml,雾化吸入,8 小时 1 次。

0.9%氯化钠 100ml＋多索茶碱 0.2g,静脉给药,12 小时
1 次。

处方 12:

头孢地尼 0.1g,口服,每日 3 次。

0.9%氯化钠 50ml＋细辛脑 16～24mg,静脉给药,每日 2 次。

可必特 2.5ml,雾化吸入,8 小时 1 次。

0.9%氯化钠 100ml＋甲强龙 40mg,静脉给药,12 小时 1 次。

处方 13：

头孢拉定 0.5g,口服,每日 3 次。

0.9%氯化钠 100ml＋氨溴索 30～60mg 静脉给药,8 小时 1 次。

布地奈德雾化剂 1～2μg,雾化吸入,8 小时 1 次。

0.9%氯化钠 100ml＋多索茶碱 0.2g,静脉给药,12 小时 1 次。

处方 14：

头孢克洛 0.25g,口服,每日 3 次。

溴己新 16mg,静脉给药,每日 2 次。

可必特 2.5ml,雾化吸入,8 小时 1 次。

0.9%氯化钠 100ml＋甲强龙 40mg,静脉给药,12 小时 1 次。

处方 15：

左氧氟沙星 0.5g,口服,每日 1 次。

0.9%氯化钠 50ml＋细辛脑 16～24mg,静脉给药,每日 2 次。

可必特 2.5ml,雾化吸入,8 小时 1 次。

0.9%氯化钠 100ml＋多索茶碱 0.2g,静脉给药,12 小时 1 次。

处方 16：

头孢地尼 0.1g,口服,每日 3 次。

布地奈德雾化剂 1～2μg,雾化吸入,8 小时 1 次。

0.9%氯化钠 100ml＋甲强龙 40mg,静脉给药,12 小时 1 次。

3. 重症

处方 1：

0.9%氯化钠 100ml＋哌拉西林他唑巴坦 4.5g,静脉给药,8 小时 1 次(青霉素需皮试)。

0.9%氯化钠 100ml＋氨溴索 30～60mg,静脉给药,8 小时 1 次。

特布他林雾化剂 5ml,雾化吸入,8 小时 1 次。

0.9%氯化钠 100ml＋多索茶碱 0.2g,静脉给药,12 小时 1 次。

处方 2:

0.9%氯化钠 100ml＋头孢哌酮舒巴坦 3.0g,静脉给药,12 小时 1 次。

溴己新 16mg,静脉给药,每日 2 次。

布地奈德雾化剂 1～2μg,雾化吸入,8 小时 1 次。

0.9%氯化钠 100ml＋多索茶碱 0.2g,静脉给药,12 小时 1 次。

处方 3:

0.9%氯化钠 100ml＋头孢他啶 3.0g,静脉给药,12 小时 1 次。

0.9%氯化钠 50ml＋细辛脑 16～24mg,静脉给药,每日 2 次。

特布他林雾化剂 5ml,雾化吸入,8 小时 1 次。

0.9%氯化钠 100ml＋甲强龙 40mg,静脉给药,12 小时 1 次。

处方 4:

莫西沙星 0.4g,静脉给药,每日 1 次。

0.9%氯化钠 100ml＋氨溴索 30～60mg,静脉给药,8 小时 1 次。

布地奈德雾化剂 1～2μg,雾化吸入,8 小时 1 次。

0.9%氯化钠 100ml＋甲强龙 40mg,静脉给药,12 小时 1 次。

处方 5:

左氧氟沙星 0.4～0.5g,静脉给药,每日 1 次。

溴己新 16mg,静脉给药,每日 2 次。

可必特 2.5ml,雾化吸入,8 小时 1 次。

0.9%氯化钠 100ml＋多索茶碱 0.2g,静脉给药,12 小时 1 次。

处方 6：

0.9%氯化钠 100ml＋美罗培南 0.5g，静脉给药，8 小时 1 次。

0.9%氯化钠 50ml＋细辛脑 16～24mg 静脉给药，每日 2 次。

布地奈德雾化剂 1～2μg，雾化吸入，8 小时 1 次。

0.9%氯化钠 100ml＋甲强龙 40mg，静脉给药，12 小时 1 次。

处方 7：

0.9%氯化钠 100ml＋泰能 0.5g，静脉给药，8 小时或 12 小时 1 次。

0.9%氯化钠 100ml＋氨溴索 30～60mg，静脉给药，8 小时 1 次。

可必特 2.5ml，雾化吸入，8 小时 1 次。

0.9%氯化钠 100ml＋多索茶碱 0.2g，静脉给药，12 小时 1 次。

处方 8：

0.9%氯化钠 100ml＋哌拉西林他唑巴坦 4.5g，静脉给药，8 小时 1 次（青霉素需皮试）。

溴己新 16mg，静脉给药，每日 2 次。

可必特 2.5ml，雾化吸入，8 小时 1 次。

0.9%氯化钠 100ml＋甲强龙 40mg，静脉给药，12 小时 1 次。

处方 9：

0.9%氯化钠 100ml＋头孢哌酮舒巴坦 3.0g，静脉给药，12 小时 1 次。

0.9%氯化钠 50ml＋细辛脑 16～24mg，静脉给药，每日 2 次。

可必特 2.5ml，雾化吸入，8 小时 1 次。

0.9%氯化钠 100ml＋多索茶碱 0.2g，静脉给药，12 小时 1 次。

处方 10：

0.9%氯化钠 100ml＋头孢他啶 3.0g，静脉给药，12 小时 1 次。

0.9％氯化钠 100ml＋氨溴索 30～60mg,静脉给药,8 小时
1 次。

布地奈德雾化剂 1～2μg,雾化吸入,8 小时 1 次。

0.9％氯化钠 100ml＋甲强龙 40mg,静脉给药,12 小时 1 次。

处方 11:

莫西沙星 0.4g,静脉给药,每日 1 次。

溴己新 16mg,静脉给药,每日 2 次。

可必特 2.5ml,雾化吸入,8 小时 1 次。

0.9％氯化钠 100ml＋多索茶碱 0.2g,静脉给药,12 小时
1 次。

处方 12:

左氧氟沙星 0.4～0.5g,静脉给药,每日 1 次。

0.9％氯化钠 50ml＋细辛脑 16～24mg,静脉给药,每日 2 次。

可必特 2.5ml,雾化吸入,8 小时 1 次。

0.9％氯化钠 100ml＋甲强龙 40mg,静脉给药,12 小时 1 次。

处方 13:

0.9％氯化钠 100ml＋美罗培南 0.5g,静脉给药,8 小时 1 次。

0.9％氯化钠 100ml＋氨溴索 30～60mg,静脉给药,8 小时
1 次。

布地奈德雾化剂 1～2μg,雾化吸入,8 小时 1 次。

0.9％氯化钠 100ml＋多索茶碱 0.2g,静脉给药,12 小时
1 次。

处方 14:

0.9％氯化钠 100ml＋泰能 0.5g,静脉给药,8 小时或 12 小时
1 次。

溴己新 16mg,静脉给药,每日 2 次。

可必特 2.5ml,雾化吸入,8 小时 1 次。

0.9％氯化钠 100ml＋甲强龙 40mg,静脉给药,12 小时 1 次。

处方 15：

莫西沙星 0.4g,静脉给药,每日 1 次。

0.9％氯化钠 50ml＋细辛脑 16～24mg,静脉给药,每日 2 次。

可必特 2.5ml,雾化吸入,8 小时 1 次。

0.9％氯化钠 100ml＋多索茶碱 0.2g,静脉给药,12 小时 1 次。

处方 16：

左氧氟沙星 0.4～0.5g,静脉给药,每日 1 次。

布地奈德雾化剂 1～2μg,雾化吸入,8 小时 1 次。

0.9％氯化钠 100ml＋甲强龙 40mg,静脉给药,12 小时 1 次。

【中药处方】

支气管扩张痰热蕴肺型治法:清热解毒、宣肺化痰。

支气管扩张痰热蕴肺型方药:千金苇茎汤和桔梗汤加减。

如咳吐脓痰量多,伴发热便秘者,可于上方中加鲜竹沥、紫花地丁、大黄,加强清热解毒、化痰排脓的作用;伴咯血者,酌情选加大黄炭、地榆、茜草,有清热凉血止血的作用;在上方中加用生黄芪,有益气扶正、托毒排脓的功效。

【注意事项】

1. 吸入布地奈德雾化剂等含有激素药物后需及时漱口,避免口腔真菌感染。

2. 支气管扩张药物长期吸入有口干、咽部刺激不适感。

3. 患者长期口服大环内酯类抗生素,需定期检测肝功能和心电图。

4. 使用茶碱类药物平喘时,需注意和喹诺酮、大环内酯类药物相互影响血药浓度,警惕毒性反应。

5. 大咯血药物治疗无效时,尽快介入治疗或外科手术干预。

第三节　肺脓肿

肺脓肿是由于多种病因所引起的肺组织化脓性病变,早期为化脓性炎症,继而坏死形成脓肿。根据发病原因有经气管感染、血源性感染和多发脓肿及肺癌等堵塞所致的感染。肺脓肿也可以根据相关的病原进行归类,如葡萄球菌性、厌氧菌性或曲霉菌性肺脓肿。

【诊断要点】

1. 病史　肺脓肿发生的病因多为细菌感染、支气管堵塞,加上全身抵抗力降低。原发性脓肿是因为吸入致病菌或肺炎引起,继发性脓肿是在已有病变(如梗阻)的基础上,由肺外播散、支气管扩张和(或)免疫抑制状态引起。

2. 症状

(1)急性吸入性肺脓肿:起病急骤,患者畏寒、发热,体温可高达 39～40℃。伴咳嗽、咳黏液痰或黏液脓痰。咳嗽加剧,脓肿破溃于支气管,咳出大量脓臭痰,每日可达 300～500ml,静置后分为3 层,由上而下为泡沫、黏液及脓渣。

(2)慢性肺脓肿:慢性咳嗽、咳脓痰、反复咯血、继发感染和不规则发热等,常呈贫血、消瘦等慢性消耗病态。

(3)血源性肺脓肿:多先有原发病灶引起的畏寒、高热等全身脓毒血症的症状。经数日至两周才出现肺部症状,如咳嗽、咳痰等。通常痰量不多,极少咯血。

3. 体征　病变较小或位于肺脏的深部,可无异常体征。病变较大,脓肿周围有大量炎症,叩诊呈浊音或实音,听诊呼吸音减低,有时可闻湿啰音。血源性肺脓肿体征大多阴性。慢性肺脓肿患者患侧胸廓略塌陷,叩诊浊音,呼吸音减低。可有杵状指(趾)。

4．辅助检查

(1)血液检查：白细胞计数增高,中性粒细胞 80%～90%或以上。咯血严重者可有贫血等。

(2)痰液检查：痰液涂片可发现革兰阳性及阴性细菌,培养可检出致病菌,痰培养有助于敏感抗生素选择。

(3)胸部 X 线检查是肺脓肿的主要诊断方法。由于脓肿有向不同叶蔓延的特点,可波及多叶甚至全肺。

(4)CT 检查断层(包括 CT)：可更好地了解病变范围、部位、空腔情况。少数脓肿内脓液未排出,表现为圆形块影,但在可见内有小空洞,真正呈实块的不多,易误为肿瘤。

(5)纤维支气管镜检查：纤维支气管镜检查最好在患者情况较稳定时进行,不要在高热及呼吸道炎症严重时检查。

(6)支气管造影：造影能见到扩张的支气管,充盈的脓腔,支气管的扭曲变形、狭窄及支气管胸膜瘘。

(7)肺功能检查：主要表现为阻塞性通气障碍。晚期可有动脉血氧分压降低和动脉血氧饱和度下降。

5．鉴别诊断　需和支气管肺囊肿、支气管肺癌、肺结核空洞、细菌性肺炎鉴别。

【治疗要点】

1．去除诱因　上呼吸道、口腔的感染灶必须加以根治。口腔手术时,应将分泌物尽量吸出。昏迷或全身麻醉患者,应加强护理,预防肺部感染。早期和彻底治疗是根治肺脓肿的关键。

2．抗感染治疗

3．痰液引流　祛痰药口服,可使痰液易咳出。痰浓稠者,可用气道湿化如蒸汽吸入、超声雾化吸入等以利痰液的引流。体位引流可助脓液的排出,有明显痰液阻塞征象,可经纤维支气管镜冲洗并吸引。

4．手术治疗　支气管阻塞疑为支气管癌者；慢性肺脓肿经内科治疗 3 个月,脓腔仍不缩小,感染不能控制；或并发支气管扩张、脓胸、支气管胸膜瘘;大咯血有危及生命之虞时,需做外科治疗。

【处方】

处方 1:

林可霉素片 0.5g,口服,每日 3 次或 4 次。

羧甲司坦片 500mg,口服,每日 3 次。

脂肪乳 250ml,静脉给药,每日 1 次。

处方 2:

甲硝唑 0.4g,口服,每日 3 次或 4 次。

溴己新 16mg,口服,每日 3 次。

高糖＋胰岛素,静脉给药,每日 1 次或 2 次。

处方 3:

红霉素 0.15g,口服,每日 2 次。

乙酰半胱氨酸泡腾片 0.6g,口服,每日 1 次。

复方氨基酸 500ml,静脉给药,每日 1 次。

处方 4:

阿奇霉素 0.5g,口服,每日 1 次。

标准桃金娘油 300mg,口服,每日 3 次。

脂肪乳 250ml,静脉给药,每日 1 次。

处方 5:

林可霉素片 0.5g,口服,每日 3 次或 4 次。

盐酸氨溴索 30mg,口服,每日 3 次。

高糖＋胰岛素,静脉给药,每日 1 次或 2 次。

处方 6:

甲硝唑 0.4g,口服,每日 3 次或 4 次。

0.9%氯化钠 50ml＋细辛脑 16～24mg,静脉给药,每日 2 次。

复方氨基酸 500ml,静脉给药,每日 1 次。

处方 7:

红霉素 0.15g,口服,每日 2 次。

溴己新 16mg,静脉给药,每日 2 次。

脂肪乳 250ml,静脉给药,每日 1 次。

处方 8:

阿奇霉素 0.5g,口服,每日 1 次。

0.9%氯化钠 100ml＋氨溴索 30～60mg,静脉给药,8 小时
1 次。

高糖＋胰岛素,静脉给药,每日 1 次或 2 次。

处方 9:

林可霉素片 0.5g,口服,每日 3 次或 4 次。

羧甲司坦片 500mg,口服,每日 3 次。

复方氨基酸 500ml,静脉给药,每日 1 次。

处方 10:

甲硝唑 0.4g,口服,每日 3 次或 4 次。

溴己新 16mg,口服,每日 3 次。

脂肪乳 250ml,静脉给药,每日 1 次。

处方 11:

红霉素 0.15g,口服,每日 2 次。

乙酰半胱氨酸泡腾片 0.6g,口服,每日 1 次。

高糖＋胰岛素,静脉给药,每日 1 次或 2 次。

处方 12:

阿奇霉素 0.5g,口服,每日 1 次。

标准桃金娘油 300mg,口服,每日 3 次。

复方氨基酸 500ml,静脉给药,每日 1 次。

处方 13:

林可霉素片 0.5g,口服,每日 3 次或 4 次。

盐酸氨溴索 30mg,口服,每日 3 次。

脂肪乳 250ml,静脉给药,每日 1 次。

1. 吸入性肺脓肿

处方 1：

0.9％氯化钠 100ml＋青霉素 120 万～240 万 U，静脉给药，8
小时 1 次（青霉素需皮试）严重者，可 1000 万 U 每天分次静脉
给药。

0.9％氯化钠 50ml＋细辛脑 16～24mg 静脉给药，每日 2 次。

脂肪乳 250ml，静脉给药，每日 1 次。

处方 2：

奥硝唑 0.5g，静脉给药，每日 1 次。

溴己新 16mg，静脉给药，每日 2 次。

高糖＋胰岛素，静脉给药，每日 1 次或 2 次。

处方 3：

甲硝唑注射液 250ml，静脉给药，每日 1 次。

0.9％氯化钠 50ml＋细辛脑 16～24mg，静脉给药，每日 2 次。

复方氨基酸 500ml，静脉给药，每日 1 次。

处方 4：

0.9％氯化钠 100ml＋青霉素 120 万 U～240 万 U，静脉给
药，8 小时 1 次（青霉素需皮试），严重者可 1000 万 U 每天分次静
脉给药。

溴己新 16mg，静脉给药，每日 2 次。

脂肪乳 250ml，静脉给药，每日 1 次。

处方 5：

奥硝唑 0.5g，静脉给药，每日 1 次。

0.9％氯化钠 100ml＋氨溴索 30～60mg，静脉给药，8 小时
1 次。

高糖＋胰岛素，静脉给药，每日 1 次或 2 次。

处方 6：

甲硝唑注射液 250ml，静脉给药，每日 1 次。

溴己新 16mg，静脉给药，每日 2 次。

复方氨基酸 500ml,静脉给药,每日 1 次。

处方 7:

0.9%氯化钠 100ml＋林可霉素 0.6g,静脉给药,12 小时 1 次。

0.9%氯化钠 100ml＋氨溴索 30～60mg,静脉给药,8 小时 1 次。

脂肪乳 250ml,静脉给药,每日 1 次。

处方 8:

0.9%氯化钠 100ml＋克林霉素 0.6g,静脉给药,8 小时 1 次。

0.9%氯化钠 100ml＋氨溴索 30～60mg,静脉给药,8 小时 1 次。

高糖＋胰岛素,静脉给药,每日 1 次或 2 次。

处方 9:

0.9%氯化钠 100ml＋头孢呋辛 2.0g,静脉给药,12 小时 1 次。

0.9%氯化钠 50ml＋细辛脑 16～24mg,静脉给药,每日 2 次。

复方氨基酸 500ml,静脉给药,每日 1 次。

处方 10:

0.9%氯化钠 100ml＋林可霉素 0.6g,静脉给药,12 小时 1 次。

溴己新 16mg,静脉给药,每日 2 次。

脂肪乳 250ml,静脉给药,每日 1 次。

处方 11:

0.9%氯化钠 100ml＋克林霉素 0.6g,静脉给药,8 小时 1 次。

0.9%氯化钠 100ml＋氨溴索 30～60mg,静脉给药,8 小时 1 次。

高糖＋胰岛素,静脉给药,每日 1 次或 2 次。

处方 12:

0.9%氯化钠 100ml＋头孢呋辛 2.0g,静脉给药,12 小时

1次。

0.9%氯化钠 50ml＋细辛脑 16～24mg,静脉给药,每日 2 次。

复方氨基酸 500ml,静脉给药,每日 1 次。

处方 13:

0.9%氯化钠 100ml＋青霉素 120 万～240 万 U 静脉给药,8 小时 1 次(青霉素需皮试),严重者可 1000 万 U 每天分次静脉给药。

溴己新 16mg,静脉给药,每日 2 次。

脂肪乳 250ml,静脉给药,每日 1 次。

处方 14:

奥硝唑 0.5g,静脉给药,每日 1 次。

0.9%氯化钠 100ml＋氨溴索 30～60mg,静脉给药,8 小时 1 次。

高糖＋胰岛素,静脉给药,每日 1 次或 2 次。

处方 15:

甲硝唑注射液 250ml,静脉给药,每日 1 次。

溴己新 16mg,静脉给药,每日 2 次。

复方氨基酸 500ml,静脉给药,每日 1 次。

处方 16:

0.9%氯化钠 100ml＋林可霉素 0.6g,静脉给药,12 小时 1 次。

0.9%氯化钠 100ml＋氨溴索 30～60mg,静脉给药,8 小时 1 次。

脂肪乳 250ml,静脉给药,每日 1 次。

处方 17:

0.9%氯化钠 100ml＋克林霉素 0.6g,静脉给药,8 小时 1 次。

高糖＋胰岛素,静脉给药,每日 1 次或 2 次。

处方 18:

0.9%氯化钠 100ml＋头孢呋辛 2.0g,静脉给药,12 小时

1次。

0.9%氯化钠50ml+细辛脑16~24mg,静脉给药,每日2次。

复方氨基酸500ml,静脉给药,每日1次。

处方19：

0.9%氯化钠100ml+头孢呋辛2.0g,静脉给药,12小时1次。

溴己新16mg,静脉给药,每日2次。

脂肪乳250ml,静脉给药,每日1次。

2. 血源性肺脓肿

处方1：

0.9%氯化钠100ml+哌拉西林他唑巴坦4.5g,静脉给药,8小时1次(青霉素需皮试)。

0.9%氯化钠50ml+细辛脑16~24mg,静脉给药,每日2次。

脂肪乳250ml,静脉给药,每日1次。

处方2：

0.9%氯化钠100ml+阿莫西林氟氯西林2.0g,静脉给药,8小时1次(青霉素需皮试)。

溴己新16mg,静脉给药,每日2次。

高糖+胰岛素,静脉给药,每日1次或2次。

处方3：

0.9%氯化钠250ml+万古霉素1000mg,静脉给药,12小时1次。

0.9%氯化钠50ml+细辛脑16~24mg,静脉给药,每日2次。

复方氨基酸500ml,静脉给药,每日1次。

处方4：

0.9%氯化钠250ml+替考拉宁200mg,静脉给药,每日1次(首剂加量)。

溴己新16mg,静脉给药,每日2次。

脂肪乳250ml,静脉给药,每日1次。

处方 5：

0.9％氯化钠 250ml＋阿米卡星 400mg，静脉给药，每日 1 次。

0.9％氯化钠 100ml＋氨溴索 30～60mg，静脉给药，8 小时 1 次。

高糖＋胰岛素，静脉给药，每日 1 次或 2 次。

处方 6：

0.9％氯化钠 100ml＋哌拉西林他唑巴坦 4.5g，静脉给药，8 小时 1 次（青霉素需皮试）。

溴己新 16mg，静脉给药，每日 2 次。

复方氨基酸 500ml，静脉给药，每日 1 次。

处方 7：

0.9％氯化钠 100ml＋阿莫西林氟氯西林 2.0g，静脉给药，8 小时 1 次（青霉素需皮试）。

0.9％氯化钠 100ml＋氨溴索 30～60mg，静脉给药，8 小时 1 次。

脂肪乳 250ml，静脉给药，每日 1 次。

处方 8：

0.9％氯化钠 250ml＋万古霉素 1000mg，静脉给药，12 小时 1 次。

0.9％氯化钠 100ml＋氨溴索 30～60mg，静脉给药，8 小时 1 次。

高糖＋胰岛素，静脉给药，每日 1 次或 2 次。

处方 9：

0.9％氯化钠 250ml＋替考拉宁 200mg，静脉给药，每日 1 次（首剂加量）。

0.9％氯化钠 50ml＋细辛脑 16～24mg，静脉给药，每日 2 次。

复方氨基酸 500ml，静脉给药，每日 1 次。

处方 10：

0.9％氯化钠 250ml＋阿米卡星 400mg，静脉给药，每日 1 次。

溴己新 16mg,静脉给药,每日 2 次。

脂肪乳 250ml,静脉给药,每日 1 次。

处方 11:

0.9%氯化钠 100ml＋阿莫西林氟氯西林 2.0g,静脉给药,8小时 1 次(青霉素需皮试)。

0.9%氯化钠 100ml＋氨溴索 30～60mg,静脉给药,8 小时 1 次。

高糖＋胰岛素,静脉给药,每日 1 次或 2 次。

处方 12:

0.9%氯化钠 250ml＋万古霉素 1000mg,静脉给药,12 小时 1 次。

0.9%氯化钠 50ml＋细辛脑 16～24mg,静脉给药,每日 2 次。

复方氨基酸 500ml,静脉给药,每日 1 次。

处方 13:

0.9%氯化钠 250ml＋替考拉宁 200mg,静脉给药,每日 1 次 (首剂加量)。

溴己新 16mg,静脉给药,每日 2 次。

脂肪乳 250ml,静脉给药,每日 1 次。

处方 14:

0.9%氯化钠 250ml＋阿米卡星 400mg,静脉给药,每日 1 次。

0.9%氯化钠 100ml＋氨溴索 30～60mg,静脉给药,8 小时 1 次。

高糖＋胰岛素,静脉给药,每日 1 次或 2 次。

处方 15:

0.9%氯化钠 100ml＋阿莫西林氟氯西林 2.0g,静脉给药,8小时 1 次(青霉素需皮试)。

溴己新 16mg,静脉给药,每日 2 次。

复方氨基酸 500ml,静脉给药,每日 1 次。

处方 16：

0.9％氯化钠 250ml＋万古霉素 1000mg,静脉给药,12 小时 1 次。

0.9％氯化钠 100ml＋氨溴索 30～60mg,静脉给药,8 小时 1 次。

脂肪乳 250ml,静脉给药,每日 1 次。

处方 17：

0.9％氯化钠 250ml＋替考拉宁 200mg,静脉给药,每日 1 次（首剂加量）。

高糖＋胰岛素,静脉给药,每日 1 次或 2 次。

处方 18：

0.9％氯化钠 250ml＋阿米卡星 400mg,静脉给药,每日 1 次。

0.9％氯化钠 50ml＋细辛脑 16～24mg,静脉给药,每日 2 次。

复方氨基酸 500ml,静脉给药,每日 1 次。

3. 阿米巴原虫感染

处方 1：

奥硝唑 0.5g,静脉给药,每日 1 次。

0.9％氯化钠 50ml＋细辛脑 16～24mg,静脉给药,每日 2 次。

脂肪乳 250ml,静脉给药,每日 1 次。

处方 2：

甲硝唑注射液 250ml,静脉给药,每日 1 次。

溴己新 16mg,静脉给药,每日 2 次。

高糖＋胰岛素,静脉给药,每日 1 次或 2 次。

处方 3：

左氧氟沙星 0.4～0.5g,静脉给药,每日 1 次。

0.9％氯化钠 50ml＋细辛脑 16～24mg,静脉给药,每日 2 次。

复方氨基酸 500ml,静脉给药,每日 1 次。

处方 4：

莫西沙星 0.4g,静脉给药,每日 1 次。

溴己新 16mg,静脉给药,每日 2 次。

脂肪乳 250ml,静脉给药,每日 1 次。

处方 5:

0.9%氯化钠 100ml＋头孢他啶 3.0g,静脉给药,12 小时 1 次。

0.9%氯化钠 100ml＋氨溴索 30～60mg,静脉给药,8 小时 1 次。

高糖＋胰岛素,静脉给药,每日 1 次或 2 次。

处方 6:

0.9%氯化钠 100ml＋头孢哌酮舒巴坦 3.0g,静脉给药,12 小时 1 次。

溴己新 16mg,静脉给药,每日 2 次。

复方氨基酸 500ml,静脉给药,每日 1 次。

处方 7:

奥硝唑 0.5g,静脉给药,每日 1 次。

0.9%氯化钠 100ml＋氨溴索 30～60mg,静脉给药,8 小时 1 次。

脂肪乳 250ml,静脉给药,每日 1 次。

处方 8:

甲硝唑注射液 250ml,静脉给药,每日 1 次。

0.9%氯化钠 10ml＋氨溴索 30～60mg,静脉给药,8 小时 1 次。

高糖＋胰岛素静脉给药,每日 1 次或 2 次。

处方 9:

左氧氟沙星 0.4～0.5g,静脉给药,每日 1 次。

0.9%氯化钠 50ml＋细辛脑 16～24mg,静脉给药,每日 2 次。

复方氨基酸 500ml,静脉给药,每日 1 次。

处方 10:

莫西沙星 0.4g,静脉给药,每日 1 次。

溴己新 16mg,静脉给药,每日 2 次。

脂肪乳 250ml,静脉给药,每日 1 次。

处方 11:

0.9%氯化钠 100ml＋头孢他啶 3.0g,静脉给药,12 小时 1 次。

0.9%氯化钠 100ml＋氨溴索 30～60mg,静脉给药,8 小时 1 次。

高糖＋胰岛素,静脉给药,每日 1 次或 2 次。

处方 12:

0.9%氯化钠 100ml＋头孢哌酮舒巴坦 3.0g,静脉给药,12 小时 1 次。

0.9%氯化钠 50ml＋细辛脑 16～24mg,静脉给药,每日 2 次。

复方氨基酸 500ml,静脉给药,每日 1 次。

处方 13:

奥硝唑 0.5g,静脉给药,每日 1 次。

溴己新 16mg,静脉给药,每日 2 次。

脂肪乳 250ml,静脉给药,每日 1 次。

处方 14:

甲硝唑注射液 250ml,静脉给药,每日 1 次。

0.9%氯化钠 100ml＋氨溴索 30～60mg,静脉给药,8 小时 1 次。

高糖＋胰岛素,静脉给药,每日 1 次或 2 次。

处方 15:

左氧氟沙星 0.4～0.5g,静脉给药,每日 1 次。

溴己新 16mg,静脉给药,每日 2 次。

复方氨基酸 500ml,静脉给药,每日 1 次。

处方 16:

莫西沙星 0.4g,静脉给药,每日 1 次。

0.9%氯化钠 100ml＋氨溴索 30～60mg,静脉给药,8 小时

1 次。

脂肪乳 250ml,静脉给药,每日 1 次。

处方 17:

0.9%氯化钠 100ml＋头孢他啶 3.0g,静脉给药,12 小时 1 次。

高糖＋胰岛素,静脉给药,每日 1 次或 2 次。

处方 18:

0.9%氯化钠 100ml＋头孢哌酮舒巴坦 3.0g,静脉给药,12 小时 1 次。

0.9%氯化钠 50ml＋细辛脑 16～24mg,静脉给药,每日 2 次。

复方氨基酸 500ml,静脉给药,每日 1 次。

【中药处方】

处方 1:

大蒜 500g,白蔹 30g,白及 30g。

用法:将上药同时放入壶内,加水 3000ml,用武火煮沸后继用文火煎之,然后取 1 条 2～3 尺长的硬橡皮管,一头紧接在壶嘴上,另一头对着患者的口,缓慢吮吸其蒸汽。每日或隔日 1 剂,每次治疗 1～2 小时,吸吮后去渣,吃大蒜。

处方 2:

紫皮大蒜 50g,醋 100ml。

用法:蒜去皮捣烂,用醋煎约 10 分钟,饭后服,每日 2 次。

处方 3:

大蒜、陈醋各适量。

用法:用上等老陈醋浸泡大蒜瓣。用这种浸过蒜头多年的陈醋,每天佐餐或早晚饭用 1 盅。

【注意事项】

1. 增强机体抵抗力,在上呼吸道或呼吸道感染时及早治疗。注意口腔卫生。凡因各种病因导致神志异常,如意识蒙眬或昏迷患者,应防止胃内容物误吸入气管。

2. 要注意让患者安静卧床休息,观察体温、脉搏变化,咳嗽情况,咯痰难易,痰的性状,并做好记录,要注意室内温度及湿度的调节,溃疡期要注意指导患者体位引流。

3. 要警惕患者大咯血,准备支气管镜,以便气道被咯血阻塞时及时进行插管抽吸血液,防止窒息。

4. 给予高热量易消化的半流质饮食,少油腻,忌辛辣食品,多吃水果等。

5. 抗感染治疗时,急性肺脓肿的感染细菌包括绝大多数的厌氧菌都对青霉素敏感,疗效较佳,故最常用。剂量根据病情,一般急性肺脓肿经青霉素治疗均可获痊愈。

第10章

间质性肺疾病

第一节　特发性肺间质纤维化

特发性肺间质纤维化(IPF)系指原因未明的、发生于成人的、慢性、进展性、纤维化间质性肺炎。临床分型：①缓慢进展型；②快速进展型；③IPF急性加重。

【诊断要点】

1. 以进行性加重的呼吸困难为主的临床症状。

2. 肺部有典型的弥漫性间质疾病阴影。

3. 未发现任何致病原因。

4. 胸部HRCT表现为以磨玻璃阴影为主，多位于胸膜下和肺底部，双下肺胸膜下网格异常，牵张性支气管扩张及IPF蜂窝样改变。肺功能以限制性通气障碍、弥散功能障碍为主，运动试验和6分钟步行试验(6MWT)对评估疾病严重程度有一定指导意义。

5. 肺活检组织病理显示不同程度的肺组织炎症、纤维化和机构重建。

【治疗要点】

目前治疗IPF仍无成熟的治疗方案，对于联合用药可参考2011及2015年两次的国际指南建议。

1. 去除病因　戒烟和避免环境及职业暴露。

2. 对症治疗 长期氧疗(对明显静息性低氧血症强烈建议)、无创通气、有创呼吸机辅助通气(多数患者不使用)等。

3. 糖皮质激素的应用

(1)缓慢进展型:定期随诊,复查 CT 和肺功能。

(2)快速进展型:试用糖皮质激素,有效时逐渐减量,小剂量维持,如无效,迅速减量后停用。

(3)IPF 急性加重:积极使用较大剂量糖皮质激素,有效后减量。

4. 肺移植 对于合适的患者强烈建议使用,手术指征:①年龄<60 岁;②无其他系统性疾病;③对其他治疗反应不佳。

【处方】

1. 快速进展型

0.9%氯化钠 100ml+泼尼龙 40mg,静脉给药,每日 2 次,1~2 周。

2. IPF 急性加重

0.9%氯化钠 100ml+泼尼龙 80mg,静脉给药,每日 2 次,1~2 周。

3. 减量及维持剂量期

处方 1:

泼尼松 40mg,口服,每日 1 次,3~5 日减 10mg,维持剂量 5~10mg,口服,每日 1 次。

处方 2:

泼尼松 32mg,口服,每日 1 次,3~5 日减 8mg,维持剂量 4~8mg,口服,每日 1 次。

【注意事项】

1. 胸腔镜肺活检目的

(1)明确诊断。

(2)评估肺部炎症和(或)纤维化程度。

(3)识别组织病理形态。

2. 胸腔镜肺活检的注意事项

(1)疑诊 IPF 并具有典型临床表现和 HRCT 特点,病变进入终末期,诊断无助于治疗时无须活检。

(2)对高龄(>70 岁)、合并严重心、肾基础疾病、恶性肿瘤、身体虚弱和重度肺功能障碍者应慎重。

(3)操作前充分了解操作的风险-收益比及患者意愿。

(4)HRCT 提示活检部位。

(5)从不同肺叶切取至少两份标本以保障准确性。

3. 目前治疗 IPF 仍无成熟的治疗方案。

4. ATS/ERS/JRS/ALAT(2011):特发性肺纤维化诊断和治疗的循证指南的治疗部分对于糖皮质激素单药治疗持否定建议。

5. 如使用糖皮质激素治疗无效(观察 1 周),应尽快减量、停药。

6. 肺移植对于合适的患者强烈建议使用。

第二节　急性间质性肺炎

急性间质性肺炎(AIP)为一种病因不明,以暴发起病、快速进展为呼吸衰竭、具有极高死亡率为特征的特发性间质性肺炎,抗生素治疗无效,类似于原因不明的特发性急性呼吸窘迫综合征(ARDS)。

【诊断要点】

1. 急性下呼吸道疾病,发病时间≤60 天。

2. 影像学检查提示双肺弥漫性浸润阴影。

3. 肺活检提示弥漫性、机化性或浸润性的肺泡损伤。

4. 不存在任何已知的突发疾病或其他易感因素。

5. 既往胸部 X 线片正常。

6. 鉴别诊断需与慢性间质性肺炎急性加重、ARDS、机化性肺炎(COP)、肺部感染等鉴别。

【治疗要点】

早期、大量、长期应用肾上腺皮质激素可控制病情。病情凶险可采用冲击疗法,病情稳定后再改为口服泼尼松治疗,持续 3 个月,病情稳定后方可逐渐减量,维持时间当视病情发展而定,但疗程不宜短于 1 年。鉴于很难鉴别是否合并感染或继发感染,一般建议联合抗生素治疗。

【处方】

1. 冲击疗法

0.9％氯化钠 250ml＋甲泼尼龙 500～1000mg,静脉给药,每日 1 次,持续 3～5 天。

0.9％氯化钠/5％葡萄糖 100ml＋奥美拉唑 40mg,静脉给药,每日 1～2 次。

2. 稳定期

处方 1:

0.9％氯化钠 100ml＋甲泼尼龙 40mg,静脉给药,每日 2 次,持续 1～2 周后改为口服泼尼松治疗。

泼尼松 1mg/kg,口服,每日 1 次,持续 3 个月。

0.9％氯化钠/5％葡萄糖 100ml＋唑来膦酸 4mg,静脉给药,3～4 周 1 次。

利塞膦酸 5mg,餐前 30 分钟直立位口服,每日 1 次。

雷尼替丁 150mg,口服,每日 2 次。

处方 2:

0.9％氯化钠 100ml＋甲泼尼龙 40mg,静脉给药,每日 2 次,改口服激素序贯治疗。

泼尼松龙 0.8mg/kg,口服,每日 1 次,持续 3 个月。

利塞膦酸 5mg,餐前 30 分钟直立位口服,每日 1 次。

0.9％氯化钠/5％葡萄糖 100ml＋唑来膦酸 4mg,静脉给药,3～4 周 1 次。

西咪替丁 0.4g,睡前口服。

3. 维持剂量

处方1：

泼尼松 5～10mg，口服，每日1次，持续至少1年。

西咪替丁 0.4g，睡前口服。

处方2：

泼尼松龙 4～8mg，口服，每日1次，持续至少1年。

雷尼替丁 150mg，口服，每日2次。

4. 防治骨质疏松

处方1：

利塞膦酸 5mg，餐前30分钟直立位口服，每日1次。

处方2：

阿仑膦酸 70mg，晨起餐前30分钟直立位口服，每周1次。

处方3：

0.9%氯化钠/5%葡萄糖 100ml＋唑来膦酸 4mg，静脉给药，3～4周1次。

处方4：

降钙素 100U，皮下注射/肌内注射，每日1次。

处方5：

特立帕肽 10～20mg，口服，每日2次。

处方6：

盖三醇 0.25μg，口服，每日2次。

处方7：

新盖中盖 2.5g，嚼食，每日1次。

5. 防治上消化道出血

处方1：

0.9%氯化钠(冰)100ml＋去甲肾上腺素 8mg，口服或做鼻胃管滴注。

处方 2：

0.9％氯化钠 100ml＋善宁 0.25mg,静脉给药,4 小时 1 次。

处方 3：

0.9％氯化钠/5％葡萄糖 100ml＋奥美拉唑 40mg,静脉给药,每日 1～2 次。

处方 4：

西咪替丁 0.4g,睡前口服。

处方 5：

雷尼替丁 150mg,口服,每日 2 次。

【注意事项】

1. 应用肾上腺皮质激素治疗,强调早期、大量、长期。

2. 长期超生理剂量地服用糖皮质激素可出现向心性肥胖、满月脸、紫纹、皮肤变薄、肌无力、肌肉萎缩、低血钾、水肿、恶心、呕吐、高血压、糖尿病、痤疮、多毛、诱发精神症状。(以上症状停药后可消失或减轻)其他不良反应包括:胰腺炎、伤口愈合不良、骨质疏松、诱发或加重消化道溃疡(刺激胃酸、胃蛋白酶的分泌并抑制胃黏液分泌,降低胃黏膜的反抗力)、儿童生长抑制、继发性真菌或病毒感染等。

3. 连续使用泼尼松(每日 20～30mg)2 周以上,可以导致下丘脑-垂体-肾上腺轴反应迟钝,如果突然停药,则可能出现恶心、呕吐、低血糖、低血钠、低血氯、高血压、心律不齐、低血压等撤药反应。

4. 大剂量长期使用外源性糖皮质激素,抑制了 ACTH 的分泌,从而使内源性糖皮质激素分泌减少。

5. 准备接受糖皮质激素治疗(相当于泼尼松大于 5mg/d)超过 3 个月者应遵循以下规则。

(1)改变生活方式,减少危险因素:戒烟、减少饮酒、适当运动。

(2)使用活性维生素 D 并补充钙剂。

（3）使用性激素替代治疗（如果缺乏或有临床表现）。

（4）检测腰椎和（或）臀部骨密度（BMD）：如果 BMD 不正常（T-评分小于－1）使用双膦酸盐（绝经后妇女慎用）；如果患者禁忌使用或无法耐受双膦酸盐治疗，降钙素可作为二线治疗；如果 BMD 正常，每年或半年重复随访 BMD。

（5）定期检查血糖、电解质、血压及评估精神状态。

6. 由于用糖皮质激素时病人往往自我感觉良好，掩饰感染进展的症状，故在决定采纳长疗程治疗之前应先检查身体，排除潜伏的感染，应用过程中也宜进一步警惕，格外注意对潜伏结核病灶的防治。

第三节　闭塞性细支气管炎伴机化性肺炎

闭塞性细支气管炎伴机化性肺炎（BOOP）是特发性间质性肺炎（IIP）中的一种小气道腔内肉芽组织阻塞造成的疾病，有时可完全阻塞小气道，肉芽组织可延伸到肺泡管和肺泡，特发性 BOOP 又称隐源性机化性肺炎（COP）。

【诊断要点】

依赖于典型的病理学和临床放射学特征，并除外任何已知的或相关的疾病。电视辅助胸腔镜是目前诊断 COP 的首选方法，应至少从 2 个肺叶、从放射学上病变明显的区域进行楔形切除。

鉴别诊断需与慢性嗜酸性粒细胞性肺炎（CEP）、细支气管肺泡癌、原发肺低度恶性淋巴瘤、普通型肺炎等鉴别。

【治疗要点】

糖皮质激素是目前 COP 的标准治疗方法。总的疗程通常为 12 个月。激素减量或疗程小于 1 年时疾病常复发，一些患者经历数次复发，常需延长疗程。

【处方】

1. 治疗初期

处方 1：

0.9%氯化钠 100ml＋甲泼尼龙 40mg,静脉给药,每日 2 次,持续 1～2 周后改为口服泼尼松治疗。

0.9%氯化钠/5%葡萄糖 100ml＋奥美拉唑 40mg,静脉给药,每日 1～2 次。

西咪替丁 0.4g,睡前口服。

雷贝拉唑 20mg,口服,每日 2 次。

处方 2：

泼尼松 1mg/kg,口服,每日 1 次,连续 3 个月。

西咪替丁 0.4g,睡前口服。

兰索拉唑 15mg,口服,每日 2 次。

处方 3：

泼尼松龙 0.8mg/kg,口服,每日 1 次,连续 3 个月。

雷尼替丁 150mg,口服,每日 2 次。

西咪替丁 0.4g,睡前口服。

2. 激素减量期

处方 1：

泼尼松逐渐减为 20～40mg,口服,每日 1 次,继续服用 3 个月。

处方 2：

泼尼松龙逐渐减为 16～32mg,口服,每日 1 次,继续服用 3 个月。

3. 激素维持治疗期

处方 1：

泼尼松逐渐减量为 5～10mg,口服,每日 1 次,后期改为 5mg,隔日 1 次。

处方 2:

泼尼松龙逐渐减量为 4～8mg,口服,每日 1 次,后期改为 4mg,隔日 1 次。

4.防治上消化道出血和骨质疏松

处方 1:

0.9%氯化钠(冰)100ml＋去甲肾上腺素 8mg,口服或做鼻胃管滴注。

雷尼替丁 150mg,口服,每日 2 次。

0.9%氯化钠/5%葡萄糖 100ml＋奥美拉唑 40mg,静脉给药,每日 1～2 次。

利塞膦酸 5mg,餐前 30 分钟直立位口服,每日 1 次。

处方 2:

0.9%氯化钠 100ml＋善宁 0.25mg,静脉给药,4 小时 1 次。

0.9%氯化钠/5%葡萄糖 100ml＋唑来膦酸 4mg,静脉给药,3～4 周 1 次。

处方 3:

0.9%氯化钠/5%葡萄糖 100ml＋奥美拉唑 40mg,静脉给药,每日 1～2 次。

0.9%氯化钠/5%葡萄糖 100ml＋唑来膦酸 4mg,静脉给药,3～4 周 1 次。

处方 4:

西咪替丁 0.4g,睡前口服。

利塞膦酸 5mg,餐前 30 分钟直立位口服,每日 1 次。

处方 5:

雷尼替丁 150mg,口服,每日 2 次。

利塞膦酸 5mg,餐前 30 分钟直立位口服,每日 1 次。

处方 6:

0.9%氯化钠/5%葡萄糖 100ml＋雷贝拉唑 20mg,静脉给药,每日 1～2 次。

阿仑膦酸 70mg,晨起餐前 30 分钟直立位口服,每周 1 次。

处方 7:

0.9%氯化钠/5%葡萄糖 100ml＋奥美拉唑 40mg,静脉给药,每日 1～2 次。

降钙素 100U,皮下注射/肌内注射,每日 1 次。

处方 8:

雷贝拉唑 20mg,每日 2 次。

特立帕肽 10～20mg,口服,每日 2 次。

处方 9:

奥美拉唑 20mg,每日 1 次。

盖三醇 0.25μg,口服,每日 2 次。

处方 10:

兰索拉唑肠溶片 30mg,每日 1 次。

新盖中盖 2.5g,嚼食,每日 1 次。

【注意事项】

1. 长期应用糖皮质激素不良反应参见急性间质性肺炎治疗注意事项。

2. 应用糖皮质激素治疗 1 周无明显改善需警惕其他疾病的可能性。

第四节　肺泡蛋白沉积症

肺泡蛋白沉积症(PAP)是一种亚急性、进行性呼吸功能不良,肺泡内积聚富有黏蛋白物质及脂质的疾病,又称肺泡磷脂沉着症、Rosen-Castleman-Liebow 综合征。分为两种类型:致死性的先天性 PAP 和后天获得性的 PAP。

【诊断要点】

1. 典型的胸片或肺 CT 检查。

2. 呼吸困难是肺泡蛋白沉积症最为突出的临床表现。

3. 主要依靠支气管肺泡灌洗或经支气管镜肺活检。

【治疗要点】

全肺灌洗为最有效的治疗 PAP 的方法。

建议全麻下双腔气管内插管,纯氧通气。一侧冲洗,另一侧保障气体交换。全肺灌洗一般需分 2 次进行,间隔 3～7 天,如术中血氧保持良好可直接对侧灌洗。一般每次灌注 500～1000ml 温生理盐水后吸出同量灌洗液,回收量丢失不应超过 150～200ml,每次流失量超过 200ml 应警惕液体流入另一侧肺。一侧肺一般需要 10～20L 温生理盐水直到洗出液完全清亮,术中可以使用利尿药促进肺内液排出。

【注意事项】

1. 尘肺病人肺灌洗后原则上不能再接尘,如肺灌洗后再接尘,应在 3～5 年后再次灌洗,以去除肺内残留粉尘,巩固疗效。

2. 为巩固疗效,减少刺激,增强免疫力,应禁烟酒。

3. 肺灌洗一周内应注意休息、保暖,预防感冒,以防肺感染。

4. 有条件者半年至一年应在当地拍胸片及对肺功能进行复查。

5. 平时可以进行呼吸功能锻炼操:一吸二停三呼,吸气时用鼻,呼气时缩唇,一分钟做 15～18 次即可,每次做 10 分钟,每日 2～3 次,吸气与呼气时间 1:3,尽量延长呼吸时间。

6. 可以购买家庭制氧机,进行康复。

第五节　外源性过敏性肺泡炎

外源性过敏性肺泡炎是反复吸入某些具有抗原性的有机粉尘所引起的过敏性肺泡炎,常同时累及终末细支气管。嗜热放线菌是最为常见和重要致病因素,Ⅲ型变态反应是其重要机制。

【诊断要点】

本病的诊断应根据接触史,典型的临床症状,肺部体征,胸部

X 线表现,血清沉淀抗体测定,支气管肺泡灌洗,肺功能检查等进行综合分析,做出正确诊断。

1. X 线:早期或轻症患者可无异常发现。典型病例急性期在中、下肺野见弥漫性间质纤维化。病变可逆转,脱离接触后数周阴影吸收。胸 CT 可见双肺磨玻璃样改变,密度及分布不均,以中下肺较多见;亚急性可见弥漫性分布的小叶中心性结节影,边缘不清;斑片状磨玻璃影;气体陷闭征与肺囊性改变;慢性:可见网格状、蜂窝状纤维索条影,为肺间质纤维化改变。

2. 肺功能典型改变为限制性通气障碍,用力肺活量和肺总量减低,1 秒率增高。一氧化碳弥散量和肺顺应性均减低。

3. 血清学检查沉淀抗体阳性反应提示人体曾接触相应的抗原。如果有相应接触史、症状和体征、X 线表现,阳性反应对诊断极有帮助。

4 支气管肺泡灌洗淋巴细胞比例增高,尤其 T 细胞增多,以 $CD8^+$(抑制细胞毒)T 细胞亚群为主,IgG 和 IgM 的比例也增高。

5. 激发试验:如临床疑诊此病,而血清学检查阴性患者,可做激发试验。

6. 鉴别诊断需与病毒性肺炎、粟粒性肺结核、结节病、特发性肺纤维化、支气管哮喘等相鉴别。

【治疗要点】

早期诊断并避免接触抗原是治疗的关键所在,从患者的接触环境中除去致敏抗原对于治疗和预防都有关键作用。糖皮质激素治疗可以缓解和消除急性加重期症状,并可预防永久性损害如支气管扩张、不可逆性气道阻塞和肺纤维化的发生。

【处方】

处方 1:

0.9 氯化钠 100ml＋甲泼尼龙 40mg,静脉给药,每日 2 次,

1～2周后改口服泼尼松治疗。

0.9%氯化钠/5%葡萄糖 100ml＋奥美拉唑 40mg,静脉给药,每日 1～2 次。

0.9%氯化钠/5%葡萄糖 100ml＋唑来膦酸 4mg,静脉给药,3～4 周 1 次。

处方 2：

泼尼松 60mg,口服,每日 1 次,4 周后逐渐减量至停药。

雷贝拉唑 20mg,口服,每日 2 次。

西咪替丁 0.4g,睡前口服。

阿仑膦酸 70mg,晨起餐前 30 分钟直立位口服,每周 1 次。

处方 3：

泼尼松龙 48mg,口服,每日 1 次,4 周后逐渐减量至停药。

雷尼替丁 150mg,口服,每日 2 次。

奥美拉唑 20mg,口服,每日 2 次。

利塞膦酸 5mg,餐前 30 分钟直立位口服,每日 1 次。

处方 4：

泼尼松 60mg,口服,每日 1 次,4 周后逐渐减量至停药。

兰索拉唑 30mg,口服,每日 2 次。

西咪替丁 0.4g,睡前口服。

阿仑膦酸 70mg,晨起餐前 30 分钟直立位口服,每周 1 次。

【注意事项】

1. 脱离过敏原为第一治疗。

2. 长期应用糖皮质激素不良反应参见急性间质性肺炎治疗注意事项。

3. 慢性期激素亦可试用,但疗效多不理想。

4. 难治性、进行性过敏性肺炎可使用细胞毒性药物,如环磷酰胺、环孢菌素及硫唑嘌呤,但对其疗效尚无充分研究。

第六节　肺尘埃沉着病

肺尘埃沉着病又称硅肺病,是由于长期吸入大量含有游离二氧化硅粉尘所引起,以肺部广泛的结节性纤维化为主的疾病。临床症状包括咳嗽、咯痰、针刺样胸痛及进行性加重的呼吸困难。肺尘埃沉着病的基本病变是形成矽结节和肺间质广泛纤维化。

【诊断要点】

包括:①粉尘接触史;②患者详细职业史和过去健康情况;③临床症状、体征和 X 线检查;④同工种工人既往和正在发病情况。主要根据 X 线胸片表现,具体标准如下:

1. 无尘肺(代号 0)

(1)0:无尘肺的 X 线表现。

(2)0+:X 线表现尚不够诊断为"Ⅰ"者。

2. 一期尘肺(代号Ⅰ)

(1)Ⅰ:有密集度 1 级的类圆形小阴影,分布范围至少在两个肺区内各有一处,每处直径不小于 2cm;或有密集度 1 级的不规则形小阴影,其分布范围不少于两个肺区。

(2)Ⅰ+:小阴影明显增多,但密集度与分布范围中有一项尚不够定为"Ⅱ"者。

3. 二期尘肺(代号Ⅱ)

(1)Ⅱ:有密集度 2 级的类圆形或不规则形小阴影,分布范围超过四个肺区;或有密集度 3 级的小阴影,分布范围达到四个肺区。

(2)Ⅱ+:有密集度为 3 级的小阴影,其分布范围超过四个肺区;或有大阴影尚不够为"Ⅲ"者。

4. 三期尘肺(代号Ⅲ)

(1)Ⅲ:有大阴影出现,其长径不小于 2cm,宽径不小于 1cm。

(2)Ⅲ+:单个大阴影的面积或多个大阴影面积的总和超过

右上肺区面积者。

【治疗要点】

肺尘埃沉着病的治疗是以治疗和预防各种并发症为主,防止并发症会延缓肺尘埃沉着病的进展,这是目前所能做到的基本的措施。对已确诊为硅肺患者,应采取综合措施,包括调离矽尘作业,加强营养,坚持医疗体育,增加机体抗感染能力。同时针对患者病况,对症处理。

1. **手术介入治疗** 对肺尘埃沉着病合并结核球,其他肺组织纤维化轻者,可考虑手术切除结核球;对肺组织弥漫性纤维化、肺大疱,严重影响肺功能者,不适合手术治疗。

2. **肺灌洗术** 适合于近期大量接触粉尘且肺尘埃沉着病一期以下病人,不适合肺尘埃沉着病二期及有严重并发症病人。

【处方】

处方1:

0.9%氯化钠 8ml＋克矽平(聚 2-乙烯吡啶氮氧化合物) 320mg,雾化吸入,每周 6 次。以 3 个月为一疗程,每个疗程间隔 1 个月。可治疗 2～3 年。

乙酰半胱氨酸泡腾片 0.6g,温水泡服,每日 2 次。

标准桃金娘油 300mg,口服,每日 3 次。

百令胶囊 4 粒,口服,每日 3 次。

氨溴索 60mg,静脉给药,每日 3 次。

处方2:

0.9 氯化钠 1.5～2ml＋枸橼酸铝 10mg,肌内注射,每周 1 次,连治 6 个月,停 2 月,为一疗程。

百令胶囊 4 粒,口服,每日 3 次。

氨溴索 60mg,静脉给药,每日 3 次。

处方3:

0.9 氯化钠 8ml＋枸橼酸铝 8mg,雾化吸入,每日 1 次,连治 6 个月,停 2 月,为一疗程。

标准桃金娘油 300mg,口服,每日 3 次。

百令胶囊 4 粒,口服,每日 3 次。

处方 4:

羟基磷酸哌喹(抗矽 1 号)0.5g,口服,首剂加倍,每周 2 次。连服 6 月,停 1～3 月,为一疗程。

乙酰半胱氨酸泡腾片 0.6g,温水泡服,每日 2 次。

氨溴索 60mg,静脉给药,每日 3 次。

处方 5:

粉防己碱(汉甲素)300mg,口服,每日 3 次,每周 6 天,连服 3 月,停 1 月,为一疗程。

1. 联合用药

处方 1:

汉甲素 100mg,口服,每日 2 次,每周 6 天。＋抗矽 1 号 0.5g,口服,每周 1 次,3 个月为一疗程,共 6 疗程。

乙酰半胱氨酸泡腾片 0.6g,温水泡服,每日 2 次。

处方 2:

汉甲素 100mg,口服,每日 2 次,每周 6 天。＋1％克矽平 144ml,在纤维支气管镜导入下滴注,每年 1 次,共 2 次。

氨溴索 60mg,静脉给药,每日 3 次。

处方 3:

枸橼酸铝 20mg,肌内注射,每周 1 次。＋抗矽 1 号 0.25g,口服,每周 2 次,共 6 个疗程。

标准桃金娘油 300mg,口服,每日 3 次。

氨溴索 60mg,静脉给药,每日 3 次。

2. 中药制剂治疗

处方 1:

5％葡萄糖液 250～500ml＋磷酸川芎嗪 100mg/盐酸川芎嗪 40～80mg,静脉给药,每日 1 次,10～15 天为一疗程,每月一个疗程。

5%葡萄糖注射液/0.9%氯化钠注射液250~500ml+疏血通注射液6~8ml,静脉给药,每日1次。

处方2:

5%葡萄糖注射液/0.9%氯化钠注射液250~500ml+丹参酮注射液40~80mg,静脉给药,每日1次。

5%葡萄糖注射液/0.9%氯化钠注射液250~500ml+血栓通注射液450mg,静脉给药,每日1次。

处方3:

5%葡萄糖注射液/0.9%氯化钠注射液250~500ml+痰热清20ml,每分钟60滴,静脉给药,每日1次。

5%葡萄糖液250~500ml+磷酸川芎嗪100mg/盐酸川芎嗪40~80mg,静脉给药,每日1次。

【注意事项】

要控制硅肺病,关键在预防。应做定期体格检查,包括X线胸片,检查间隔时间根据接触二氧化硅含量和空气中粉尘浓度而定,1~3年1次。

第11章

肉芽肿性肺疾病

第一节 结 节 病

结节病(sarcoidosis)是一种原因不明的以非干酪样坏死性上皮细胞肉芽肿为病理特征的系统性肉芽肿性疾病,病变主要位于胸内(包括纵隔、肺门淋巴结和肺组织),眼和皮肤也是常见受累部位。

【诊断要点】

提供组织学证据以明确诊断。确定受累器官的范围和严重程度。评估活动性:稳定期/进展期。判断是否需要接受系统性糖皮质激素、细胞毒药物、生物制剂等的治疗。

1. 胸部影像学检查显示双侧肺门及纵隔淋巴结对称肿大,伴或不伴有肺内网格、结节状或片状阴影。

2. 组织学活检证实或符合结节病(形态学诊断包括:存在紧密包绕、形成良好的肉芽肿;肉芽肿外围边缘有一层淋巴细胞和成纤维细胞;肉芽肿在淋巴间质周围分布)。

3. Kveim 试验阳性;SACE 或 SL 活性增高;旧结核菌素(OT)或 PPD 试验阴性或弱阳性。

4. 除外结核病或其他肉芽肿性疾病。

5. 高血钙、高尿钙症。

6. 血清或 BALF 中 sIL-2R 高。

7. BALF 中淋巴细胞>10％,且 $CD4^+/CD8^+$ 比值≥3。

1～3 为重要依据,其余为重要参考指标。

鉴别诊断:需与肺癌、肺门淋巴结结核、淋巴瘤、肺门转移肿瘤、肺真菌病鉴别。

【治疗要点】

1. **肾上腺糖皮质激素** 50％～60％胸内结节病在 2～5 年内自行缓解,故无临床症状的Ⅰ、Ⅱ、Ⅲ期结节病患者及轻、中度肺功能受累但无明显临床症状的患者不建议全身系统性糖皮质激素治疗。对于进展性胸内结节病和合并有肺外脏器受累或顽固性高钙血症的患者需要接受系统性糖皮质激素治疗。

2. **肺移植** 晚期肺结节病可选择。

【处方】

1. **常用方案**

处方1:

泼尼松 0.5mg/kg,口服,每日 1 次。4 周后逐渐减量,并以最小量(能控制病情进展和临床症状的最小剂量)维持,疗程 6～24 个月。

联合甲氨蝶呤 10mg,口服,每周 1 次,连用 6 个月,再根据病情每 6～9 周减量,每周 2.5～5mg。

雷贝拉唑 20mg,口服,每日 2 次。

西咪替丁 0.4g,睡前口服。

阿仑膦酸 70mg,晨起餐前 30 分钟直立位口服,每周 1 次。

处方2:

泼尼松 0.5mg/kg,口服,每日 1 次。4 周后逐渐减量,并以最小量(能控制病情进展和临床症状的最小剂量)维持,疗程 6～24 个月。

联合硫唑嘌呤 100mg,口服,每日 1 次,疗程 4～73 个月。

雷尼替丁 150mg,口服,每日 2 次。

利塞膦酸 5mg,餐前 30 分钟直立位口服,每日 1 次。

处方 3：

泼尼松龙 0.4mg/kg，口服，每日 1 次。4 周后逐渐减量，并以最小量（能控制病情进展和临床症状的最小剂量）维持，疗程 6～24 个月。

联合甲氨蝶呤 10mg，口服，每周 1 次，连用 6 个月，再根据病情每 6～9 周减量，每周 2.5～5mg。

雷贝拉唑 20mg，口服，每日 2 次。

特立帕肽 10～20mg，口服，每日 2 次。

处方 4：

泼尼松龙 0.4mg/kg，口服，每日 1 次。4 周后逐渐减量，并以最小量（能控制病情进展和临床症状的最小剂量）维持，疗程 6～24 个月。

联合硫唑嘌呤 100mg，口服，每日 1 次，4～73 个月。

奥美拉唑 20mg，口服，每日 1 次。

盖三醇 0.25μg，口服，每日 2 次。

处方 5：

泼尼松龙 0.4mg/kg，口服，每日 1 次。4 周后逐渐减量，并以最小量（能控制病情进展和临床症状的最小剂量）维持，疗程 6～24 个月。

联合甲氨蝶呤 10mg，口服，每周 1 次，连用 6 个月，再根据病情每 6～9 周减量，每周 2.5～5mg。

雷尼替丁 150mg，口服，每日 2 次。

利塞膦酸 5mg，餐前 30 分钟直立位口服，每日 1 次。

2. 其他细胞毒药物方案

处方 1：

环磷酰胺 25～75mg，口服，每日 1 次，连用 2～4 周。或500～2000mg，静脉用药，2～4 周 1 次。

利塞膦酸 5mg，餐前 30 分钟直立位口服，每日 1 次。

雷尼替丁 150mg，口服，每日 2 次。

处方 2：

磷酸氯喹 500～750mg，口服，每日 1 次，连用 2 个月；继而 500mg，口服，每日 1 次，连用 2 个月；再 250mg，口服，每日 1 次，连用 2 个月。

奥美拉唑 20mg，口服，每日 1 次。

盖三醇 0.25μg，口服，每日 2 次。

处方 3：

雷公藤多苷 20mg，口服，每日 3 次。

雷贝拉唑 20mg，口服，每日 2 次。

特立帕肽 10～20mg，口服，每日 2 次。

3. 吸入皮质激素方案

处方 1：

氟替卡松每次 250μg，雾化吸入，每日 2 次。

处方 2：

布地奈德每次 200～300μg，雾化吸入，每日 2 次。

【注意事项】

1. 长期应用糖皮质激素不良反应参见急性间质性肺炎治疗注意事项。

2. 细胞毒药物应用期间应注意监测血常规及肝肾功能，孕妇及哺乳期妇女禁用。

3. 生物制剂：包括 TNF-α 或 TNF-α 受体抑制药，目前尚处于研究阶段。

第二节 坏死性肉芽肿性血管炎

坏死性肉芽肿性血管炎（GPA）又称韦格纳肉芽肿病（WG），是一种病因不明的中小血管坏死性肉芽肿性炎性疾病，该病三联征：上和（或）下呼吸道坏死性肉芽肿血管炎、肾小球局灶或弥漫性肾炎和广泛性坏死性血管炎。

【诊断要点】

1990 年美国风湿病学院 GPA 诊断标准：

1. 鼻或口腔炎症痛性或无痛性口腔溃疡,脓性或血性鼻腔分泌物。

2. 胸片异常:胸片示结节、固定浸润病灶或空洞。

3. 尿沉渣异常镜下血尿(RBC＞5/高倍视野)或出现红细胞管型。

4. 病理性肉芽肿性炎性改变,动脉壁或动脉周围,或血管(动脉或微动脉)外区有中性粒细胞浸润。

符合 2 条或 2 条以上时可诊断为 GPA,诊断的敏感性和特异性分别为 88.2％和 92.0％。

1998 年日本 MHLW 诊断标准:

(1)症状

E 症状

鼻部症状:化脓性鼻涕、鼻出血和鞍鼻。

眼症状:眼疼痛、视觉障碍和突眼。

耳部:耳痛和中耳炎。

喉部:咽痛、声音嘶哑和喉部梗阻。

L 症状:血痰、咳嗽和呼吸困难。

K 症状:血尿、蛋白尿、急性肾衰竭、水肿和高血压。

(2)确诊

①3 项或 3 项以上症状阳性,包括 E、L、K 症状。

②2 项或 2 项以上症状阳性,任何阳性组织学发现。

③1 项或 1 项以上阳性,任何阳性组织学发现,阳性的 PR3-ANLA。

【治疗要点】

常规治疗包括肾上腺皮质激素联合环磷酰胺口服治疗。对危及生命的重症(弥漫性肺出血、急性进展性肾小球肾炎)采用静脉甲泼尼龙联合免疫球蛋白冲击疗法,防止复发可应用环磷酰胺联合复方磺胺甲噁唑治疗。

【处方】

1. 常规治疗

处方1：

泼尼松 1～1.5mg/kg，口服，每日 1 次。肾功能稳定及肺浸润消散后逐渐减量直至停止。

环磷酰胺 50～80mg，口服，每日 2 次。在临床症状完全缓解后至少维持 1 年开始减量，一般 2～3 个月减 25mg，直到停药。

雷贝拉唑 20mg，口服，每日 2 次。

西咪替丁 0.4g，睡前口服。

阿仑膦酸 70mg，晨起餐前 30 分钟直立位口服，每周 1 次。

处方2：

0.9%氯化钠 100ml＋甲泼尼龙 40～60mg，静脉给药，每日 2 次。肾功能稳定及肺浸润消散后改口服泼尼松逐渐减量，直至停止。

环磷酰胺 50～80mg/kg，口服，每日 2 次。在临床症状完全缓解后至少维持 1 年开始减量，一般 2～3 个月减 25mg，直到停药。

0.9%氯化钠/5%葡萄糖 100ml＋奥美拉唑 40mg，静脉给药，每日 1～2 次。

0.9%氯化钠/5%葡萄糖 100ml＋唑来膦酸 4mg，静脉给药，3～4 周 1 次。

处方3：

泼尼松龙 0.8～1.2mg/kg，口服，每日 1 次。肾功能稳定及肺浸润消散后逐渐减量直至停止。

环磷酰胺 50～80mg，口服，每日 2 次。在临床症状完全缓解后至少维持 1 年开始减量，一般 2～3 个月减 25mg，直到停药。

西咪替丁 0.4g，睡前口服。

阿仑膦酸 70mg，晨起餐前 30 分钟直立位口服，每周 1 次。

处方 4：

泼尼松 1~1.5mg/kg，口服，每日 1 次。肾功能稳定及肺浸润消散后逐渐减量直至停止。

环磷酰胺 50~80mg，口服，每日 2 次。在临床症状完全缓解后至少维持 1 年开始减量，一般 2~3 个月减 25mg，直到停药。

雷贝拉唑 20mg，口服，每日 2 次。

阿仑膦酸 70mg，晨起餐前 30 分钟直立位口服，每周 1 次。

2. 危重症治疗

0.9%氯化钠 250ml＋甲泼尼龙 1.0g，静脉给药，每日 1 次，连用 3 天后转为常规治疗。

环磷酰胺 3~5 mg/kg，分两次口服。3~4 天后减至 50~80mg/kg，口服，每日 2 次。

丙种球蛋白 400mg/kg，静脉给药，每日 1 次，持续 3~5 天。

0.9%氯化钠/5%葡萄糖 100ml＋奥美拉唑 40mg，静脉给药，每日 1~2 次。

0.9%氯化钠/5%葡萄糖 100ml＋唑来膦酸 4mg，静脉给药，3~4 周 1 次。

3. 预防复发治疗

处方 1：

环磷酰胺 25mg，口服，每日 1 次，持续应用。

处方 2：

复方磺胺甲噁唑 2~6 片，口服，每日 1 次。

【注意事项】

1. 激素冲击治疗可出现低血钾、高血压、血糖急剧升高、诱发或加重消化道溃疡、精神症状等。长期应用糖皮质激素不良反应参见急性间质性肺炎治疗注意事项。

2. 环磷酰胺不良反应

(1)骨髓抑制，主要为白细胞减少。

(2)化学性膀胱炎，如尿频、尿急、膀胱尿感强烈、血尿，甚至排尿困难。应多饮水,增加尿量以减轻症状。

(3)恶心、呕吐及厌食。

(4)脱发,停药后可再生细小新发。

(5)长期应用,男性可致睾丸萎缩及精子缺乏;妇女可致闭经、卵巢纤维化或致畸胎。孕妇慎用。

(6)偶可影响肝功能,出现黄疸及凝血酶原减少。肝功能不良者慎用。

3. 复方磺胺甲噁唑注意事项

(1)对磺胺过敏者禁用。

(2)孕妇禁用,因本品可穿过血胎屏障,在胎儿血中与胆红素竞争结合部位,致游离胆红素增高,有发生高胆红素血症和核黄疸的可能。

(3)哺乳期妇女禁用。

(4)失水、休克、严重肝肾疾病、血液病(如白细胞减少、血小板减少、紫癜症等)禁用。

(5)葡萄糖-6-磷酸脱氢酶缺乏者慎用。

(6)血卟啉症患者慎用。

(7)对呋塞米、砜类、噻嗪类利尿药、磺脲类、碳酸酐酶抑制药过敏的患者,对本品亦可过敏。

第三节　肺朗格汉斯细胞组织细胞增生症

肺朗格汉斯细胞组织细胞增生症(PLCH)是以大量朗格汉斯细胞增生、浸润和肉芽肿形成,导致肺及肺外器官功能障碍为特征的一组疾病。最常见的症状是干咳和活动后呼吸困难,部分胸膜下囊腔破裂导致自发性气胸是本病的首发症状。

【诊断要点】

中青年吸烟者,胸部 HRCT 表现为双肺弥漫的结节和囊腔影,以上中肺野为著,不累及肋膈角,结合 BALF 中 CD1α 阳性的朗格汉斯细胞大于 5％,可以临床诊断为 PLCH。肺脏组织病理显示典型的以细支气管为中心的星状间质性结节和囊腔,肺朗格汉斯细胞 CD1α 和 S-100 染色阳性,可以明确诊断。

【治疗要点】

目前无确切治疗方案。

1. 戒烟:戒烟是首要的治疗措施,50％～75％的患者在戒烟后 6～24 个月病情稳定或好转,症状缓解,影像学病变部分或完全消失。

2. 可尝试应用糖皮质激素及细胞毒药物治疗。

3. 肺移植终末期 PLCH 患者伴严重呼吸衰竭或肺动脉高压者,应该考虑肺移植。肺移植前,患者必须戒烟,否则易复发。

4. 胸膜固定术适用于反复气胸患者。

【处方】

处方 1:

0.9％氯化钠 100ml＋甲泼尼龙 40mg,静脉给药,每日 1～2次。肾功能稳定及肺浸润消散后改口服泼尼松逐渐减量,直至停止。

0.9％氯化钠/5％葡萄糖 100ml＋奥美拉唑 40mg,静脉给药,每日 1～2 次。

0.9％氯化钠/5％葡萄糖 100ml＋唑来膦酸 4mg,静脉给药,3～4 周 1 次。

处方 2:

泼尼松初始剂量 0.5～1mg/kg,口服,每日 1 次,1～2 周。之后逐渐减量至维持剂量,连续服用 6～12 个月。

兰索拉唑 30mg,口服,每日 2 次。

西咪替丁 0.4g,睡前口服。

阿仑膦酸 70mg,晨起餐前 30 分钟直立位口服,每周 1 次。

处方 3:

泼尼松龙初始剂量 0.4～0.8mg/kg,口服,每日 1 次,1～2

周。之后逐渐减量至维持剂量,连续服用 6～12 个月。

雷尼替丁 150mg,口服,每日 2 次。

奥美拉唑 20mg,口服,每日 2 次。

利塞膦酸 5mg,餐前 30 分钟直立位口服,每日 1 次。

处方 4:

泼尼松初始剂量 0.5～1mg/kg,口服,每日 1 次,1～2 周。之后逐渐减量至维持剂量,连续服用 6～12 个月。

雷贝拉唑 20mg,口服,每日 2 次。

特立帕肽 10～20mg,口服,每日 2 次。

减量及维持剂量

处方 1:

泼尼松 3～5 日减量 10mg,维持剂量 5～10mg,口服,每日 1 次。

雷尼替丁 150mg,口服,每日 2 次。

奥美拉唑 20mg,口服,每日 2 次。

利塞膦酸 5mg,餐前 30 分钟直立位口服,每日 1 次。

处方 2:

泼尼松龙 3～5 日减量 8mg,维持剂量 4～8mg 口服,每日 1 次。

雷贝拉唑 20mg,口服,每日 2 次。

特立帕肽 10～20mg,口服,每日 2 次。

【注意事项】

1. 糖皮质激素疗效尚未得到证实。长期应用糖皮质激素不良反应参见急性间质性肺炎治疗注意事项。

2. 细胞毒药物如长春新碱、甲氨蝶呤、环磷酰胺、依托泊苷和克拉屈滨可以用于戒烟后无缓解或对激素治疗没有反应的多器官受累患者。细胞毒药物的疗效尚不清楚。

第四节 淋巴管肌瘤病

淋巴管肌瘤病(LAM)是比较罕见以育龄期女性为主的疾病，平均年龄 30～40 岁，主要累及肺脏，典型表现为弥漫性囊性改变。以不典型平滑肌细胞的过度增生为特征，病因不明。

【诊断要点】

临床确诊标准：

1. 具有特征性肺 HRCT 表现，并同时具有以下之一：

(1)符合临床诊断或病理诊断标准的肾血管肌脂瘤。

(2)结节性硬化症。

(3)乳糜胸。

(4)乳糜腹水。

(5)符合病理诊断标准的腹部淋巴管平滑肌瘤或淋巴结受累。

(6)血清 VEGF-D＞800pg/ml。

2. 具有特征性或符合性肺 HRCT 表现，肺活检符合 LAM 病理诊断标准，如果经支气管肺活检，需符合 HMB45 阳性。

拟诊：

1. 具有特征性肺 HRCT 表现和符合 LAM 的临床病史。

2. 具有符合性肺 HRCT 表现，同时具有以下一项：肾血管肌脂瘤或胸腔或腹腔乳糜积液。

疑诊：仅具有特征性或符合性肺 HRCT 表现而缺乏其他证据。

【治疗要点】

1. 一般治疗

(1)均衡营养，戒烟。

(2)注射流感疫苗和肺炎球菌疫苗。

(3)避免妊娠。

2. 呼吸困难

(1)支气管扩张药。

(2)氧疗。

(3)对症治疗。

3. 并发症

(1)气胸:第一次自发性气胸即应该在充分胸腔闭式引流后行胸膜粘连术。

(2)乳糜胸:高热量、高蛋白无脂饮食,补充中链甘油三酯,效果不好,可考虑胸膜粘连和结扎胸导管(胸腔内的淋巴引流导管)。

(3)血管肌脂瘤:多无症状,如果小于 4cm 同时有后背疼痛、血尿等症状,应该立即就诊,需要考虑采取何种治疗,如栓塞或保留肾单位手术;大于 4cm 的肿瘤有自发性出血的风险,应该考虑经导管栓塞或保留肾单位手术切除。

4. 肺移植　针对重症 LAM 患者。

【处方】

支气管扩张药

茶碱

处方 1:

氨茶碱 100～200mg,口服,每日 3 次。

沙丁胺醇 8mg,雾化吸入,每日 3～4 次。

特布他林 0.25mg,雾化吸入,每日 3～4 次。

异丙托溴铵 20～80μg,雾化吸入,每日 3～4 次。

孟鲁司特 5～10mg,睡前嚼服。

黄体酮 10mg,肌内注射,每日 1 次。

处方 2:

茶碱控释片 0.1～0.2g,口服,每日 2 次。

沙丁胺醇 8mg,雾化吸入,每日 3～4 次。

福莫特罗 4.5～9μg,雾化吸入,每日 1 · 2 次。

孟鲁司特 5～10mg,睡前嚼服。

黄体酮 10mg,肌内注射,每日 1 次。

处方 3:

茶碱控释片 0.4g,口服,每晚 1 次。

沙丁胺醇 8mg,雾化吸入,每日 3～4 次。

异丙托溴铵 20～80μg,雾化吸入,每日 3～4 次。

噻托溴铵 18μg,雾化吸入,每日 1 次。

孟鲁司特 5～10mg,睡前嚼服。

黄体酮 10mg,肌内注射,每日 1 次。

沙美特罗 25～50μg,雾化吸入,每日 2 次。

特布他林片 2.5～5mg,口服,每日 2～3 次。

处方 4:

二羟丙茶碱(喘定) 0.1～0.2g,口服,每日 3 次。

沙丁胺醇 8mg,雾化吸入,每日 3～4 次。

沙美特罗 25～50μg,雾化吸入,每日 2 次。

异丙托溴铵 20～80μg,雾化吸入,每日 3～4 次。

黄体酮 10mg,肌内注射,每日 1 次。

处方 5:

5%葡萄糖/0.9%氯化钠 250ml＋氨茶碱 0.25g,静脉给药,每日 1～2 次。

控释沙丁胺醇 4mg,口服,每日 2 次。

特布他林片 2.5～5mg,口服,每日 2～3 次。

噻托溴铵 18μg,雾化吸入,每日 1 次。

孟鲁司特 5～10mg,睡前嚼服。

处方 6:

5%葡萄糖/0.9%氯化钠 100ml＋多索茶碱 0.3g,静脉给药,每日 1 次。

异丙托溴铵 20～80μg,雾化吸入,每日 3～4 次。

黄体酮 10mg,肌内注射,每日 1 次。

沙丁胺醇 8mg,雾化吸入,每日 3～4 次。

特布他林片 2.5～5mg,口服,每日 2～3 次。

处方 7:

氨茶碱 500～1000mg,稀释至 50ml,泵入,每小时 2ml,极量每日 1.5g。

福莫特罗 4.5～9μg,雾化吸入,每日 1～2 次。

异丙托溴铵 20～80μg,雾化吸入,每日 3～4 次。

噻托溴铵 18μg,雾化吸入,每日 1 次。

孟鲁司特 5～10mg,睡前嚼服。

黄体酮 10mg,肌内注射,每日 1 次。

【注意事项】

1. 茶碱类药物个体差异较大,要视个体病情变化选择最佳剂量和用药方法,在增大使用剂量时,应注意监测血药浓度。患有甲亢、窦性心动过速、心律失常者,请遵医嘱用药。严重心、肺、肝、肾功能异常者,高血压患者及活动性胃、十二指肠溃疡患者或合并感染的病人慎用。本品不得与其他黄嘌呤类药物同时服用,建议不要同时饮用含咖啡因的饮料或食品。

2. mTOR 抑制药可能有效,首选西罗莫司,主要保证西罗莫司血药浓度在 5～15ng/ml。

3. 肺功能或症状迅速恶化可肌内注射黄体酮,治疗 12 个月无效应停药。

第 12 章

结缔组织疾病的肺部表现

第一节　类风湿关节炎

类风湿关节炎(RA)是一种病因未明的慢性、以炎性滑膜炎为主的系统性疾病。其特征是手、足小关节的多关节、对称性、侵袭性关节炎症,可以导致关节畸形及功能丧失。

【诊断要点】

1. 病史　女性好发,高发年龄为 40～60 岁。

2. 症状　可伴有体重减轻、低热及疲乏感等全身症状。可有晨僵,多关节受累呈对称性多关节炎(常≥5 个关节)。呼吸系统受累可有胸膜炎、胸腔积液、肺动脉炎、间质性肺疾病、结节性肺病等。

3. 体征　关节畸形,手的畸形有梭形肿胀、尺侧偏斜、天鹅颈样畸形、纽扣花样畸形等。

4. 辅助检查

(1)实验室检查:目前临床常用的自身抗体包括类风湿因子(RF-IgM)、抗环状瓜氨酸(CCP)抗体、类风湿因子 IgG 及 IgA、抗核周因子、抗角蛋白抗体,以及抗核抗体、抗 ENA 抗体等。

(2)影像学检查:关节 X 线片可见软组织肿胀、骨质疏松。CT 检查胸部,CT 可进一步提示肺部病变,尤其高分辨 CT 对肺间质病变更敏感。

(3)特殊检查:关节穿刺术对于有关节腔积液的关节。

5. 鉴别诊断 需与骨关节炎、银屑病关节炎鉴别。

【治疗要点】

类风湿关节炎治疗原则包括患者教育、早期治疗、联合用药、个体化治疗方案及功能锻炼。

【处方】

处方 1:

甲氨蝶呤(MTX)5～15mg,口服,每周 1 次,最大剂量不超过每周 20mg,用药 3～12 周起效。

双氯芬酸钠(扶他林)75mg,口服,每日 1～2 次。

Tocilizumab(妥珠单抗)4～10mg/kg,静脉给药,每 4 周给药 1 次。

处方 2:

柳氮磺吡啶(维柳芬)(SSZ/SASP)0.25g,口服,每日 1 次。

美洛昔康(莫比可) 7.5～15mg,口服,每日 1～2 次。

Adalimumab(阿达木单抗)40mg,皮下注射,每 2 周 1 次。

处方 3:

来氟米特(爱若华、妥抒)(LEF)10～20mg,口服,每日 1 次。

塞来昔布(西乐葆) 100～200mg,口服,每日 1～2 次。

处方 4:

羟氯喹(纷乐)(HCQ) 0.1～0.2g,口服,每日 2 次。

洛索洛芬(乐松) 60mg,口服,每日 1～2 次。

Infliximab(英夫利昔单抗)3mg/kg,静脉给药,分别于 0、2、6 周注射 1 次,以后每 8 周静注 1 次,通常使用 3～6 次为 1 个疗程。

【注意事项】

类风湿关节炎在晚期、重症或长期卧床患者,因合并感染,消化道出血,心、肺或肾病变等可危及患者生命。

第二节　系统性红斑狼疮

系统性红斑狼疮是一种累及多系统、多器官并有多种自身抗体出现的自身免疫性疾病。由于体内有大量致病性自身抗体和免疫复合物而造成组织损伤。

【诊断要点】

1. 病史　早期表现两性均发病,有多脏器损害,同时伴有自身抗体(尤其是抗核抗体,简称 ANA)阳性的实验室发现。

2. 症状　发热,胸膜炎为最常见,表现为发作性胸痛,持续数小时至数天不等。

3. 体征　皮疹,腹水时可有移动性浊音阳性,胸腔积液时可有呼吸音低,肝大,下肢肿胀等。

4. 辅助检查

(1)最常见的是不同程度的贫血;尿常规可有不同程度的蛋白尿,血尿和管型尿或脓尿;狼疮细胞;抗核抗体阳性;抗 dsDNA 抗体阳性;抗 Sm 抗体阳性;免疫球蛋白 IgG、IgM 升高;血清总补体(CH50),C3 含量降低;肾穿刺活组织检查。

(2)X 线检查:胸部 X 线检查以间质性肺炎改变为主。

5. 鉴别诊断　与皮肌炎、结节性多动脉炎、混合结缔组织病相鉴别。

【治疗要点】

教育病人、去除诱因、休息和锻炼、精神和心理治疗。

【处方】

激素治疗

处方 1:

冲击疗法:一般选用甲泼尼龙(甲基强的松龙)1g,加入液体中静滴,30～60 分钟内滴完(有人认为仍以在 3 小时内滴入为妥),每日 1 次,连续 3～5 日,可在第 2 周甚至第 3 周重复使用,也有用地塞米松每天 7.5～15mg 进行冲击治疗,疗程结束后给予泼尼松每日 60mg 口服。环磷酰胺 0.8～1.2g,加入液体中静脉给药,每 3～4 周 1 次。

免疫球蛋白每日 300～400mg/kg,连续 3～5 天,个别病人可用至 1 周(对于严重的血小板减少,或重症狼疮合并感染的患者)。

处方 2:

大剂量疗法:口服法一般选用泼尼松每日 60～100mg 或每天 1～1.5mg/kg,待病情稳定后逐渐减量。

环磷酰胺 1～2.5mg/kg 或每次 0.2g,静脉给药,每周 2～3 次。

处方 3:

中剂量长程疗法:泼尼松用量多在每日 20～60mg,此阶段的治疗多处在激素应用剂量由大到小的减量阶段。

苯丁酸氮芥(瘤可宁)常用量为每日 0.1mg/kg,总量达 400mg 时即应减量或停服,维持量为每日 0.02mg/kg。

处方 4:

小剂量维持方法:一般选用泼尼松每天 15mg 以内,或以每天 5～7.5mg 的最小剂量维持,通常采用每天晨起一次给药或隔天给药的方法。

硫唑嘌呤常用量为每天 1～1.5mg/kg。

处方 5:

每次置换血浆 40ml/kg,每周 3 次,共 2～6 周。

【注意事项】

本病易发生药物过敏,且表现较重,一旦过敏则不容易逆转或病情恶化,有时疾病处于相对稳定期,接受致敏的药物即可引起病情急性发作如持续性高热等。

第三节 进行性系统性硬化病

进行性系统性硬化病(PSS)又称系统性硬化,是一种以皮肤纤维化为主,并累及血管和内脏器官的自身免疫性疾病。病变呈局限性良性皮损,称为硬皮病。

【诊断要点】

1. **病史** PSS 常见的累及器官与组织有皮肤、肾脏、胃肠道、心脏及大范围的血管。

2. **症状** 最多见的初期表现是雷诺现象和隐袭性肢端和面部肿胀,并有手指皮肤逐渐增厚。

3. **体征** 皮肤改变包括肿胀、红斑、皮肤色素过少或皮肤色素沉着,继而表皮变薄,出现硬结,皮肤紧贴皮下组织。

4. **辅助检查**

(1)实验室检查:尿液检查蛋白尿<500mg/24h,蛋白电泳约半数患者丙种球蛋白升高,血浆肾素水平升高。

(2)免疫学检查,类风湿因子(RF):1/3PSS 患者 RF 阳性。ANA:70%PSS 患者 ANA 阳性。抗 Scl-70 抗体:为弥漫型 PSS 的标记性抗体,见于 $50\% \sim 60\%$ 的患者。

(3)肾活检。

5. **鉴别诊断** 与局部性硬皮病、弥漫性筋膜炎伴嗜酸性粒细胞增多、化学物、毒物所致硬皮样综合征相鉴别。

【治疗要点】

1. **局限型 PSS** 小片皮肤损害可用氟化皮质擦剂。坚持体疗和物理治疗。

2. **弥漫型 PSS** 去除感染病灶,增加营养,注意保暖,避免过度劳累与精神紧张。抑制胶原增生、血管扩张药、生物制剂、糖皮质激素、透析治疗和肾移植。

【处方】

处方 1：

维生素 E 300～1200U，口服，每日 1 次。

青霉胺开始每日 250mg，口服，逐渐增至每日 1.0～1.5g，连服 2～3 年应密切注意可能产生的不良反应，如皮疹，肝、肾损害，骨髓抑制等。

硝苯地平控释片 30mg，口服，每日 1 次。

处方 2：

秋水仙碱每日 0.5～1.5mg，连服 3 个月至数年，对皮肤硬化、雷诺征及食管改变有一定疗效。

硝苯地平缓释片 20mg，口服，每日 2 次。

处方 3：

对氨基苯甲酸钾每日 3～4g，口服。

贝那普利 10mg，口服，每日 2 次。

【注意事项】

病程中皮肤改变早期进展迅速的患者比皮肤改变进展缓慢者更易发生肾功能衰竭。

第四节　多发性肌炎-皮肌炎

多发性肌炎属于炎症性肌病，是一组以骨骼肌间质性炎变和肌纤维变性为特征的综合征，病变局限于肌肉时称为多发性肌炎，同时累及皮肤和肌肉则称为皮肌炎。

【诊断要点】

1 病史　多见于 20～40 岁妇女，病前可有感染史。

2. 症状　以对称性肢体近端肌肉无力、疼痛和压痛为主征，可累及咽肌、呼吸肌和颈肌。

3. 体征　对称性四肢近端肌肉无力，肌肉萎缩，肢体近端多见，皮肤损害。

4．辅助检查

(1)血清 CPK、LDH、GOT 均升高。

(2)24 小时尿中肌酸排出量可显著增加，＞1000mg/24 小时。

(3)肌电图：插入电位延长，可有肌强直样放电活动。

(4)肌肉活检。

5．鉴别诊断 需与肌营养不良、甲状腺功能障碍、系统性红斑狼疮等相鉴别。

【治疗要点】

1．尽早应用肾上腺皮质激素或免疫抑制药。

2．对症和支持治疗，防治各种感染。

3．血浆交换疗法。

4．大剂量丙种球蛋白治疗。

5．顽固、重症者全身放疗。

【处方】

处方 1：

大剂量疗法：口服法一般选用泼尼松每天 60～100mg 或按每天 1～1.5mg/kg。

环磷酰胺 0.8～1.2g，加入液体中静脉给药，每 3～4 周 1 次。

处方 2：

中剂量长程疗法：泼尼松用量多在每天 20～60mg，此阶段的治疗多处在激素应用剂量由大到小的减量阶段，不少于 3 个月。

硫唑嘌呤常用量为每天 1～1.5mg/kg。

环磷酰胺每日 1～2.5mg/kg 或每次 0.2g，静脉给药，每周 2～3 次。

免疫球蛋白每日 300～400mg/kg，静脉给药，连续 3～5 天，个别病人可用至 1 周（对于严重的血小板减少，或合并感染的患者）。

【注意事项】

恢复期可适量轻度活动，但动作不宜过快，幅度不宜过大，根据肌力恢复程度,逐渐增加活动量,功能锻炼应避免过度疲劳,以免血清酶升高。

第五节　干燥综合征

干燥综合征是一种以侵犯泪腺、唾液腺等外分泌腺体为主的慢性自身免疫性疾病,又称为自身免疫性外分泌腺体病。

【诊断要点】

1. 病史　多为 40～60 岁的中老年女性,近期出现腺体干燥。

2. 症状　口干无唾或少唾,自觉两眼干涩,少泪或无泪,眼部有异物摩擦感,或烧灼感,眼睑沉重。皮肤干燥。

3. 体征　口腔黏膜干燥裂开、溃疡。龋齿,部分患者可见肝、脾大等。

4. 辅助检查　高丙球蛋白血症及多种自身抗体阳性。抗甲状腺球蛋白抗体、抗胃壁细胞抗体、Coombs 等抗体阳性。唾液腺检查、眼及泪腺功能检查。

5. 鉴别诊断　需与系统性红斑狼疮相鉴别,狼疮可见皮疹,ANA、dsDNA 等阳性。

【治疗要点】

1. 口腔干燥　注意口腔卫生,多饮水。2‰甲基纤维素餐前涂口腔,偶可改善症状。

2. 眼干燥　外出戴防风眼镜;如有角膜溃疡,需用硼酸软膏和眼罩。

3. 全身治疗　伴发其他结缔组织病时可考虑选用糖皮质激素或免疫抑制药治疗。

【处方】

处方 1:

用 0.5‰甲基纤维素滴眼,每日 4～6 次。

口腔干燥者可用 2‰羧甲基纤维素在饭前涂于口腔黏膜,服用枸橼酸或柠檬汁解渴。

泼尼松 5～10mg,口服,每日 1 次。

甲氨蝶呤 0.2～0.3mg/kg,每周 1 次。

处方 2:

环磷酰胺 1～2mg/kg,口服,每日 1 次。

泼尼松 5～10mg,口服,每日 1 次。

处方 3:

泼尼松 5～10mg,口服,每日 1 次。

硫唑嘌呤 1～2mg/kg,口服,每日 1 次。

【注意事项】

呼吸道护理,将室内湿度控制在 50%～60%,温度保持在 18～21℃,可以缓解呼吸道黏膜干燥所致干咳等症状,并可预防感染。

第六节　白　塞　病

白塞病(BD)是一种全身性、慢性、血管炎性疾病。以口腔溃疡、生殖器溃疡、眼炎及皮肤损害为突出表现,又称为口-眼-生殖器综合征。

【诊断要点】

1. 病史　16～40 岁的青壮年,男性发病略高于女性,以反复口腔溃疡等为首发症状。

2. 症状　肺受累时有咳嗽、咯血、胸痛、呼吸困难等;肺静脉血栓形成可致肺梗死。

3. 体征　角膜炎、疱疹性结膜炎、巩膜炎、视神经乳头炎、眼底出血。

4. 辅助检查　本病无特异性实验室异常。针刺反应试验阳性。

5. 鉴别诊断　应注意与类风湿关节炎、赖特综合征、强直性脊柱炎相鉴别。

【治疗要点】

本病目前尚无公认的有效根治办法。

【处方】

处方 1：

布洛芬 0.4～0.6g，口服，每日 1 次。

糖皮质激素膏、冰硼散、锡类散局部外用。

生殖器溃疡用 1∶5000 高锰酸钾清洗后加用抗生素软膏。

眼结膜炎、角膜炎可应用皮质激素眼膏或滴眼液。

处方 2：

双氯芬酸钠 25mg，口服，每日 1 次。

泼尼松 5～10mg，口服，每日 1 次。

处方 3：

泼尼松 5～10mg，口服，每日 1 次。

秋水仙碱 0.5mg，口服，每日 2～3 次。

处方 4：

常用量为泼尼松 40～60mg，口服，每日 1 次，逐渐减量。

处方 5：

重症患者如严重眼炎、中枢神经系统病变、严重血管炎患者可考虑采用静脉应用大剂量甲基泼尼松龙冲击，1000mg，静脉给药，每日 1 次，3～5 日为一疗程。

处方 6：

苯丁酸氮芥 2mg，口服，每日 3 次。用于治疗视网膜、中枢神经系统及血管病变，用法为持续使用数月直至病情控制至稳定，然后逐渐减量至小量维持，病情完全缓解半年后可考虑停药。

处方 7：

硫唑嘌呤 2～2.5mg/（kg·d）可抑制口腔、眼部病变和关节炎，但停药后容易复发，可与其他免疫抑制药联用。

处方 8：

甲氨蝶呤每周 7.5～15mg，口服或静脉给药。

【注意事项】

服用期间必须根据临床表现而不断调整剂量。

第七节　结节性多动脉炎

结节性多动脉炎又称多动脉炎或结节性动脉周围炎，是一种累及中、小动脉的坏死性血管炎性疾病。

【诊断要点】

1. 病史　男女的发病率之比约为 2∶1，有不明原因发热史。

2. 症状　咳嗽、胸痛、气喘、哮鸣音和咯血。肺部及气管的动脉炎可引起阻塞、梗死和肺内出血、胸腔积液或积血等。

3. 体征　皮肤可见结节、红斑、丘疹等，肺部可闻及呼吸音降低或干、湿啰音等。

4. 辅助检查　血常规检查可见有正色素性贫血，肾功能异常时可表现为血清肌酐升高、肌酐清除率下降等。血沉增快，C-反应蛋白增加。白蛋白水平下降，球蛋白增多，总补体及补体 C3 水平下降等。

5. 鉴别诊断　与变应性肉芽肿性血管炎、过敏性血管炎鉴别。

【治疗要点】

结节性多动脉炎的治疗是根据病变累及器官或系统的范围、程度的不同，临床表现的症状、体征的不同而分别制订的。

【处方】

处方 1：

泼尼松 30～90mg，口服，每日 1 次，连用 4～8 周。

病变活动期应用，病情缓解后逐渐减为维持量（每日 5～15mg）。

阿司匹林 100～300mg,口服,每日 1 次。

处方 2:

环磷酰胺 100～150mg,静脉给药,每日 1 次,连用 1～2 周,总量不宜超过 6g。

吲哚美辛 25～50mg,口服,每日 3 次。

处方 3:

甲氨蝶呤 10～15mg,加入生理盐水 30ml 中,静脉给药,每周 1 次,连用 4 次。

【注意事项】

本病需要系统治疗,并按医嘱坚持服药和定期随诊。同时不要滥用药物,防止药物及食物过敏和感染,尤其是乙肝病毒感染。

第13章

胸膜疾病

第一节　胸腔积液

在正常情况下脏层胸膜和壁层胸膜表面上有一层很薄的液体,在呼吸运动时起润滑作用。任何因素使胸膜腔内液体形成过快或吸收过缓,即产生胸腔积液(胸水)。

【诊断要点】

1. 病史　如充血性心衰、胸膜炎症(肺结核、肺炎)、结缔组织病(系统性红斑狼疮、类风湿关节炎)、胸膜肿瘤。

2. 症状　呼吸困难是最常见的症状,多伴有胸痛和咳嗽。

3. 体征　少量积液时,可无明显体征。中至大量积液时,患侧胸廓饱满,触觉语颤减弱,局部叩诊浊音,呼吸音减低或消失。

4. 辅助检查

(1)诊断性胸腔穿刺和胸腔积液检查。

(2)X线检查:极小量的游离性胸腔积液,胸部 X 线仅见肋膈角变钝;积液量增多时显示有向外侧、向上的弧形上缘的积液影。

(3)超声检查:临床用于估计胸腔积液的深度和积液量,协助胸腔穿刺定位。

(4)可行胸膜活检和胸腔镜明确胸腔积液性质。

5. 鉴别诊断　区分渗出液及漏出液。

【治疗要点】

1. 一般治疗　包括休息、营养支持和对症治疗。

2. 抽液治疗。

3. 抗结核药物及抗菌药物要足量。

【处方】

首次抽液不应超过 700ml,以后每次抽液量不应超过 1000ml。

处方 1:

桔贝合剂 10ml,口服,每日 3 次。

孟鲁司特钠咀嚼片 10mg,口服,每日 1 次。

细辛脑 16mg,静脉给药,每 12 小时 1 次。

茶碱 0.2g,静脉给药,每 12 小时 1 次。

0.9%氯化钠 250ml＋莫西沙星 0.4g,静脉给药,每日 1 次。

处方 2:

酮替芬 1mg,口服,每日 1 次。

磷酸可待因 30mg,口服,每日 1 次。

溴己新 4mg,静脉给药,每 12 小时 1 次。

脂肪乳 250ml,静脉给药,每日 1 次。

0.9%氯化钠 250ml＋左氧氟沙星 0.4g,静脉给药,每日 1 次。

处方 3:

复方甲氧那明 2 粒,口服,每日 3 次。

溴己新 16mg,口服,每日 3 次。

细辛脑 16mg,静脉给药,每日 1 次。

0.9%氯化钠 50ml＋胸腺喷丁 10mg,静脉给药,每日 1 次。

溴己新 8mg,静脉给药,每 12 小时 1 次。

0.9%氯化钠 100ml＋头孢他啶 2.0g,静脉给药,每 8 小时 1 次。

处方 4：

盐酸氨溴索 30mg，口服，每日 3 次。

羧甲司坦片 500mg，口服，每日 3 次。

乙酰半胱氨酸泡腾片 0.6g，温水泡服，每日 2 次。

0.9%氯化钠 100ml＋头孢曲松 2.0g，静脉给药，每 8 小时 1 次。

处方 5：

细辛脑 16mg，静脉给药，每 12 小时 1 次。

溴己新 8mg，静脉给药，每日 1 次。

复方氨林苯巴比妥 3ml，肌内注射，发热时。

氨溴索 30mg，静脉给药，每日 3 次。

0.9%氯化钠 100ml＋头孢克洛 2.0g，静脉给药，每 8 小时 1 次。

处方 6：

氨溴索 30mg，口服，每日 3 次。

磷酸可待因 30mg，口服，每日 1 次。

脾氨肽 1 支，口服，每日 2 次。

溴己新 4mg，静脉给药，每日 1 次。

0.9%氯化钠 100ml＋头孢呋辛 2.0g，静脉给药，每 8 小时 1 次。

处方 7：

复方甲氧那明 2 粒，口服，每日 3 次。

乙酰半胱氨酸泡腾片 0.6g，温水泡服，每日 2 次。

标准桃金娘油 300mg，口服，每日 3 次。

百令胶囊 4 粒，口服，每日 3 次。

氨溴索 60mg，静脉给药，每日 3 次。

氨基酸 250ml，静脉给药，每日 1 次。

0.9%氯化钠 100ml＋头孢甲肟 2.0g，静脉给药，每 8 小时 1 次。

【注意事项】

警惕过快、过多抽液可使胸腔压力骤降,发生复张后肺水肿或循环衰竭。

第二节　气　胸

当气体进入胸膜腔造成积气状态时,称为气胸。气胸可分成自发性、外伤性和医源性三类。

【诊断要点】

1. 病史　自发性气胸通常分为以下三种类型:闭合性(单纯性)气胸、交通性(开放性)气胸、张力性(高压性)气胸。

2. 症状　起病前部分患者可能有持重物、屏气、剧烈体力活动等诱因,大多数起病急骤,患者突感一侧胸痛,针刺样或刀割样,持续时间短暂,继之胸闷和呼吸困难。

3. 体征　取决于积气量的多少和是否伴有胸腔积液。

4. 辅助检查

(1)X线:胸片检查是诊断气胸的重要方法。

(2)CT:表现为胸膜腔内出现极低密度的气体影,伴有肺组织不同程度的萎缩改变。

5. 鉴别诊断　需与支气管哮喘、慢性阻塞性肺疾病、急性心肌梗死等鉴别。

【治疗要点】

1. 保守治疗　主要适用于稳定型小量气胸。

2. 排气疗法　应根据X线胸片或在X线透视下选择适当部位进行插管排气引流。

3. 化学性胸膜固定术。

4. 手术治疗。

【处方】

胸腔闭式引流一般多取锁骨中线外侧第2肋间,或腋前线第

4～5 肋间。对于合并有咳嗽咳痰的给予化痰、抗感染对症治疗。

处方 1：

桔贝合剂 10ml，口服，每日 3 次。

孟鲁司特钠咀嚼片 10mg，口服，每日 1 次。

细辛脑 16mg，静脉给药，每 12 小时 1 次。

处方 2：

酮替芬 1mg，口服，每日 1 次。

磷酸可待因 30mg，口服，每日 1 次。

0.9％氯化钠 250ml＋左氧氟沙星 0.4g，静脉给药，每日 1 次。

处方 3：

复方甲氧那明 2 粒，口服，每日 3 次。

溴己新 16mg，口服，每日 3 次。

细辛脑 16mg，静脉给药，每日 1 次。

0.9％氯化钠 50ml＋胸腺喷丁 10mg，静脉给药，每日 1 次。

溴己新 8mg，静脉给药，每 12 小时 1 次。

0.9％氯化钠 100ml＋头孢他啶 2.0g，静脉给药，每 8 小时 1 次。

处方 4：

盐酸氨溴索 30mg，口服，每日 3 次。

羧甲司坦片 500mg，口服，每日 3 次。

乙酰半胱氨酸泡腾片 0.6g，温水泡服，每日 2 次。

0.9％氯化钠 100ml＋头孢曲松 2.0g，静脉给药，每 8 小时 1 次。

【注意事项】

对于突发胸痛、呼吸困难者，尽快完善胸部检查，及时发现气胸，减少死亡率。

第三节　乳糜胸

乳糜胸系不同原因导致胸导管破裂或阻塞,使乳糜液溢入胸腔所致。胸导管为体内最大的淋巴管,引流横膈以下及膈上左半侧的淋巴液,注入左静脉角(左颈静脉与左锁骨下静脉汇合处)。

【诊断要点】

1. 病史

(1)有胸部手术史、胸部闭合伤、剧烈咳嗽或呕吐、脊柱过度伸展或骨折等少见原因,也有可能导致胸导管撕裂。

(2)纵隔恶性肿瘤。

(3)少数先天性者,其原因是胸导管发育畸形。

2. 症状　分两部分,一是原发病表现;二为乳糜胸本身症状。

3. 体征　少量乳糜性胸腔积液时可无阳性体征,量多时患侧呼吸运动减弱,叩诊浊音,呼吸音减弱或消失。

4. 辅助检查

(1)实验室检查:胸腔积液离心沉淀后仍浑浊,胸腔积液三酰甘油测定常>2.75mmol/L,且高于血浆含量,胆固醇/三酰甘油<1。

(2)其他辅助检查:X线检查:平片多呈现中量、大量积液影像。可通过CT片观察肺、纵隔、胸膜原发及转移性肿瘤。淋巴管造影可用来明确胸导管的部位和其破口的部位。

5. 鉴别诊断　临床须与脓胸和假性乳糜胸相鉴别。

【治疗要点】

治疗方案取决于病因,乳糜量的多少及病程持续的长短,通常采用综合治疗。

【处方】

处方1:

四环素(20mg/kg)、四环素粉针0.5～1.0g,溶于100ml生理盐水中,穿刺或从闭式引流管注入胸膜腔。

0.9％氯化钠 250ml＋谷红注射液 20ml,静脉给药,每日 1 次。

0.9％氯化钠 50ml＋胸腺喷丁 10mg,静脉给药,每日 1 次。

百令胶囊 4 粒,口服,每日 3 次。

高糖加胰岛素,静脉给药,每日 1 次。

处方 2:

1～2U 加入 5％氯化钙液 10ml,氨甲环酸 250mg,分 1～5 次喷注于胸腔。

0.9％氯化钠 50ml＋胸腺喷丁 20mg,静滴,每日 1 次

0.9％氯化钠 250ml＋苦碟子 30ml,静脉给药,每日 1 次。

脾氨肽 1 支,口服,每日 2 次。

乌苯美司 10mg,口服,每日 3 次。

氨基酸 500ml,静脉给药,每日 1 次。

脂肪乳 250ml,静脉给药,每日 1 次。

处方 3:

恶性肿瘤可采取放、化疗。

【注意事项】

饮食上应注意富含维生素、碳水化合物和中链三酰甘油,胸腔穿刺引流失败,及早外科手术治疗。

第四节　结核性胸膜炎

结核杆菌直接感染胸膜是结核性胸膜炎的主要发病机制,引起结核性胸膜炎的途径有:①肺门淋巴结核的细菌经淋巴管逆流至胸膜;②邻近胸膜的肺结核病灶破溃;③急性或亚急性血行播散性结核引致胸膜炎;④机体的变应性较高;⑤胸椎结核和肋骨结核向胸膜腔溃破。

【诊断要点】

1. 病史　结核性胸膜炎是结核菌由近胸膜的原发病灶直接

侵入胸膜,或经淋巴管血行播散至胸膜而引起的渗出性炎症。

2. 症状 其症状主要表现为结核的全身中毒症状和胸腔积液所致的局部症状。

3. 体征 体征与积液量和积聚部位有关。

4. 辅助检查

(1)实验室检查:结核性胸膜炎初期,血中白细胞总数可增高或正常,以淋巴细胞为主。红细胞沉降率增快。胸液比重 1.018以上,Rivalta 试验阳性。腺苷脱氨酶(ADA)>45U/L,癌胚抗原(CEA)<20μg/L,流式细胞术细胞呈多倍体。

(2)针刺胸膜活检是诊断结核性胸膜炎的重要手段。

(3)超声波检查:超声探测胸腔积液的灵敏度高,定位准确,并可估计胸腔积液的深度和积液量,提示穿刺部位。

5. 鉴别诊断 需与细菌性肺炎、类肺炎性胸腔积液、恶性胸腔积液鉴别。

【治疗要点】

结核性胸膜炎的治疗包括一般治疗、抽取胸液和抗结核治疗。其化疗原则与化疗方法和活动性结核相同。

【处方】

处方1:

2HRZE/4HR 方案(每日给药方案)

强化期:异烟肼(H)0.3g,顿服,每日1次,2个月。

利福平(R)0.45g,顿服,每日1次,2个月。

吡嗪酰胺(Z)0.5g,顿服,每日1次,2个月。

乙胺丁醇(E)0.75g,顿服,每日1次,2个月。

巩固期:异烟肼(H)0.3g,顿服,每日1次,4个月。

利福平(R)0.45g,顿服,每日1次,4个月。

处方2:

2H3R3Z3E3/4H3R3 方案(间歇给药方案)

强化期:异烟肼(H)0.3g,顿服,隔日1次或每周3次,2

个月。

利福平(R) 0.45g,顿服,隔日 1 次或每周 3 次,2 个月。

吡嗪酰胺(Z) 0.5g,顿服,隔日 1 次或每周 3 次,2 个月。

乙胺丁醇(E) 0.75g,顿服,隔日 1 次或每周 3 次,2 个月。

巩固期:异烟肼(H) 0.3g,顿服,隔日 1 次或每周 3 次,4 个月。

利福平(R) 0.45g,顿服,隔日 1 次或每周 3 次,4 个月。

处方 3:

当大量胸腔积液、吸收不满意或结核中毒症状严重时可用泼尼松每日 20～30mg,分三次口服,至胸液明显减少或中毒症状减轻时每周减少 5～10mg,一般 4～6 周停药。

【注意事项】

治疗过程必须注意抗结核药物的不良反应,如听力的变化、视觉的变化和肝肾功能等,发生时应根据情况减量或停用。

第五节　急性脓胸

胸腔内因致病菌感染造成积脓,称为脓胸。按病程发展分为急性和慢性脓胸。按病变累及的范围分成局限性脓胸和全脓胸。若合并胸膜腔积气则称为脓气胸。

【诊断要点】

1. 病史　继发于肺部或食管的感染性疾病。

2. 症状　继发于肺部感染的急性脓胸往往是在肺部感染症状好转以后,又再次出现高热、胸痛、呼吸困难、咳嗽、全身乏力、食欲缺乏等症状。

3. 体征　患侧呼吸运动减弱,肋间隙饱满、增宽,叩患侧呈实音并有叩击痛。局限性包裹性脓胸的阳性体征多不典型,仅在病变局部有某些阳性体征,不易发现。

4．辅助检查

(1)实验室检查：血常规中可发现白细胞计数增高，中性粒细胞增至 80％以上，细胞核左移。

(2)其他辅助检查：X线是脓胸的主要诊断方法。CT 检查可发现脓胸表现为与胸壁平行的弓形均匀致密影。

5．鉴别诊断　临床须与假性乳糜胸相鉴别。

【治疗要点】

急性脓胸的治疗原则包括全身治疗、抗感染和脓液引流三个主要方面。

【处方】

处方 1：

乙酰半胱氨酸泡腾片 0.6g，温水泡服，每日 2 次。

标准桃金娘油 300mg，口服，每日 3 次。

百令胶囊 4 粒，口服，每日 3 次。

赖氨酸阿司匹林 1g，静脉给药，发热时。

溴己新 4mg，静脉给药，每 12 小时 1 次。

脂肪乳 250ml，静脉给药，每日 1 次。

奥硝唑 0.5g，静脉给药，每日 1 次。

0.9％氯化钠 100ml＋头孢他啶 2.0g，静脉给药，每 8 小时 1 次。

处方 2：

溴己新 8mg，口服，每日 3 次。

孟鲁司特 5mg，口服，每日 1 次。

氨溴索 30mg，静脉给药，每日 3 次。

氨基酸 250ml，静脉给药，每日 1 次。

0.9％氯化钠 100ml＋头孢曲松 2.0g，静脉给药，每 8 小时 1 次。

处方 3：

氨溴索 30mg，口服，每日 3 次。

磷酸可待因 30mg,口服,每日 1 次。

脾氨肽 1 支,口服,每日 2 次。

0.9%氯化钠 100ml＋头孢甲肟 2.0g,静脉给药,每 8 小时 1 次。

处方 4:

百令胶囊 4 粒,口服,每日 3 次。

赖氨酸阿司匹林 1g,静脉给药,发热时。

高糖加胰岛素,静脉给药,每日 1 次。

细辛脑 16mg,静脉给药,每 12 小时 1 次。

0.9%氯化钠 50ml＋胸腺喷丁 10mg,静脉给药,每日 1 次。

溴己新 8mg,静脉给药,每 12 小时 1 次。

0.9%氯化钠 100ml＋头孢吡肟 2.0g,静脉给药,每 8 小时 1 次。

处方 5:

孟鲁司特钠咀嚼片 10mg,口服,每日 1 次。

乌苯美司 10mg,口服,每日 3 次。

细辛脑 16mg,静脉给药,每日 1 次。

溴己新 8mg,静脉给药,每日 1 次。

复方氨林苯巴比妥 3ml,肌内注射,发热时。

氨溴索 60mg,静脉给药,每日 3 次。

脂肪乳 250ml,静脉给药,每日 1 次。

氨基酸 500ml,静脉给药,每日 1 次。

0.9%氯化钠 100ml＋美罗培南 0.5g,静脉给药,每 8 小时 1 次。

处方 6:

酮替芬 1mg,口服,每日 1 次。

桔贝合剂 20ml,口服,每日 3 次。

孟鲁司特 5mg,口服,每日 1 次。

0.9%氯化钠 100ml＋哌拉西林他唑巴坦 2.5g,静脉给药,每

12 小时 1 次。

【注意事项】

注意每次注入的冲洗液量,不要超过抽出的液体的总量,以免造成胸腔内压力增高,使脓液扩散到其他部位,引起感染播散。

第六节 慢性脓胸

慢性脓胸主要是由于急性脓胸治疗不彻底造成的。

【诊断要点】

1. 病史 患者常合并急性脓胸史。

2. 症状 长期感染、慢性消耗,常使患者呈现慢性全身中毒症状,合并皮肤瘘时,有脓液自瘘口外溢。

3. 体征 查体可见患侧胸廓下陷、肋间隙窄、呼吸运动减弱或消失,叩诊呈实音,纵隔心脏向患侧移位,呼吸音减弱或消失,脊柱侧弯,杵状指(趾)。

4. 辅助检查

(1)实验室检查:常有急性脓胸的相关表现,胸腔积液培养可有阳性表现。

(2)X 线:患侧胸膜肥厚肋间隙窄,大片密度增高的毛玻璃样模糊阴影。纵隔向患侧移位,横膈升高。

(3)B 超检查:可见液体回声浮动增强,甚至上下翻滚,极易识别。

5. 鉴别诊断 需与结核、肿瘤性胸腔积液鉴别。

【治疗要点】

慢性脓胸多需手术治疗,清除异物,消灭脓腔,尽可能多地保留和恢复肺功能。

【处方】

处方 1:

乙酰半胱氨酸泡腾片 0.6g,温水泡服,每日 2 次。

标准桃金娘油 300mg,口服,每日 3 次。

赖氨酸阿司匹林 1g,静脉给药,发热时。

溴己新 4mg,静脉给药,每 12 小时 1 次。

脂肪乳 250ml,静脉给药,每日 1 次。

奥硝唑 0.5g,静脉给药,每日 1 次。

0.9%氯化钠 100ml＋头孢曲松 2.0g,静脉给药,每 8 小时 1 次。

处方 2：

溴己新 8mg,口服,每日 3 次。

孟鲁司特 5mg,口服,每日 1 次。

氨溴索 60mg,静脉给药,每日 3 次。

氨基酸 250ml,静脉给药,每日 1 次。

0.9%氯化钠 100ml＋头孢他啶 2.0g,静脉给药,每 8 小时 1 次。

处方 3：

氨溴索 30mg,口服,每日 3 次。

磷酸可待因 30mg,口服,每日 1 次。

脾氨肽 1 支,口服,每日 2 次。

0.9%氯化钠 100ml＋头孢甲肟 2.0g,静脉给药,每 8 小时 1 次。

处方 4：

百令胶囊 4 粒,口服,每日 3 次。

赖氨酸阿司匹林 1g,静脉给药,发热时。

高糖加胰岛素,静脉给药,每日 1 次。

细辛脑 16mg,静脉给药,每 12 小时 1 次。

0.9%氯化钠 50ml＋胸腺喷丁 10mg,静脉给药,每日 1 次。

0.9%氯化钠 100ml＋头孢吡肟 2.0g,静脉给药,每 8 小时 1 次。

处方 5：

孟鲁司特钠咀嚼片 10mg,口服,每日 1 次。

乌苯美司 10mg,口服,每日 3 次。

细辛脑 16mg,静脉给药,每 12 小时 1 次。

溴己新 8mg,静脉给药,每 12 小时 1 次。

氨溴索 30mg,静脉给药,每日 3 次。

脂肪乳 250ml,静脉给药,每日 1 次。

氨基酸 500ml,静脉给药,每日 1 次。

0.9%氯化钠 100ml+美罗培南 0.5g,静脉给药,每 8 小时 1 次。

处方 6:

酮替芬 1mg,口服,每日 1 次。

桔贝合剂 20ml,口服,每日 3 次。

细辛脑 16mg,静脉给药,每日 1 次。

0.9%氯化钠 100ml+哌拉西林他唑巴坦 2.5g,静脉给药,每 12 小时 1 次。

处方 7:

尿激酶胸腔冲洗。

【注意事项】

术前应适当补充营养,纠正低蛋白和贫血,少量多次输血,增强机体抵抗力,选用有效抗生素,控制感染。

第七节　血　胸

胸膜腔积聚血液称血胸。由胸部锐器伤、枪弹伤等穿透性损伤或挤压、肋骨骨折等钝性胸部伤所引起的血胸叫创伤性血胸。继发于胸部或全身性疾病或医源性凝血功能紊乱或原因不明的血胸特(原)发性血胸,又称非创伤性血胸。

【诊断要点】

1. 病史　胸部受到外伤冲击史。

2. 症状　血胸的临床表现随出血量、出血速度,胸内器官创伤情况和伤员体质而差异。

3. 体征　小量血胸常无异常体征。大量血胸则可呈现气管、心脏向健侧移位,伤侧肋间隙饱满,叩诊呈实音。

4. 辅助检查

(1)实验室检查:血常规通常表现红细胞下降的趋势,穿刺抽液做细菌涂片和培养检查。

(2)其他辅助检查:根据受伤史,内出血的症状、胸腔积液的体征结合 X 线胸片的表现。

5. 鉴别诊断　需与穿刺伤导致的血性胸腔积液鉴别。

【治疗要点】

血胸的治疗旨在防治休克;及早清除胸膜腔积血以解除肺与纵隔受压和防治感染;对进行性血胸开胸探查;以及处理合并伤和并发症。

【处方】

处方 1:

桔贝合剂 10ml,口服,每日 3 次。

孟鲁司特钠咀嚼片 10mg,口服,每日 1 次。

细辛脑 16mg,静脉给药,每日 1 次。

0.9％氯化钠 250ml＋莫西沙星 0.4g,静脉给药,每日 1 次。

处方 2:

酮替芬 1mg,口服,每日 1 次。

磷酸可待因 30mg,口服,每日 1 次。

溴己新 4mg,静脉给药,每日 1 次。

脂肪乳 250ml,静脉给药,每日 1 次。

0.9％氯化钠 250ml＋左氧氟沙星 0.4g,静脉给药,每日 1 次。

处方 3:

复方甲氧那明 2 粒,口服,每日 3 次。

溴己新 16mg,口服,每日 3 次。

细辛脑 16mg,静脉给药,每 12 小时 1 次。

0.9%氯化钠 50ml＋胸腺喷丁 10mg,静脉给药,每日 1 次。

0.9%氯化钠 100ml＋头孢他啶 2.0g,静脉给药,每 8 小时
1 次。

处方 4：

盐酸氨溴索 30mg,口服,每日 3 次。

羧甲司坦片 500mg,口服,每日 3 次。

乙酰半胱氨酸泡腾片 0.6g,温水泡服,每日 2 次。

0.9%氯化钠 50ml＋胸腺喷丁 10mg,静脉给药,每日 1 次。

0.9%氯化钠 100ml＋头孢曲松 2.0g,静脉给药,每 8 小时
1 次。

处方 5：

细辛脑 32mg,静脉给药,每 12 小时 1 次。

溴己新 8mg,静脉给药,每 12 小时 1 次。

0.9%氯化钠 100ml＋头孢克洛 2.0g,静脉给药,每 8 小时
1 次。

处方 6：

氨溴索 30mg,口服,每日 3 次。

磷酸可待因 30mg,口服,每日 1 次。

脾氨肽 1 支,口服,每日 2 次。

溴己新 4mg,静脉给药,每 12 小时 1 次。

0.9%氯化钠 100ml＋头孢呋辛 2.0g,静脉给药,每 8 小时
1 次。

【注意事项】

对于中、大量血胸的病人及开胸手术的病人,需要常规应用
抗生素。

第八节　肺炎旁胸腔积液

肺炎旁胸腔积液是肺炎常见的并发症,约 40％的住院肺炎患者可并发肺炎旁胸腔积液。若是复杂性肺炎旁胸腔积液临床采用传统的全身治疗,疗程长,疗效常常不令人满意,病死率亦较高。

【诊断要点】

1. 病史　常继发于肺炎或与肺炎伴随发生。

2. 症状　呼吸困难、咳嗽、全身乏力、食欲缺乏等症状。

3. 体征　患侧呼吸运动减弱,肋间隙饱满、增宽,呼吸音可消失。

4. 辅助检查

(1)实验室检查:肺炎旁胸腔积液通常是渗出液。

(2)其他辅助检查:脓胸最典型的影像学征象是包裹性的积液。

5. 鉴别诊断　主要明确患者胸腔积液性质及病因。

【治疗要点】

1. 抗生素治疗　各种治疗中最主要的是系统的抗生素治疗。

2. 胸腔引流　所有复杂性胸腔积液的患者都应行胸管引流,最好在超声或 CT 引导下定位。

3. 胸腔内注入纤溶剂。

4. 胸腔镜下胸膜粘连松解术。

5. 胸膜剥脱术。

6. 开放式引流。

【处方】

处方 1:

孟鲁司特钠咀嚼片 10mg,口服,每日 1 次。

乌苯美司 10mg,口服,每日 3 次。

溴己新 8mg,静脉给药,每 12 小时 1 次。

复方氨林苯巴比妥 3ml,肌内注射,发热时。

氨溴索 30mg,静脉给药,每日 3 次。

脂肪乳 250ml,静脉给药,每日 1 次。

0.9％氯化钠 250ml＋左氧氟沙星 0.4g,静脉滴注,每日 1 次。

处方 2:

百令胶囊 4 粒,口服,每日 3 次。

乙酰半胱氨酸泡腾片 0.6g,温水泡服,每日 2 次。

赖氨酸阿司匹林 0.9g,静脉给药,发热时。

溴己新 4mg,静脉给药,每 12 小时 1 次。

0.9％氯化钠 250ml＋苦碟子 30ml,静脉给药,每日 1 次。

0.9％氯化钠 250ml＋血栓通 450mg,静脉给药,每日 1 次。

脂肪乳 250ml,静脉给药,每日 1 次。

0.9％氯化钠 250ml＋莫西沙星 0.4g,静脉滴注,每日 1 次。

处方 3:

溴己新 8mg,口服,每日 3 次。

孟鲁司特 5mg,口服,每日 1 次。

氨溴索 30mg,静脉给药,每日 3 次。

氨基酸 250ml,静脉给药,每日 1 次。

0.9％氯化钠 100ml＋头孢他啶 2.0g,静脉给药,每 8 小时 1 次。

处方 4:

酮替芬 1mg,口服,每日 1 次。

桔贝合剂 10ml,口服,每日 3 次。

孟鲁司特 5mg,口服,每日 1 次。

细辛脑 16mg,静脉给药,每 12 小时 1 次。

茶碱 0.2g,静脉给药,每 12 小时 1 次。

0.9％氯化钠 250ml＋环丙沙星 0.4g,静脉给药,每日 1 次。

处方 5:

氨溴索 30mg,口服,每日 3 次。

磷酸可待因 30mg,口服,每日 1 次。

脾氨肽 1 支,口服,每日 2 次。

溴己新 4mg,静脉给药,每日 1 次。

0.9%氯化钠 50ml+胸腺喷丁 20mg,静脉给药,每日 1 次。

5%葡萄糖 250ml+阿米卡星 0.4g,静脉给药,每日 1 次。

处方 6：

孟鲁司特钠咀嚼片 10mg,口服,每日 1 次。

细辛脑 16mg,静脉给药,每日 1 次。

雷贝拉唑 20mg,口服,每日 2 次。

复方氨林苯巴比妥 3ml,肌内注射,发热时。

氨溴索 30mg,静脉给药,每日 3 次。

0.9%氯化钠 100ml+头孢哌酮/舒巴坦 2.0g,静脉给药,每 8 小时 1 次。

0.9%氯化钠 250ml+法舒地尔 60mg,静脉给药,每日 1 次。

处方 7：

溴己新 8mg,口服,每日 3 次。

酮替芬 1mg,口服,每日 1 次。

桔贝合剂 10ml,口服,每日 3 次。

百令胶囊 4 粒,口服,每日 3 次。

赖氨酸阿司匹林 1g,静脉给药,发热时。

高糖加胰岛素,静脉给药,每日 1 次。

细辛脑 16mg,静脉给药,每日 1 次。

0.9%氯化钠 50ml+胸腺喷丁 10mg,静脉给药,每日 1 次。

0.9%氯化钠 250ml+谷红注射液 20ml,静脉给药,每日 1 次。

0.9%氯化钠 100ml+哌拉西林/他唑巴坦 2.0g,静脉给药, 每 6 小时 1 次。

【注意事项】

如果胸管引流无效,应立即采用其他更为有效的治疗方法。

第14章

呼吸衰竭

第一节 总 论

呼吸衰竭是由肺内外各种原因引起的肺通气和（或）换气功能严重障碍，以致静息状态下不能进行有效气体交换，导致低氧血症伴（或不伴）高碳酸血症，从而引起一系列生理功能和代谢紊乱的临床综合征。

【病因】

1. 气道阻塞性病变。

2. 肺组织病变。

3. 肺血管疾病。

4. 心脏疾病。

5. 胸廓与胸膜病变。

6. 神经肌肉疾病。

【分类】

1. 按动脉血气分析分类

（1）Ⅰ型呼吸衰竭：即低氧性呼吸衰竭，血气分析：$PaO_2 < 60mmHg$，$PaCO_2$ 降低或正常。

（2）Ⅱ型呼吸衰竭：即高碳酸性呼吸衰竭，血气分析：$PaO_2 < 60mmHg$，$PaCO_2 > 50mmHg$。

2. 按发病急缓分类：急性呼吸衰竭、慢性呼吸衰竭。

3. 按发病疾病分类

(1)通气性呼吸衰竭和换气性呼吸衰竭。

(2)泵衰竭和肺衰竭。

第二节　急性呼吸衰竭

呼吸系统疾病如严重呼吸系统感染、急性呼吸道阻塞性病变、重度哮喘、急性肺水肿、肺血管疾病等所导致肺通气和(或)换气障碍;急性颅内感染、颅脑外伤、脑血管病变(脑出血、脑梗死)等可直接或间接抑制呼吸中枢;脊髓灰质炎及颈椎外伤等可损伤神经-肌肉传导系统,引起肺通气不足。上述各种病因均可导致急性呼吸衰竭。

【诊断要点】

1. 临床表现

(1)呼吸困难:初始为呼吸频率增快,继而加重出现呼吸困难,可出现三凹征。中枢性疾病或中枢神经抑制药物所致的呼吸衰竭,表现呼吸节律的改变,出现潮式呼吸、比奥呼吸等。同时出现发绀、缺氧表现。

(2)精神神经症状:急性缺氧可出现神经错乱、昏迷、抽搐等;合并 CO_2 潴留,可出现嗜睡、淡漠、扑翼样震颤,甚至呼吸骤停。

(3)循环系统表现:常见的为心动过速;严重低氧血症和酸中毒可引起心肌损害,出现周围循环衰竭,导致血压下降、心律失常、心搏停止。

(4)消化和泌尿系统表现:严重呼吸衰竭可引起谷丙转氨酶和血浆尿素氮升高,胃肠道黏膜屏障功能受损可导致胃肠道黏膜充血水肿、糜烂渗血,引起上消化道出血。

2. 辅助检查

(1)血气分析:对判断呼吸衰竭和酸碱失衡的严重程度及指导治疗有重要意义。

（2）肺功能检测：虽有些重症患者检测受限，但仍可通过肺功能检测判断通气功能障碍的性质（阻塞性、限制性、混合型）。

（3）胸部影像学检查：包括 X 线、CT 等，可发现肺部或其他的基础病变，有助于病因判断。

（4）纤维支气管镜检查：有助于明确气道疾病或获取病理学证据。

【治疗要点】

总体治疗原则：

1. 加强呼吸支持，包括保持呼吸道通畅、纠正缺氧和改善通气等。

2. 呼吸衰竭病因和诱因的治疗。

3. 加强一般支持治疗及对其重要脏器功能的监测和支持。具体如下。

（1）保持呼吸道通畅（最基本、最重要）。

（2）氧疗

①保证吸氧浓度原则：保证 PaO_2 迅速提高到 60mmHg 后指尖血氧饱和度达 90％以上的前提下，尽量降低吸氧浓度。

②吸氧方式：鼻导管或鼻塞吸氧（简单、方便但氧浓度不恒定）；面罩吸氧（吸氧浓度相对稳定但影响咳嗽、进食）。

③吸入氧浓度与氧流量的关系：吸入氧浓度（％）＝21＋4×氧流量（L/min）。

（3）增加通气量，改善 CO_2 潴留。

①应用呼吸兴奋药：主要药物为尼可刹米、洛贝林。主要适用于以中枢抑制为主、通气量不足引起的呼吸衰竭，不宜用于以肺换气功能障碍为主的呼吸衰竭。

②机械通气：无创机械通气或有创机械通气。

（4）病因治疗：针对引起急性呼吸衰竭的原发病采取适当的治疗措施，是治疗呼吸衰竭的根本。

（5）一般支持疗法

①纠正电解质紊乱、酸碱平衡失调等。

②其他重要脏器功能的监测与支持。

③对其他脏器功能进行监测,避免出现肾、消化道等功能障碍,若出现及时纠正,避免出现多脏器功能障碍。

第三节　慢性呼吸衰竭

慢性呼吸衰竭多由支气管-肺疾病引起,如慢阻肺、严重肺结核、肺间质纤维化等。胸廓和神经肌肉病变,如胸部手术、外伤、广泛胸膜增厚、胸廓畸形、脊髓侧索硬化症等,也可导致慢性呼吸衰竭。

【诊断要点】

1. 临床表现　慢性呼吸衰竭的临床表现与急性呼吸衰竭有共同之处,但以下几个有所不同。

(1)呼吸困难:慢阻肺引起的呼吸困难,病情较轻时主要表现为呼吸费力伴呼气延长,严重时进展成浅快呼吸。并发 CO_2 潴留,$PaCO_2$ 升高过快或显著升高引起 CO_2 麻醉时,可由呼吸过速转为浅慢呼吸或潮式呼吸。

(2)神经症状:慢性呼吸衰竭合并 CO_2 潴留时,随 $PaCO_2$ 升高出现先兴奋后抑制现象。兴奋症状包括烦躁、躁动、夜间失眠而白天嗜睡(昼夜颠倒现象)等,此时切忌应用镇静或催眠药,以免加重 CO_2 潴留,诱发肺性脑病。

(3)循环系统表现:CO_2 潴留使外周体表静脉充盈、皮肤充血、温暖多汗、血压升高、心排血量增多而脉搏洪大;多数患者心率增快;因脑血管扩张可出现搏动性头痛。

2. 诊断　慢性呼吸衰竭的血气分析诊断标准参见急性呼吸衰竭,但需特别注意,临床上Ⅱ型呼吸衰竭患者还常见于另一情况,即吸氧治疗后,$PaO_2 > 60mmHg$,但 $PaCO_2$ 仍高于正常水平。

【治疗要点】

治疗原发病,保持气道通畅,恰当的氧疗等治疗原则与急性呼吸衰竭基本一致。

1. 氧疗　保持低浓度吸氧,防止血氧含量过高,以免加重 CO_2 潴留。

2. 机械通气　根据病情需要选用无创机械通气或有创机械通气。慢阻肺急性加重早期及时应用无创机械通气可以防止呼吸功能不全进一步加重,缓解呼吸肌疲劳,减少后期气管插管率,改善预后。

3. 抗感染　慢性呼吸衰竭急性加重的常见诱因是感染,一些非感染因素诱发的呼吸衰竭也容易继发感染。故应积极判断是否存在感染,若存在感染,积极应用抗感染治疗。

4. 呼吸兴奋药　慢性呼吸衰竭患者在病情需要时可应用呼吸兴奋药都可喜。

5. 纠正酸碱平衡失调　慢性呼吸衰竭常出现呼吸性酸中毒。纠正呼吸性酸中毒时,注意同时纠正潜在的代谢性酸中毒。

【处方】

1. 抗感染治疗

处方1:

0.9%氯化钠100ml+哌拉西林/他唑巴坦4.5g,静脉给药,8小时1次(青霉素需皮试)。

莫西沙星0.4g,静脉给药,每日1次。

处方2:

0.9%氯化钠100ml+头孢哌酮/他唑巴坦2.0g,静脉给药,每日2次。

莫西沙星0.4g,静脉给药,每日1次。

处方3:

0.9%氯化钠100ml+头孢哌酮/舒巴坦3.0g,静脉给药,每日2次。

0.9％氯化钠 250ml＋依替米星 0.3g,静脉给药,每日 1 次。

处方 4:

0.9％氯化钠 100ml＋头孢米诺 1.0g,静脉给药,每日 2 次。

0.9％氯化钠 250ml＋阿米米星 0.4g,静脉给药,每日 1 次。

处方 5:

莫西沙星 0.4g,静脉给药,每日 1 次。

处方 6:

0.9％氯化钠 100ml＋哌拉西林/他唑巴坦 4.5g,静脉给药,8 小时 1 次(青霉素需皮试)。

0.9％氯化钠 250ml＋依替米星 0.3g,静脉给药,每日 1 次。

处方 7:

0.9％氯化钠 250ml＋替考拉宁 0.4g,静脉给药,第一天。

0.9％氯化钠 250ml＋替考拉宁 0.2g,静脉给药,每日 1 次(第二天起)。

0.9％氯化钠 100ml＋厄他培南 1.0g,静脉给药,每日 1 次。

氟康唑 0.4g,静脉给药,每日 1 次。

处方 8:

0.9％氯化钠 250ml＋替考拉宁 0.4g,静脉给药,12 小时 1 次,连续 3 次。

0.9％氯化钠 250ml＋替考拉宁 0.4g,静脉给药,每日 1 次(维持)。

0.9％氯化钠 100ml＋厄他培南 1.0g,静脉给药,每日 1 次。

处方 9:

0.9％氯化钠 250ml＋去甲万古霉素 1.0g,静脉给药,12 小时 1 次。

0.9％氯化钠 100ml＋亚胺培南/西司他丁钠 0.5g,静脉给药,8 小时 1 次。

处方 10:

0.9％氯化钠 250ml＋利奈唑胺 0.6g,静脉给药,12 小时

1 次。

　　0.9%氯化钠 100ml＋美罗培南 0.5g,静脉给药,8 小时 1 次。

　　处方 11:

　　0.9%氯化钠 100ml＋厄他培南 1.0g,静脉给药,每日 1 次。

　　氟康唑 0.4g,静脉给药,每日 1 次。

　　处方 12:

　　0.9%氯化钠 100ml＋美罗培南 0.5g,静脉给药,8 小时 1 次。

　　0.9%氯化钠 250ml＋替考拉宁 0.4g,静脉给药,12 小时 1
次,连续 3 次。

　　0.9%氯化钠 250ml＋替考拉宁 0.4g,静脉给药,每日 1 次
(维持)。

　　处方 13:

　　0.9%氯化钠 100ml＋亚胺培南/西司他丁钠 0.5g,静脉给
药,8 小时 1 次。

　　0.9%氯化钠 250ml＋利奈唑胺 0.6g,静脉给药,12 小时
1 次。

　　处方 14:

　　0.9%氯化钠 100ml＋亚胺培南/西司他丁钠 0.5g,静脉给
药,12 小时 1 次。

　　0.9%氯化钠 250ml＋替考拉宁 0.4g,静脉给药,12 小时 1
次,连续 3 次。

　　0.9%氯化钠 250ml＋替考拉宁 0.4g,静脉给药,每日 1 次
(维持)。

　　0.9%氯化钠 250ml＋卡泊芬净 700mg,静脉给药,第一天。

　　0.9%氯化钠 250ml＋卡泊芬净 500mg,静脉给药,第二
天起。

　　处方 15:

　　0.9%氯化钠 100ml＋比阿培南 0.3g,静脉给药,12 小时
1 次。

处方 16：

0.9％氯化钠 100ml＋比阿培南 0.3g,静脉给药,8 小时 1 次（重度感染）。

0.9％氯化钠 250ml＋去甲万古霉素 1.0g,静脉给药,12 小时 1 次。

处方 17：

氟康唑 0.4g,静脉给药,每日 1 次。

0.9％氯化钠 100ml＋亚胺培南/西司他丁钠 0.5g,静脉给药,8 小时 1 次。

0.9％氯化钠 250ml＋利奈唑胺 0.6g,静脉给药,12 小时 1 次。

·处方 18：

0.9％氯化钠 250ml＋替考拉宁 0.4g,静脉给药,12 小时 1 次,连续 3 次。

0.9％氯化钠 250ml＋替考拉宁 0.4g,静脉给药,每日 1 次（维持）。

0.9％氯化钠 100ml＋厄他培南 1.0g,静脉给药,每日 1 次。

0.9％氯化钠 250ml＋卡泊芬净 700mg,静脉给药,第一天。

0.9％氯化钠 250ml＋卡泊芬净 500mg,静脉给药,第二天起。

处方 19：

0.9％氯化钠 250ml＋伏立康唑 400mg,静脉给药,12 小时 1 次（第一个 24 小时）。

0.9％氯化钠 250ml＋伏立康唑 200mg,静脉给药,12 小时 1 次（用药 24 小时后）。

0.9％氯化钠 100ml＋亚胺培南/西司他丁钠 0.5g,静脉给药,8 小时 1 次。

0.9％氯化钠 250ml＋利奈唑胺 0.6g,静脉给药,12 小时 1 次。

2. 祛痰、镇咳药

处方 1：

0.9％氯化钠 100ml＋盐酸氨溴索 60mg，静脉给药，每日 2 次。

乙酰半胱氨酸泡腾片 0.6g，口服，每日 2 次。

处方 2：

0.9％氯化钠 100ml＋溴己新注射液 16mg，静脉给药，每日 2 次。

沐舒坦 30mg，口服，每日 3 次。

处方 3：

0.9％氯化钠 50ml＋细辛脑 16～24mg，静脉给药，每日 2 次。

0.9％氯化钠 100ml＋盐酸氨溴索 60mg，静脉给药，每日 2 次。

乙酰半胱氨酸泡腾片 0.6g，口服，每日 2 次。

处方 4：

0.9％氯化钠 3ml＋盐酸氨溴索 30～60mg，雾化吸入，每日 2 次。

0.9％氯化钠 100ml＋溴己新注射液 16mg，静脉给药，每日 2 次。

沐舒坦 30mg，口服，每日 3 次。

处方 5：

0.9％氯化钠 3ml＋盐酸氨溴索 30～60mg，雾化吸入，每日 3 次。

0.9％氯化钠 50ml＋细辛脑 16～24mg，静脉给药，每日 2 次。

0.9％氯化钠 100ml＋盐酸氨溴索 60mg，静脉给药，每日 2 次。

乙酰半胱氨酸泡腾片 0.6g，口服，每日 2 次。

3. 解痉、平喘药

处方 1：

5％葡萄糖 250ml＋氨茶碱 0.25g，静脉给药，每日 1 次。

0.9％氯化钠 100ml＋甲强龙 40～80mg,静脉给药,12 小时 1 次。

0.9％氯化钠 3ml＋普米克令舒 1mg,雾化吸入,8 小时 1 次。

处方 2：

0.9％氯化钠 100ml＋多索茶碱 0.2g,静脉给药,每日 2 次。

0.9％氯化钠 100ml＋甲强龙 40mg,静脉给药,12 小时 1 次。

0.9％氯化钠 3ml＋异丙托溴铵 500μg,雾化吸入,8 小时 1 次。

处方 3：

0.9％氯化钠 100ml＋多索茶碱 0.3g,静脉给药,每日 1 次。

0.9％氯化钠 1ml＋喘可治 4ml,雾化吸入,12 小时 1 次。

0.9％氯化钠 3ml＋异丙托溴铵 500μg,雾化吸入,8 小时 1 次。

处方 4：

0.9％氯化钠 100ml＋甲强龙 40～80mg,静脉给药,8 小时 1 次。

0.9％氯化钠 1ml＋喘可治 4ml,雾化吸入,12 小时 1 次。

0.9％氯化钠 3ml＋普米克令舒 1mg,雾化吸入,8 小时 1 次。

处方 5：

0.9％氯化钠 100ml＋甲强龙 40～80mg,静脉给药,12 小时 1 次。

处方 6：

0.9％氯化钠 3ml＋普米克令舒 1mg＋特布他林 2.5～5mg＋异丙托溴铵 500μg,雾化吸入,8 小时 1 次。

0.9％氯化钠 100ml＋甲强龙 40mg,静脉给药,12 小时 1 次。

处方 7：

0.9％氯化钠 3ml＋普米克令舒 1mg＋特布他林 2.5～5mg＋异丙托溴铵 500μg,雾化吸入,12 小时 1 次。

0.9％ 氯化钠 100ml＋多索茶碱 0.2g,静脉给药,每日 2 次。

处方 8：

0.9％氯化钠 1ml＋喘可治 4ml,雾化吸入,12 小时 1 次。

5％葡萄糖 250ml＋氨茶碱 0.25g,静脉给药,每日 1 次。

4. 呼吸兴奋药

处方:0.9％氯化钠 250ml＋尼可刹米 1.125g＋洛贝林 0.9g,静脉给药,每日 1 次。

5. 增强免疫力

处方 1：

0.9％氯化钠 100ml＋胸腺素 100mg,静脉给药,每日 1 次。

乌苯美司 10mg,口服,每日 3 次。

处方 2：

0.9％氯化钠 100ml＋胸腺喷丁 20mg,静脉给药,每日 1 次。

脾氨肽 1 支,口服,每日 2 次。

6. 营养支持

处方 1：

复方氨基酸 250ml,静脉给药,每日 1 次。

处方 2：

脂肪乳 250ml,静脉给药,每日 1 次。

【注意事项】

1. 呼吸兴奋药增加呼吸频率和潮气量的同时,也增加患者的耗氧量和二氧化碳产生量,应掌握好其使用原则。应用呼吸兴奋药的同时应密切观察患者的睫毛反应、神志改变、呼吸频率、幅度和节律、动脉血气的变化,以便调节剂量。

2. 无创机械通气患者需具备的基本条件:清醒能够合作;血流动力学稳定;不需要气管插管保护(即患者无误吸、严重消化道出血、气道分泌物过多且排痰不利等);无影响使用鼻/面罩的面部创伤;能够耐受鼻/面罩。

第15章

机械通气的临床应用

第一节　无创机械通气

无创性通气(noninvasive ventilation)指未经气管插管和气管切开进行的机械通气。包括三大通用技术：①正压通气；②负压通气；③高频通气。

应用无创正压通气的目的：①减轻或消除呼吸困难；②提高患者舒适度；③降低自主呼吸功，缓解呼吸肌疲劳；④改善或稳定气体交换；⑤降低气管插管概率及避免气管插管并发症；⑥防止气道萎陷及扩张上气道；⑦增加功能残气；⑧改善肺的顺应性；⑨长期应用提高中枢神经系统对低氧和高二氧化碳的敏感性，改善呼吸调节功能。

【临床应用适应证】

急性呼吸衰竭：$PaCO_2 > 45mmHg$, $7.10 > pH < 7.34$, $PaO_2/FiO_2 < 200mmHg$，呼吸频率大于每分钟 24 次，辅助呼吸肌参与呼吸。

慢性呼吸衰竭：$PaCO_2 > 45mmHg$，限制性通气障碍，夜间低通气，呼吸暂停，晨起头痛，白天嗜睡。

【临床应用禁忌证】

绝对禁忌证：①心跳呼吸停止；②自主呼吸微弱、昏迷；③误吸可能性高、气道保护能力差；④合并其他器官功能衰竭(血流动力学不稳定、消化道大出血/穿孔、肠梗阻、严重脑部疾病等）；⑤颈、面部创伤/畸形；⑥上气道阻塞；⑦患者极度不配合。

相对禁忌证：①气道分泌物多，排痰困难；②严重感染；③严重低氧血症；④严重酸中毒；⑤上腹部需严格胃肠减压；⑥严重肥胖；⑦未经治疗的气胸；⑧严重肺大疱。

【临床应用指导】

1. 充分与患者交流，取得知情同意，患者取半坐位，头部抬高30°以上，保证呼吸道通畅。

2. 正确连接呼吸机，保证头带松紧度适宜，明确氧供连接，开通湿化装置，确保面罩周围没有漏气。

3. 参数调整

（1）潮气量：5～12ml/kg。

（2）呼吸频率：每分钟 16～30 次。

（3）吸气流量：自动调节或递减型，排除漏气量后峰值每分钟40～60升。

（4）吸气时间：0.8～1.2 秒。

（5）吸气压力：10～25cmH$_2$O。

（6）呼气压力（PEEP）：4～5 cmH$_2$O（Ⅰ型呼吸衰竭时需要增加）。

（7）持续气道内正压（CPAP）：6～14 cmH$_2$O。

初始 EPAP 4cmHO$_2$，IPAP8～12cmH$_2$O，经过 5～20 分钟逐渐增加至合适水平。

单纯低氧性呼吸衰竭可逐渐增加 EPAP 以提高氧合。

对于不伴有二氧化碳潴留的心源性肺水肿可使用 CPAP8～15 cmH$_2$O 治疗。

初始阶段尽量陪同患者适应呼吸机辅助呼吸，鼓励患者积极配合。

【适用无创正压通气的疾病】

推荐使用：①慢性阻塞性肺疾病急性加重期；②急性心源性

肺水肿;③免疫系统受损(恶性血液系统疾病、骨髓或实体器官移植、ARDS);④促进 COPD 患者的撤机/拔管。

中介使用:①哮喘;②COPD 患者社区获得性肺炎;③低氧性呼吸衰竭;④COPD 患者脱机拔管后呼吸肌疲劳加剧;⑤拒绝应用有创通气患者;⑥手术后呼吸衰竭(肺切除、冠状动脉旁路移植术等)。

较少使用:①ARDS 单器官受累;②非 COPD 社区获得性肺炎;③囊性纤维化;④非 COPD 促进脱机/拔管;⑤胸廓畸形;⑥神经肌肉疾病;⑦已发作急性呼吸衰竭的阻塞性呼吸暂停及肥胖低通气。

通常不用:①晚期间质性肺疾病急性加重;②严重 ARDS 伴MODS;③上气道或食管外科手术;④上气道阻塞并有闭塞的高度危险。

【应用无创通气的优点】

1. 操作简单易学,减少致命性抢救延迟,缩短住院时间及自由掌控通气时间,容易撤机及重建。

2. 痛苦小,易接受;有较大自主权,与外界交流及进食方便;保护气道防御反应,允许咳嗽、咳痰;降低镇静药物使用。

3. 避免了气管插管过程中对上呼吸道的损伤及防御功能损伤;避免了气管内附加呼吸功;减少了院内感染的发生概率;减少机械通气诱发呼吸肌萎缩的发生率。

4. 机器体型小,搬运方便,便于院外长期应用,对重度稳定性慢性阻塞性肺疾病及阻塞性睡眠呼吸暂停综合征(OSAS)等需要长期应用辅助同期的患者尤为适宜。

【应用无创通气过程中可能存在的问题及解决方案】

初期应用不适感:多由于患者自主呼吸与呼吸机辅助通气之间的不协调所致,尽量陪同在床旁进行鼓励和沟通,阐明呼吸机应用的必要性及安全性,消除患者的紧张情绪。

1. 幽闭恐惧:尽量应用较小的口鼻面罩,必要时可少许应用镇静药物。

2. 面部皮肤坏死、红斑、鼻梁溃疡:多因口鼻面罩压迫、摩擦导致局部组织缺血缺氧所致,建议适当放松头带,应用人造皮或保护膜。

3. 痤疮样皮疹:与局部毛孔受压感染相关,可局部应用激素或抗生素。

4. 鼻充血、口鼻干燥:多与气流过大、湿化不足有关。可适当加大湿化,调整适宜气流,应用鼻用盐水及润滑剂,鼻充血严重时可应用鼻用激素或抗组胺药物减轻充血。

5. 鼻窦及耳痛:多由于压力过大所致,适当调整压力可起到很好的效果。

6. 眼刺激:多由于眼部受压或面罩上部漏气刺激所致,可适当调整头带,并保证面罩上部密闭性。

7. 胃胀气:正常人静态食管括约肌压力为 $33\pm12mmHg$,无创正压通气压力一旦突破一定压力时可造成严重的胃肠胀气,所以一般吸气压力设置在 $25mmHg$ 被认为是安全的。

8. 漏气:一般与患者张口呼吸、头带过松及面罩固定位置不适宜相关,应鼓励患者闭口呼吸,试用下颌带,调整头带松紧度及面罩位置。

9. 重大并发症

(1)吸入性肺炎:减少胃肠胀气的发生,保证胃肠功能正常,对于口腔分泌物过多且不能自行清理或反复胃食管反流的患者应避免应用。

(2)窒息:定时采取主动咳嗽、拍背震荡辅助排痰等措施排出气道分泌物,对于有大量痰液在肺内蓄积且不易排出的患者,不建议应用。

(3)低血压:多见于体循环容量不足的患者,建议补充血容量及降低压力。

(4)气胸:立即行胸腔闭式引流,并根据患者情况决定是否继续应用。

【无创及有创机械通气比较】

项目	无创正压通气	有创正压通气
连接方式	口鼻面罩或接口器	气管插管或切开
死腔	增大	减小
密闭紧固性	较差	好
同步触发	较差	较好
辅助通气的保障	较低	高
镇静药物应用	慎用	可应用
患者配合度	要求高	要求低
清理分泌物	困难	容易
入睡后上气道阻塞	有可能	无
气道保护防止误吸	无	有
与呼吸机相关肺感染	较低发生	较高发生
人工气道并发症	无	有
饮食	可行	不能
语言交流	不影响	困难

【无创通气模式转向有创通气模式的时机】

1. 神志状态恶化或烦躁不能耐受。

2. 无法清除气道分泌物或痰液黏稠蓄积严重。

3. 血流动力学指标稳定困难。

4. 治疗 1～4 小时后无改善或继续恶化,经调整参数后仍不能控制。

5. 治疗过程中出现病情再次恶化、多器官受累,经调整参数后仍不能控制。

【BiPAP 呼吸机通气模式】

S:自主呼吸模式。相当于 PSV＋PEEP/CPAP,用于自主呼吸良好的患者,具有同步性好,气道压力低、通气效率高的特点。

T:时间控制模式。提供 EPAP、IPAP、BPM、Ti,相当于PCV-C,主要用于无自主呼吸和自主呼吸弱的患者。

S/T:自主呼吸与时间控制的自动切换模式。自动切换点为后备呼吸频率对应周期,相当于 PSV+PEEP/PCV-C,普遍使用,适用于大多数患者。

CPAP:持续气道正压通气模式。帮助患者打开气道,主要适用于 OSAS。

PC:压力控制模式。相当于 PCV-A/C,主要用于呼吸频率快、潮气量低、低氧血症的患者。

第二节　有创机械通气

有创机械通气指经气管插管或气管切开进行的机械通气。注意:机械通气技术不能消除呼吸衰竭的病因,其主要作用在于抢救过程中提供呼吸支持,保障体内氧供,维持内环境相对稳定,为患者原发病的诊断及治疗创造时间条件。

【有创机械通气应用的生理目标】

1. 维持或增加肺内气体交换:①维持动脉氧合;②保障肺泡通气。

2. 增加肺容量:①增加吸气末容积;②增加功能残气量(FRC)。

3. 减轻呼吸肌负荷,降低呼吸功。

【有创呼吸机应用的临床目标】

纠正严重低氧血症:缓解可能危及生命的严重组织缺氧,尽可能使用最低 FiO_2,增加 PaO_2(一般$>$60mmHg),使 $SaO_2>$90%。为避免特殊情况导致 VALI 及氧中毒等危害,PaO_2 达到55mmHg,使 SaO_2 达到87%是合适的。

纠正急性呼吸性酸中毒:根据患者病情不必恢复 $PaCO_2$ 至正常范围,尽量 pH$>$7.30。急性呼吸窘迫综合征(ARDS)时为避免呼吸机相关肺损伤(VALI),使用高碳酸血症策略,pH 降至

7.15～7.20 也可以接受。

缓解呼吸窘迫:改善人机同步,缓解呼吸肌群疲劳,降低全身或心肌氧耗,预防进一步损伤,缓解患者痛苦,有利于肺和气道愈合,为原发病治疗争取时间。

预防或治疗肺不张:改善肺顺应性,通过增加通气量及呼气末肺容量(PEEP)保障肺复张,避免内源性 PEEP 形成。

保障应用镇静药和肌松药的安全:避免应用药物所致的呼吸抑制或丧失。

稳定胸壁:代偿由于胸廓完整性的丧失而引起的肺膨胀不全和胸腔塌陷。

降低颅内压:控制性过度通气可减少颅内血容量,有效降低升高的颅内压。

保护气道,防止误吸,便于气道内分泌物的清理。

【机械通气的肺功能指标】

项目	正常值	机械通气的指征
潮气量 VT(ml/kg)	5～8	<5
肺活量 VC(ml/kg)	65～75	<15
第一秒用力呼气量 FEV_1(ml/kg)	50～60	<10
功能残气量(FRC)占预计值的百分比(%)	80～100	<50
呼吸频率 f(次/分)	12～20	>35
最大吸气压力 MIF(cmH_2O)	80～100	<20
每分通气量 VE(L/min)	5～6	>10
无效腔百分比 VD/日 T(%)	25～40	>60
$PaCO_2$(mmHg)	36～44	>55
PaO_2(mmHg)	75～100	<50($FiO_2$0.21)
肺泡-动脉氧分压差 P(A-a)O_2(mmHg)	75～100	>350($FiO_2$1.0)
PaO_2/FiO_2(mmHg)	350～450	<200
右到左的肺内分流(Qs/Qt)(%)	<5	>20
心排出量(L/min)	4.5～6.0	<2.0
心脏指数[L/(min·m^2)]	3.0～3.5	<1.2

【有创呼吸机应用的适应证】

COPD急性加重病人有呼吸困难、呼吸急促和急性呼吸性酸中毒,并有以下情况的一种:①急性心血管功能不稳定;②意识改变或持续不配合;③大量或高度黏稠的气管分泌物;④面部或上气道异常妨碍进行有效的无创正压通气;⑤虽加强包括NPPV,但呼吸性酸中毒进行性加重或病情恶化。

神经肌肉疾病病人发生急性通气功能不全,并有以下情况的一种:①急性呼吸性酸中毒;②肺活量进行性减低至<10～15ml/kg;③最大吸气压力进行性减低至<20～30cmH$_2$O(绝对值)。

急性低氧性呼吸衰竭,伴呼吸急促,呼吸窘迫,尽量经高流量氧疗系统给予高FiO$_2$,仍持续低氧血症或存在下列情况之一:①急性心血管不稳定;②意识改变或持续不配合;③不能保护气道。

需要气管插管来维持气道的通畅或保护气道,吸引分泌物,有下列情况:①气管插管内径≤7.0mm和每分通气量>10L/min;②气管插管内径≤8.0mm和每分通气量>15L/min。

有以下疾病,若没有以上情况,并不是紧急气管插管和IPPV的指征,直至已使用了其他治疗仍未见效:①呼吸困难,急性呼吸窘迫;②COPD急性加重;③急性严重哮喘;④免疫缺损病人发生急性低氧性呼吸衰竭;⑤低氧血症作为孤立的发现;⑥颅脑创伤,连枷胸。

【有创呼吸机应用的禁忌证】

注意:虽然目前仍有巨大肺大疱、肺囊肿、张力性气胸伴(不伴)有纵隔气肿、急性心肌梗死、低血压和休克、咯血、活动浸润性肺结核为机械通气的禁忌证,但就临床而言机械通气的应用无绝对禁忌证。

肺大疱或肺囊肿进行正压通气有导致破裂引起气胸、纵隔气胸、皮下气肿的危及生命的可能。机械通气策略:①严格掌控机械通气适应证：直径＜15cm 并没有反复发生自发性气胸病史；②预防气道高压；③实施压力标限通气和肺保护策略，维持通气过程中肺泡峰压（平台压）始终不超过 30cmH$_2$O，采用小潮气量，避免过高的 PEEP 和内源性 PEEP；④采用补充自主呼吸用力的通气新模式；⑤加强护理，常备气胸穿刺和引流装置。

张力性气胸伴（不伴）有纵隔气肿：在先安置胸腔引流管并保证引流通畅时应用正压通气是安全的。

【急性心肌梗死机械通气策略】

1. 掌握适应证

（1）心肺复苏的呼吸支持。

（2）难以纠正的肺水肿导致严重缺氧。

（3）应用吗啡等药物导致的呼吸中枢受抑制征象。

（4）呼吸衰竭导致心脏情况不稳定。

2. 急性肺水肿所致严重缺氧在利用强心、利尿药物同时首选无创通气，如合并呼吸衰竭则应首选有创气道正压通气。

3. 插管过程中严密监测，随时准备心肺复苏。

4. 初始给予高浓度氧，视情况逐渐减低 FiO$_2$。

5. 保障通气支持，减少呼吸功和呼吸氧耗，减轻心脏负担。

6. 加用适当的 PEEP 改善氧合，减轻左室后负荷。

7. 若无急性肺水肿，采用较低的潮气量，较快的呼吸频率，较低的吸呼气时比和避免过高的 PEEP 水平，尽量减少通气过程中血压波动和对血流动力学的不良影响。

8. 撤机和降低 PEEP 要逐步进行，避免心脏前负荷及呼吸功增加。

【低血压和休克机械通气策略】

1. 采用小潮气量（6～8ml/kg），较快频率，正常吸呼气时比，尽量采用结合自主呼吸的辅助或支持通气模式，避免加用外源性PEEP。

2. 积极扩容补液，适当应用血管活性药物，保障氧供，纠正酸中毒。

【经鼻与经口插管的优缺点】

经鼻插管	经口插管
优点:	优点:
1. 易耐受,保留时间较长	1. 插入容易,适用于急救场合
2. 易于固定	2. 管腔较大,气道阻力较小
3. 便于口腔护理	3. 吸痰容易
缺点:	缺点:
1. 管腔较小,气流阻力较大	1. 容易移位、脱出
2. 吸痰不方便,管腔容易阻塞	2. 不宜长期耐受
3. 不易插入,不适用于急救场合	3. 口腔护理不便
4. 易发生鼻窦炎、中耳炎等	4. 可发生牙齿、口咽损伤
5. 易发生鼻出血,出血患者禁用	易损伤声门,拔管后易遗留声门功能异常

【有创呼吸机常用通气参数】

1. 潮气量(VT)　常规潮气量 $10\sim15ml/kg$,限制性肺疾病 $6\sim8ml/kg$,阻塞性肺疾病 $8\sim10ml/kg$。平台压通常不应超过 $30cmH_2O$,除非胸壁顺应性降低。

2. 呼吸频率(f)　常规呼吸频率每分钟 $10\sim20$ 次,限制性肺疾病每分钟 $15\sim25$ 次,阻塞性肺疾病每分钟 $12\sim18$ 次。

3. 吸氧浓度(FiO_2)　初始可在 $0.7\sim1.0$,以后酌情降至 0.6 以下并保证 $SaO_2>90\%$。若氧合困难可加用 PEEP,增加平均气道压。应用镇静或肌肉松弛药可保持 SaO_2 在 85% 以上。

4. 吸呼气时比(I:E)　通常设置为 $1:(1.5\sim2.5)$。延长 Ti 会增加平均气道压,改善氧合。当 $I:E\geqslant1$ 时称为反比通气,在改善氧合的同时容易引发人-机对抗和血流动力学,可能引起气体陷闭和内源性呼气末正压(PEEPi)。

5. **触发灵敏度**　①压力触发:一般将灵敏度设置在低于呼气末压力约 $2cmH_2O$。②流量触发:也称流量通过(flow-by),应设置在尽可能低的水平,使呼吸功能有最大的反应以满足患者的吸气流速要求,一般每分钟 $1\sim3L$。

6. **吸气流速(Ⅵ)**　仅应用于定容通气模式,成人每分钟 $40\sim100L$,平均每分钟 $60L$,保证吸气时间 $\leqslant1$ 秒。

7. **流速波形**　①方形波:整个吸气时间保持同一流速;②正弦波:吸气流速逐渐加速至最大峰流量再逐渐减小,与自主呼吸流速波相似;③加速波:吸气流量以直线形式逐渐加速至最大峰流量;④减速波:吸气初为最大峰流速,逐渐减低到流量为最大峰流量的 25% 时停止吸气流量,转为呼气相。

8. **吸气末暂停**　吸气末以预期压力或容量维持一定时间,有利于改善气体分布,但会增加心脏负荷,一般不超过呼吸周期的 20%。

9. **呼气末正压(PEEP)**

(1)益处

①增加肺泡内压和功能残气量,增加氧合。

②有利于对容量和血管外肺水的肺内分布。

③预防和恢复肺不张。

④增加肺顺应性,减少呼吸功。

(2)不良反应

①增加胸腔内压力,使静脉回心血量下降。

②肺泡内正压增加,使肺血管阻力增加,影响右心排空。

③右室收缩末期容量增加,室间隔移位影响左室舒张期充盈。

④气胸、气管胸膜瘘、低血容量、心内分流和颅内高压均受影响。

(3)常规给予 $3\sim5cmH_2O$ 的 PEEP,为达到氧合目标值可逐

次增加 $2\sim3cmH_2O$ 直至理想或 PEEP 达到 $10\sim15cmH_2O$。湿化温度一般为 $34\sim36℃$。

【有创呼吸机常用通气模式】

1. 控制通气(CV)　呼吸机提供完全呼吸支持,患者不需要也不能进行自主呼吸。

(1)特点

①适用于自主呼吸消失或极度微弱情况。

②心肺功能储备耗竭时有利于减轻心肺负荷。

③实施非生理性特殊通气。

④对患者呼吸力学监测。

(2)缺点

①需要严格调定各项参数,密切注意生命体征。

②严格控制适应证,保证患者自主呼吸消失。

③长期应用易导致呼吸肌萎缩。

2. 辅助/控制通气(A/CV)　无自主呼吸或不能触发时同 CV 模式,自主呼吸触发时按预设参数随时提供通气。

(1)特点

①适用于呼吸中枢驱动力正常,呼吸肌衰竭或不能完成全部呼吸功。

②以自主呼吸触发频率为基础,以预设频率为保障,人机协调性好。

(2)缺点

①必须注意触发灵敏度,保障呼吸频率。

②长期应用易导致呼吸肌萎缩。

3. 同步间歇指令通气(SIMV)　呼吸机按照指令间歇提供正压通气,间歇期患者自主呼吸。

(1)特点

①适用于呼吸中枢驱动力正常,呼吸肌不能承担全部呼吸功。

②可长期部分通气支持。

③有益于人机同步,降低气道压。

④避免呼吸性碱中毒及呼吸肌萎缩。

⑤避免呼吸机依赖,便于撤机。

（2）缺点

①间歇期自主呼吸需克服呼吸机回路阻力,消耗较多呼吸功,必要时建议联合 PSV 模式。

②设置不当可诱发呼吸肌疲劳、自主呼吸急促和高碳酸血症。

4. 压力支持通气（PSV）　吸气触发后在吸气期提供恒定气道压力。

（1）特点

①帮助克服气道阻力、增加潮气量及降低呼吸功。

②人际协调性好,舒适度高。

③减轻呼吸机依赖度,避免呼吸肌萎缩,便于撤机。

（2）缺点:需注意合适的压力支持水平并要有后备通气作通气保障。

5. 持续气道正压通气（CPAP）　自主呼吸条件下维持整个呼吸周期均气道正压。

（1）特点

①适用于气道水肿、肺不张等。

②增加功能残气量、肺泡内压,改善氧合。

③可以过渡撤离呼吸机。

（2）缺点

①需保证呼吸频率＜每分钟 25 次,呼出潮气量（EVT）＞5ml/kg。

②对心血管系统有抑制作用,降低血压和心输出量。

③呼吸机没有提供通气辅助功。

6. 双相气道正压通气（BiPAP）　自主呼吸时交替给予两种

不同水平的气道正压。

(1)特点:利用高-低压力水平定时切换所产生的 FRC 改变,增加呼出气量,提供通气辅助,保留和扶持自主呼吸。

(2)缺点:提供机械辅助功较低。

7. 反比通气(IRV)　机械通气过程中吸气时间大于呼气时间。

(1)特点:增加功能残气量,降低气道峰压,改善氧合,减少对高 PEEP 的需求。

(2)缺点

①与自主呼吸难以同步,需用镇静药或肌松药。

②易产生 auto-PEEP 和气体陷闭。

【有创呼吸机的临床注意事项】

呼吸机本身监测参数:潮气量(分钟通气量)、呼吸频率、吸呼比、气道峰压、平台压、PEEP、顺应性、吸氧浓度、波形。

呼吸机报警如出现患者生命体征恶化及监测参数与预设值差距明显的情况,除外患者因素且无法迅速发现原因并及时解决,建议及时更换呼吸机。

1. 气道高压报警　设定高于吸气峰压 10cmH$_2$O。

(1)气道分泌物增加堵塞,及时清理气道。

(2)通气回路导管扭曲、打折,及时理顺导管。

(3)人机对抗,及时药物控制。

(4)管道或集水瓶积水过多,及时排出积水。

(5)高压报警设置过低。

2. 气道低压报警　设定低于吸气峰压 5～10cmH$_2$O。

(1)脱管或与呼吸机连接脱落,重新插管或重新连接呼吸机。

(2)通气回路漏气,重新连接管路。

(3)球囊破裂或球囊压(20～35cmH$_2$O)不足,重新插管或充足气囊。

3. 高每分钟通气量报警　超过预计潮气量 20%～25%。降低潮气量、吸气压、呼吸频率、控制自主呼吸频率。

4. **低每分钟通气量报警**　低于预计潮气量 $20\%\sim25\%$。

(1)检查通气回路、插管气囊,避免漏气。

(2)提高潮气量、呼吸频率。

(3)解除人机对抗。

(4)解除呼吸窘迫及气道痉挛。

(5)检查有无插管过深、气胸。

机械通气初期双侧呼吸音不对称考虑插管过深,应及时调整导管深度;机械通气过程中出现不对称伴患者呼吸窘迫,警惕气胸发生。

气管插管或气管切开套管引起的气道损伤:气管食管瘘、气管套管尖端的气管狭窄、无名动脉瘘。

5. **预防呼吸机相关性肺炎的措施**

(1)抬高床头,保障消化功能,减少食管反流。

(2)口腔护理,清除声门下分泌物。

(3)尽快控制原发病,缩短待机时间。

(4)翻身拍背,保障气道湿化,清除气道分泌物。

(5)定期呼吸机管路消毒。

6. **突发呼吸窘迫原因**

(1)气道因素:分泌物浓缩潴留、气流阻塞、黏膜水肿、支气管痉挛、异物或积血。

(2)肺实质因素:肺不张、肺实变、肺水肿、肺栓塞、动态过度通气。

(3)胸腔因素:气胸、支气管胸膜瘘、胸腔积液、脓胸。

(4)心血管因素:急性心肌梗死、充血性心力衰竭、液体过度负荷、严重心律失常、循环障碍。

(5)通气驱动因素:发热、疼痛、焦虑烦躁、抽搐、严重低氧血症、过高的碳水化合物负荷、不恰当的营养支持、代谢性酸碱失衡、电解质失衡。

（6）其他因素:腹部病变、胃扩张、药物因素、医疗操作不当。

7. 更换气管插管适应证

（1）气囊破裂或气囊不能有效密封气道。

（2）导管腔被痰痂或黏液栓堵塞且不能被有效清理。

（3）需更换内径较粗的导管以减少气流阻力及便于气道清理和气管镜检查。

（4）经鼻置管引发并发症。

8. 气管切开　气管套管相对于其他人工气道管腔大、导管短,因而气道阻力及通气无效腔小,有助于气道分泌物清理。时机:①明确需长期待机、上呼吸道阻塞、不能自主清除气道分泌物的患者需尽早切开;②脱机困难,气管插管时间超过 10～15 天。

【有创呼吸机撤机时机】

有效控制导致呼吸机通气的病因。

生命体征稳定,循环功能平稳,营养状况良好,中枢驱动及呼吸肌群功能良好。

水、电解质、血气分析、酸碱平衡理想,肾功能正常。

1. 氧合指标　$FiO_2 < 0.5$ 时 $PaO_2 > 70mmHg$,且 $PEEP < 5cmH_2O$;或 $PaO_2/FiO_2 > 200mmHg$;$QS/QT < 20\%$。

2. 通气指标　$PaCO_2 35 \sim 45mmHg$; $pH7.3 \sim 7.45$; $VD/VT < 0.6$。

3. 每分钟通气量（MV）　$5L/min < MV < 10L/min$ 为撤机的理想指标,大于 $10L/min$ 且呼吸浅快提示仍有呼吸肌疲劳。

4. 潮气量（VT）　自主呼吸 $VT > 300ml$ 或 $> 5ml/kg$ 可考虑撤机,降低提示尚无维持肺泡通气量的能力。

5. 最大吸气压力（MIP）　能达到 $-20cmH_2O$ 可考虑撤机。

6. 呼吸频率（RR）　小于 25 次/分可考虑撤机。

7. 浅快呼吸指数（RVR）　即呼吸频率和潮气量的比例（f/VT）,正常值 $40 \sim 60bpm/L$。小于 $80bpm/L$ 提示撤机较容易;

80～105 bpm/L 提示需谨慎撤机;大于 105bpm/L 提示撤机困难。

脱机 1～2 小时血气分析状态能保持稳定。

【有创呼吸机撤机方式和拔管】

T 管撤机试验:停机后使用 T 管进行自主呼吸,吸入湿化氧气,FiO_2 高于呼吸机吸氧浓度 10%,一般 2 小时,期间监测各项生命体征及血气分析。

长时间待机患者应用 SIMV 或 SIMV＋PSV 模式过渡,SIMV 频率逐渐降低至每分钟 2～4 次,PSV 逐渐降低至 $5cmH_2O$,呼吸逐渐增强后可转为 CPAP 模式 $5cmH_2O$,一般 2 小时,期间监测各项生命体征及血气分析。

拔管前需准备:彻底吸痰,术前禁食,准备抢救设备、吸痰装置。

漏气试验:了解有无喉头水肿,阴性者可直接拔管,阳性者注射地塞米松 5～10mg,1～2 小时后再次试验决定是否拔管。

拔管时抽出气囊气体,深吸气末拔出导管,及时给予吸氧,术后 2 小时内不能进食,根据患者情况决定是否需要无创通气。

第三节　机械通气时镇静药、镇痛药和肌松药的应用

【机械通气时应用镇静药、镇痛药益处】

1. 降低耗氧量和能量消耗。

2. 改善通气和降低气压伤的危险性:①降低内源性 PEEP;②抑制中枢呼吸驱动力;③改善人机自主呼吸同步性。

3. 改善患者舒适度:①改善睡眠;②减轻焦虑和不安;③预防患者自行拔管;④便于清理气道分泌物及吸痰时不良反应。

【机械通气时间歇应用镇静药、镇痛药的剂量】

药物	剂量	开始作用时间	最大时间效应	作用时间
咪达唑仑	20～100μg/kg	1～5分钟	<15分钟	1～6小时
劳拉西泮	0.25～2mg	5～15分钟	15～20分钟	6～8小时
吗啡	0.05～0.1mg/kg	<1分钟	20分钟	2～4小时
芬太尼	0.7～2μg/kg	30秒	5～15分钟	1～2小时
舒芬太尼	0.1～0.6μg/kg	<1分钟	1～3分钟	20～45分钟

注:劳拉西泮每隔15分钟增加适宜的剂量,直到达到满意的镇静程度,总剂量不超过4mg。

【机械通气时连续静脉应用镇静药、镇痛药的剂量】

药物	负荷量(mg/kg)	注射剂量[mg/(kg×h)]
咪达唑仑	0.02～0.2	0.02～0.1
异丙酚	0.005～0.01	0.25～3.0
吗啡	0.05～0.1	0.01～0.04
芬太尼	0.002～0.006	0.0006～0.15
阿芬太尼	0.01～0.025	0.015～0.06
舒芬太尼	0.0001～0.0006	0.0003～0.0006

1. 负荷量在5～10分钟内注射完,按所需反应仔细调整速度。

2. 咪达唑仑、吗啡、芬太尼长期静脉给药,需仔细调整速度并监视其作用,长期使用可能导致延缓效应。

3. 吗啡间歇静脉给药速度<每分钟5mg,以免出现低血压,每2～4小时1次,适用于短期或长期通气。

4. 吗啡不良反应

(1)低血压原因:组胺释放、迷走神经兴奋引发心动过缓,间接或直接的血管扩张效应,交感神经输出降低和(或)内脏大量储存血液。

(2)与苯二氮䓬类合用可产生显著的遗忘症和镇痛作用,吗啡的剂量可减少50%。

5. 异丙酚优点:作用快、持续时间短、容易调节剂量、镇静效应易消散、累积量有限、不良反应小、无活性代谢产物。不良反应:①低血压效应,收缩压可下降30%;②连续静脉给药可产生耐药性并使血浆脂类水平显著增高。

【Ramsay 镇静指数的评分标准】

镇静指数 2 和 3 为理想的镇静水平。

1. 焦虑和(或)不安。

2. 表现合作、定向力好和安静。

3. 对呼唤有反应。

4. 安静、对光反应灵敏或对强力的声响有敏捷的反应。

5. 对光反应迟钝或对强力的声响反应差。

6. 无任何反应。

【机械通气时应用肌松药适应证】

1. 气管插管　应用作用迅速且时间短的氯琥珀酰胆碱(司可林),如禁用则考虑非去极化型肌松药。

2. 重症哮喘　应用镇静药仍不能控制人机对抗,推荐使用罗库溴铵和苯磺阿曲库铵。

3. 急性呼吸窘迫综合征(ARDS)　需实行允许高碳酸血症策略、低频通气、反比通气等,实现人机同步。

4. 应用高水平 PEEP　患者会频繁有力地收缩呼吸肌群,以对抗反复产生的肺容量扩张效应。

5. 其他　①控制抽搐、胸壁强直、破伤风(和)癫痫持续状态等痉挛性疾病;②消除其他情况下应用呼吸机时的人机对抗;③消除寒战、降低呼吸功、减少氧耗量;④降低颅内压;⑤治疗、诊断及病情需要。

【机械通气时常用肌松药】

1. 氯琥珀酰胆碱　极短作用,静脉给药 $1.0\sim1.5mg/kg$,通常 30 秒～1 分钟起效,维持 4～6 分钟。不良反应:

(1)刺激胆碱能受体引发心律失常和窦性心动过缓。

(2)肌颤可引起高钾血症,术后肌痛。

(3)使眼压、胃内压、颅内压升高。

(4)有组胺释放作用。

(5)禁忌证:大面积烧伤、脊索横断性创伤、粉碎性创伤、恶性高热、上下运动神经元损伤、各种肌肉萎缩及长期严重的感染(尤其是腹膜炎)。

2. 米库氯铵 作用时间最短的非去极化药物,0.15mg/kg,缓慢静脉给药,2.5分钟起效,持续10~20分钟。不良反应:快速注射可导致组胺释放和潜在的低血压。

3. 罗库溴铵(爱可松) 静注0.6mg/kg时60秒起效。快速神经肌肉阻断时作为氯琥珀酰胆碱的替代物。

4. 苯磺阿曲库铵(卡肌宁) 0.3~0.6mg/kg,缓慢静注,2~5分钟起效,25~35分钟复苏。最适宜连续静脉给药的药物,器官功能衰竭排泄不受影响,代谢产物对神经肌肉接点无活性。

5. 维库溴铵(万可松) 2~4mg,静脉注射,1~2分钟起效,持续10~20分钟。心血管不良反应较少,肝肾功能不全应用受限。

6. 氯化管箭毒碱 5~10mg,静脉注射,2~3分钟起效,持续约30分钟。所有肌松药中释放组胺最多,往往伴有低血压、心动过速或心动过缓、支气管痉挛,哮喘患者禁用。

7. 泮库溴铵(潘可罗宁) 2~4mg,静脉注射,2~3分钟起效,持续30~40分钟。有消除迷走神经作用,引起去甲肾上腺素的释放,可造成心动过速和血压升高。

8. 哌库溴铵(匹布可罗宁) 作用时间最长的肌松药,无心血管不良反应及组胺释放效应。

9. 多塞库胺 最强有力的肌松药,无心血管不良反应及组胺释放效应。以原形经肾代谢,多次注射不产生神经肌肉阻断的蓄积效应。

【机械通气时应用肌松药的不良反应】

1. 循环系统 影响自主神经功能和释放组胺。

2. 呼吸系统 气道保护性反射削弱,咳嗽反射减弱或被完全抑制,痰液难以排出,易发生肺不张和肺部感染;长期卧床可发生深部静脉栓塞和肺血栓栓塞。

3. 神经系统 长期应用可影响脑中乙酰胆碱受体,干扰血脑屏障功能;非去极化肌松药有中枢神经系统兴奋作用,可发生肌强直、抽搐及自主神经改变。

4. 周围神经和肌肉系统

(1)长期应用停药后可出现长时间肌无力,可能与肌松药所引起的肌病、运动神经损害及长时间的神经肌肉传递阻滞有关。

(2)肝肾功能不全及应用皮质激素治疗,合用肌松药可引发严重软瘫、肌酸激酶升高和肌坏死。

(3)长时间肌肉松弛使患者失去肌紧张性保护作用,易发生低温及压疮。

第16章

呼吸系统常见临床症状

第一节　发　热

【病因】

发热的病因临床上可分为感染性与非感染性两大类,而以前者多见。

1. 致热原性发热

(1)感染性发热:各种病原体引起的发热。

(2)非感染性发热

①无菌性坏死物质的吸收。

②抗原-抗体反应:如风湿热、血清病、药物热、结缔组织病等。

③内分泌与代谢疾病:如甲状腺功能亢进、重度脱水等。

2. 非致热原性发热常见于以下几种情况

(1)体温调节中枢直接受损:如颅脑外伤、出血、炎症等。

(2)引起产热过多的疾病:如癫痫持续状态、甲状腺功能亢进症等。

(3)引起散热减少的疾病:如广泛性皮肤病、心力衰竭等。

【临床表现】

发热的分度按发热的高低可分为:

1. 低热:37.3～38℃。

2. 中等度热:38.1～39℃。

3. 高热:39.1~41℃。

4. 超高热:41℃以上。

【处方】

处方 1:

复方氨林苯巴比妥 3ml,肌内注射。

地塞米松 5mg,静脉给药。

处方 2:

赖氨酸阿司匹林 1g,静脉给药。

吲哚美辛栓 100mg,肛门给药,每日 1~2 次。

处方 3:

布洛芬缓释胶囊 0.3g,口服,每日 2 次。

地塞米松 5mg,静脉给药。

处方 4:

泰诺林 0.65~1.3g,口服,每日 1~3 次(持续发热 8 小时 1 次)。

布洛芬缓释胶囊 0.3g,口服,每日 2 次。

处方 5:

物理降温。

第二节　咳嗽与咳痰

咳嗽是一种反射性防御动作,通过咳嗽可以清除呼吸道分泌物及气道内异物。痰是气管、支气管的分泌物或肺泡内的渗出液,借助咳嗽将其排出称为咳痰。

【病因】

1. 呼吸道疾病　当鼻咽部至小支气管整个呼吸道黏膜受到刺激时,均可引起咳嗽。

2. 胸膜疾病　如各种原因所致的胸膜炎、胸膜间皮瘤、自发性气胸或胸腔穿刺等均可引起咳嗽。

3. 心血管疾病　左心衰竭引起肺淤血或肺水肿时,右心或体循环静脉栓子脱落造成肺栓塞时也可引起咳嗽。

4. 中枢神经因素　从大脑皮质发出冲动传至延髓咳嗽中枢,可随意引起咳嗽反射或抑制咳嗽反射。

5. 其他因素所致慢性咳嗽　如服用血管紧张素转化酶抑制药后咳嗽、胃食管反流病所致咳嗽和习惯性及心理性咳嗽等。

【处方】

处方1:

溴己新 16mg,口服,每日 3 次。

氨溴索 30mg,静脉给药,每 8 小时 1 次。

溴己新 4mg,静脉给药,每 12 小时 1 次。

处方2:

乙酰半胱氨酸泡腾片 0.6g,温水泡服,每日 2 次。

桔贝合剂 10ml,口服,每日 3 次。

喷托维林 25mg,口服,每日 3 次。

溴己新 4mg,静脉给药,每 8 小时 1 次。

处方3:

桔贝合剂 10ml,口服,每日 3 次。

孟鲁司特钠咀嚼片 10mg,睡前口服,每日 1 次。

复方甲氧那明 2 粒,口服,每日 3 次。

细辛脑 16mg,静脉给药,每 12 小时 1 次。

处方4:

酮替芬 1mg,口服,每日 1 次。

磷酸可待因 10～30mg,口服,每日 3 次。

溴己新 8mg,静脉给药,每 12 小时 1 次。

细辛脑 32mg,静脉给药,每日 1 次。

第三节　大 咯 血

喉及喉部以下的呼吸道任何部位的出血,经口腔咯出称为咯血。常见的病因有支气管扩张症、支气管肺癌、支气管内膜结核和慢性支气管炎、肺结核、肺炎、肺脓肿、二尖瓣狭窄等。

【诊断要点】

1. 青壮年咯血常见于支气管扩张、肺结核、二尖瓣狭窄等。

2. 每日咯血量在 100ml 以内为小量,100～500ml 为中等量,500ml 以上或一次咯血超过 100ml 为大量。

3. 伴随症状因病因不同,常伴有发热、胸痛、呛咳、脓痰、皮肤黏膜出血、黄疸、杵状指等。

【处方】

处方 1:

云南白药 2 粒,口服,每日 3 次。

垂体后叶素首剂予 6U 入壶,300U,静脉泵入,0.1～0.2U/min。

硝酸甘油 50mg＋盐水 40ml,血压高时可合并使用。

处方 2:

酚妥拉明 50mg＋盐水 40ml,2mg/h,静脉泵入。

垂体后叶素首剂予 6U 入壶,300U,静脉泵入,0.1～0.2U/min。

处方 3:

氨基己酸(EACA)6.0g＋5％葡萄糖液 250ml,静脉给药,每 12 小时 1 次。

氨甲苯酸(PAMBA)0.2g＋5％葡萄糖液 250ml,静脉给药,每日 1～2 次。

处方 4:

纤维支气管镜下止血或外科手术止血。

【注意事项】

咯血与呕血要鉴别。

第四节　窒　息

人体的呼吸过程由于某种原因受阻或异常,所产生的全身各器官组织缺氧,二氧化碳潴留而引起的组织细胞代谢障碍、功能紊乱和形态结构损伤的病理状态称为窒息。

【诊断要点】

1. 窒息前期　首先是氧气吸入的障碍,此期一般持续仅0.5～1分钟。

2. 吸气性呼吸困难期　机体新陈代谢耗去体内的残余氧并产生大量二氧化碳潴留,使体内缺氧加重。此期持续 1～1.5分钟。

3. 呼气性呼吸困难期　此期体内二氧化碳持续增加,呼吸加剧,出现呼气强于吸气运动。

4. 终末呼吸期　由于严重缺氧和过多的二氧化碳积蓄,呼吸中枢再度受刺激而兴奋,呼吸活动又暂时恢复,呈间歇性吸气状态,同时血压下降,瞳孔散大,肌肉松弛。此期持续 1 至数分钟。

5. 呼吸停止期　此期呼吸停止,但尚有微弱的心跳,可持续数分钟至数十分钟,最后心跳停止死亡。

需要说明的是,在上述窒息过程的任何阶段,皆可因心跳停跳而突然死亡。

【治疗要点】

有体外因素导致窒息的应立即清除该因素。呼吸停止立即进行人工呼吸,如病人有微弱呼吸可给予高浓度吸氧。胸部外伤患者应封闭胸部开放伤口,固定肋骨骨折,速送医院急救。

第五节　过敏性休克

过敏性休克是外界某些抗原性物质进入已致敏的机体后,多突然发生且严重程度剧烈,若不及时处理,常可危及生命。

【诊断要点】

病因及起病特点:本病大都突然发生,在接受抗原5分钟内发生症状。

两大特点:

其一是休克表现:面色苍白、脉速而弱,四肢湿冷、发绀,烦躁不安、意识不清或完全丧失,血压迅速下降乃至测不出,脉搏消失,最终导致心跳停止。

其二是伴有过敏相关的症状,多有皮肤黏膜、呼吸道阻塞等其他症状。

【处方】

基础治疗

处方1:

立即停止进入并移除可疑的过敏原,或致病药物。

给氧,如果出现威胁生命的气道阻塞,立即气管插管或床旁气管。

肾上腺素,小儿0.01mg/kg,最大剂量每次0.5mg,皮下注射,必要时每隔15分钟重复1次;成人首次0.5mg,皮下或肌内注射,酌情重复。如果出现低血压或对起始的肾上腺素剂量无反应,静脉给药,1:10 000肾上腺素,输入生理盐水20ml/kg。

地塞米松5mg,静脉给药,一般用药1～3日。

处方2:

沙丁胺醇、复方异丙托溴铵、布地奈德吸入。

氯雷他定10mg,口服,每日1次。

西替利嗪10mg,口服,每日1次。

苯海拉明20mg,肌内注射。

【注意事项】

过敏性休克的表现与严重程度因机体反应性、抗原进入量及途径等不同而有很大差别。

第六节　肺性脑病

肺性脑病又称肺心脑综合征,是慢性支气管炎并发肺气肿、肺源性心脏病及肺功能衰竭引起的脑组织损害及脑循环障碍。

【诊断要点】

1. 临床症状　早期可表现为头痛、头昏、记忆力减退、精神不振、工作能力降低等症状。继之可出现不同程度的意识障碍。

2. 诊断依据　有慢性肺部疾病伴肺功能衰竭;临床表现有意识障碍、神经、精神症状和定位神经体征;血气分析有肺功能不全及高碳酸血症的表现;排除其他原因引起的神经、精神障碍而诊断。

【治疗要点】

1. 首先应对各种慢性呼吸道疾病进行治疗。

2. 控制呼吸道感染,合理应用抗生素。

3. 改善呼吸功能、缺氧及二氧化碳潴留状况。

4. 纠正酸碱平衡障碍。

5. 对神经、精神障碍做对症处理。

【处方】

处方1:

无创呼吸机辅助通气,ST 模式。

处方2:

气管插管呼吸机辅助呼吸。

处方3:

地西泮 10mg,肌内注射或静脉给药,烦躁时(在呼吸机支持前提下使用)。

0.9%氯化钠 100ml＋头孢吡肟 2.0g,静脉给药,每 8 小时 1 次。

处方4:

桔贝合剂 10ml,口服,每日 3 次。

喷托维林 25mg,口服,每日 3 次。

0.9％氯化钠 100ml＋甲泼尼龙 40mg,静脉给药,每 12 小时 1 次。

0.9％氯化钠 3ml＋复方异丙托溴铵 2.5ml＋布地奈德 1ml, 雾化吸入,每 8 小时 1 次。

溴己新 4mg,静脉给药,每 8 小时 1 次。

0.9％氯化钠 100ml＋美罗培南 0.5g,静脉给药,每 8 小时 1 次。

处方 5:

0.9％氯化钠 100ml＋甲泼尼龙 40mg,静脉给药,每日 1 次。

0.9％氯化钠 3ml＋复方异丙托溴铵 2.5ml＋布地奈德 1ml, 雾化吸入,每 6 小时 1 次。

细辛脑 16mg,静脉给药,每 12 小时 1 次。

0.9％氯化钠 100ml＋泰能 0.5g,静脉给药,每 8 小时 1 次。

第17章

常见呼吸疾病综合征

第一节　急性呼吸窘迫综合征

急性呼吸窘迫综合征（ARDS）是多种病因引起的一种以进行性呼吸困难和顽固性低氧血症为主要特征的急性呼吸衰竭综合征，特点为非心源性肺水肿、低氧血症和弥漫性肺实质实变。

【诊断要点】

1. 病史　原发病或诱因是诊断 ARDS 必不可少的条件。病因包括有直接肺损伤及间接损伤。

2. 症状　起病隐匿，典型症状为呼吸急促，呼吸频率＞每分钟 20 次，进行性加重，最高可＞每分钟 60 次。干咳、少痰、缺氧、呼吸困难逐步加重，所有辅助呼吸肌参与呼吸运动，吸入纯氧或间歇正压给氧亦难以纠正（顽固性低氧血症）。

3. 体征　初期无明显肺部体征，中晚期出现甲唇发绀，可有吸气"三凹征"，可闻及支气管呼吸音、干啰音、捻发音。

4. 辅助诊断　动脉血气分析：初期表现为单纯性呼吸性碱中毒；随着病情进展可合并代谢性酸中毒；晚期可出现呼吸性酸中毒甚至三重酸碱失衡。

X 线检查：发病＜24 小时可无异常；发病 1～5 天以肺内散布的肺实变为主要特征；发病＞5 天，"磨玻璃样影"及"支气管气相"明显，心缘不清或消失，甚至出现"白肺"。

无心源性肺水肿的临床证据:肺楔压(PAWP)<18mmHg 或无左心房压力增高。

鉴别诊断:需与心源性肺水肿、非心源性肺水肿(肝硬化、肾病综合征等)、急性肺栓塞(PE)、特发性肺纤维化(IPF)等鉴别。

【治疗要点】

1. 治疗原发和基础疾病,去除诱发 ALI/ARDS 的诱因。

2. 血流动力学治疗:保守的液体治疗能改善肺功能,缩短机械通气及 ICU 住院时间。当肺血管严重痉挛时应用血管活性药物(硝普钠、硝酸甘油)。

3. 机体内环境状况的监测和失衡的纠正。

4. 肺感染的治疗:进行熟练的气道管理和采取减少误吸的措施减少医院获得性肺炎;在细菌培养的指导下选择合适的抗生素。

5. 早期开始营养支持,优先考虑肠内营养。

6. 支持非呼吸系统的异常和并发症,支持或治疗其他脏器的功能异常或衰竭。

7. 呼吸支持　当前机械通气策略以小潮气量和中等水平 PEEP 为基础。

(1)起始参数:FiO_2 1.0;潮气量(VT)6～10ml/kg;PEEP≤5cmH$_2$O;吸气流量每分钟 60L。目标使氧饱和度≥90%。

(2)小潮气量策略:①将 PEEP 调整至肺泡扩张最佳点;②潮气量控制在 6～7ml/kg,维持 Pplat≤30cmH$_2$O;③通气频率每分钟 14～20 次,目标 pH≥7.25,不能满足时可适当提高频率,一般不超过每分钟 30 次;④高碳酸血症时要降温,限制糖摄入,必要时可补充碳酸氢钠。

(3)合理的 PEEP 应满足:①动脉血氧合最好;②组织氧输送量最多;③导致 VILI 危险性最小;④肺胸顺应性最好;⑤呼吸功最省。一般从低压开始,每次增幅 3～5cmH$_2$O,不超过 15cmH$_2$O,使 SaO_2>0.9,FiO_2<0;⑥PAP<40～45cmH$_2$O。

(4)通气模式:①目前推荐压力控制模式(PCV),固定最大吸气压 $30 \sim 35cmH_2O$,PEEP 选择最佳 PEEP;②容量控制通气(VCV),采取小潮气量策略,减速流量波形,监测气道平台压;③补充自主呼吸用力的通气模式包括成比率辅助通气(PAV)、气道压力释放通气(APRV)、双气道正压通气(BiPAP)。

8. 俯卧位通气

(1)肺复张手法(RM):①应用呼吸机"叹气(sigh)"功能;②持续肺充气(SI)法,即间断将平均气道压在 $3 \sim 5$ 秒内升高到 $30 \sim 40cmH_2O$,持续 $15 \sim 30$ 秒后恢复到实施 SI 之前的压力水平;③PEEP 递增法。

(2)体外或肺外气体交换:包括体外膜肺氧合(ECMO)、体外 CO_2 去除(ECCO2R)、腔静脉氧合(IVOX)。目的是让损伤的肺充分休息,避免 VILI,提供肺组织修复愈合的机会。

(3)应用镇静药及肌松药缓解患者应用呼吸机的不适感及降低呼吸功。

(4)吸入一氧化氮(NO)可一过性缓解肺动脉高压并提高 PaO_2,最佳适应证是作为复杂治疗的过渡治疗措施,用于重度低氧血症初期稳定病情。

(5)糖皮质激素:ARDS 纤维化期或血液/肺泡灌洗液嗜酸性粒细胞增高是应用适应证。

【处方】

1. 全身及肺部感染治疗

(1)碳青霉烯类

处方1:

0.9%氯化钠 100ml+美罗培南 500mg,静脉给药,8 小时 1 次。

0.9%氯化钠/5%葡萄糖 250ml+阿奇霉素 500mg,静脉给药,每日 1 次。

处方 2：

0.9％氯化钠 100ml＋亚胺培南 500mg,静脉给药,6～8 小时 1 次。

0.9％氯化钠/5％葡萄糖 250ml＋阿奇霉素 500mg,静脉给药,每日 1 次。

(2)头孢类

处方 1：

0.9％氯化钠 100ml＋舒普深(头孢哌酮钠舒巴坦钠)3.0g,静脉给药,8 小时 1 次。

0.9％氯化钠/5％葡萄糖 250ml＋阿奇霉素 500mg,静脉给药,每日 1 次。

处方 2：

0.9％氯化钠 100ml＋头孢吡肟 2.0g,静脉给药,8 小时 1 次。

0.9％氯化钠/5％葡萄糖 250ml＋阿奇霉素 500mg,静脉给药,每日 1 次。

(3)糖肽类

处方 1：

替考拉宁

负荷量:0.9％氯化钠 100ml＋替考拉宁 400mg,静脉给药 (至少 30 分钟),12 小时 1 次,连续 3 次。

维持量:0.9％氯化钠 100ml＋替考拉宁 400mg,静脉给药,每日 1 次。

处方 2：

0.9％氯化钠 250ml＋去甲万古霉素 400mg,静脉给药(至少 1 小时),8 小时 1 次。

(4)喹诺酮类

处方 1：

0.9％氯化钠 250ml＋环丙沙星 500mg,静脉给药(至少 1 小时),12 小时 1 次。

处方 2：0.9％氯化钠/5％葡萄糖 250ml＋左氧氟沙星 500mg，静脉给药，每日 1 次。

（5）氨基糖苷类

0.9％氯化钠 250ml＋阿米卡星 500mg，静脉给药(至少 1 小时)，12 小时 1 次。

（6）抗真菌类

卡泊芬净

第一次负荷量：0.9％氯化钠 250ml＋卡泊芬净 70mg，静脉给药(至少 1 小时)。

维持量：0.9％氯化钠 250ml＋卡泊芬净 50mg，静脉给药(至少 1 小时)，每日 1 次。

（7）其他

处方 1：

0.9％氯化钠 250ml＋利奈唑胺 600mg，静脉给药，12 小时 1 次。

处方 2：

替加环素：首剂 0.9％氯化钠 100ml＋替加环素 100mg，静脉给药，0.9％氯化钠 100ml＋替加环素 50mg，静脉给药，12 小时 1 次。

处方 3：

米诺环素：首剂 0.2g，口服，以后 0.1g，口服，12 小时 1 次。

2. 肺血管痉挛用药

处方 1：

5％葡萄糖 50ml＋硝普钠 50mg，静脉泵入，每分钟 15μg，无效时 5～10 分钟每分钟增加 5～10μg，一般剂量每分钟 25～250μg，最高剂量每分钟 300μg。

处方 2：

0.9％氯化钠 40ml＋硝酸甘油 50mg，静脉泵入，每分钟

10μg，最大每分钟 200μg。

【注意事项】

1. 去除原发病为第一要务，提倡呼吸机支持、保守液体治疗、尽早开放胃肠道。

2. 小潮气量策略禁忌证：①任何情况下的颅内高压；②急性脑血管病；③急性或慢性心肌缺血；④严重肺动脉高压；⑤右心室衰竭；⑥未纠正的严重代谢性酸中毒；⑦Sickle 细胞贫血；⑧三环类抗抑郁药过量；⑨应用 β 受体阻滞药的患者；⑩妊娠。

3. 肺复张注意：①ARDS 早期效果较好，中晚期或 ARDS 由于肺实质严重损伤、实变或明显纤维化形成的效果差；②胸壁顺应性差的患者效果不佳；③吸氧浓度过高，复张的肺泡可能会因为氧气吸收过快而在短时间内再次萎陷；所以复张后吸氧浓度应尽可能降低至可以维持基本氧合的最低水平；④若 RM 持续时间＜10 秒，压力幅度＜10cmH$_2$O，则效果不佳；持续时间过长或压力过高会出现一过性高碳酸血症、血压降低、引起气压伤；⑤在使用 RM 后，复张的肺泡维持在开放状态的时间主要与 PEEP 有关。

4. 注意广谱抗生素治疗后耐药菌继发感染问题、菌群失调问题以及肝、肾功能受损患者的药物减量或停药问题。

5. 在应用血管活性药物治疗肺动脉痉挛时应注意血流动力学变化，避免药物性低血压状态形成。

第二节　咳嗽晕厥综合征

咳嗽晕厥综合征是指咳嗽时发生的短暂性意识丧失，能迅速自行恢复而不留任何后遗症的一组病症。多见于中年男性，各年龄组均可发生本病。

【诊断要点】

1. 各种原因导致的咳嗽时发作。

2. 迅速恢复且无后遗症状。

3. 除外脑血管意外及癫痫或其他原因导致的晕厥。

【治疗要点】

1. 消除导致咳嗽的诱因,治疗原发病。

2. 特殊治疗:房室传导阻滞者给予心脏起搏器植入治疗;颈动脉狭窄者给予动脉支架植入治疗等。

3. 镇咳药物应用。

4. 中枢性镇咳药:包括可待因、右美沙芬、喷托维林、吗啡、福尔可定等。

5. 外周性镇咳药:包括二氧丙嗪、苯佐那酯、那可丁等。

6. 双重作用镇咳药:包括苯丙哌林、磷酸苯丙哌林。

7. 复方制剂:咳嗽伴有多痰者,应与祛痰药合用,以利于痰液排出和镇咳,临床应用较多。包括:复方甲氧那明、可愈糖浆、复方甘草片等。

【处方】

1. 中枢性镇咳药

处方 1:

可待因 15～30mg,口服,每日 3 次,极量每次 100mg。

处方 2:

右美沙芬 10～20mg,口服,每日 3～4 次。

处方 3:

喷托维林 25mg,口服,每日 3 次。

处方 4:

吗啡 5～10mg,口服,每日 1～3 次,极量皮下注射每次 20mg,每日 60mg。

处方 5:

福尔可定 5～10mg,口服,每日 3 次,极量每日 60mg。

处方 6:

可待因 15～30mg,皮下注射,每日 3 次,每次极量 100mg。

处方 7：

吗啡 5～10mg,皮下注射,每日 1～3 次,极量皮下注射每次 20mg,每日 60mg。

2. 外周性镇咳药

处方 1：

盐酸二氧丙嗪 5mg,口服,每日 2～3 次。

处方 2：

苯佐那酯:50～100mg,口服,每日 3 次。

处方 3：

那可丁 15～30mg,口服,每日 2～3 次。

3. 双重作用镇咳药

处方 1：

苯丙哌林 20～40mg,口服,每日 3 次。

处方 2：

磷酸苯丙哌林 20～40mg,口服,每日 3 次。

4. 复方制剂

处方 1：

复方甲氧那明胶囊 2 粒,饭后口服,每日 3 次。

处方 2：

可愈糖浆 10ml,口服,每日 3 次。

处方 3：

复方甘草片 3～4 片口服或含化,每日 3 次。

【注意事项】

1. 可待因的不良反应:①本品为麻醉药品,久用可产生依赖性及成瘾性;②能抑制支气管腺体分泌,使痰液黏稠,造成排痰困难;③影响呼吸及心跳节律;④可产生幻觉及精神问题;⑤可透过胎盘及自乳汁排出,孕妇及哺乳期妇女慎用;⑥与抗胆碱药合用时,可加重便秘或尿潴留;⑦与吗啡类药合用时,可加重中枢性呼吸抑制作用;⑧与肌肉松弛药合用时,呼吸抑制更为显著。

2. 右美沙芬的不良反应：①过量用药会产生呼吸抑制；②孕妇、肝功不良者慎用；③痰多病人慎用或与祛痰药合用。

3. 喷托维林的不良反应：①具有呼吸中枢抑制作用；②痰多病人慎用或与祛痰药合用；③青光眼及心功能不全伴肺淤血的患者慎用或禁用。

4. 吗啡的不良反应：嗜睡、呕吐、尿潴留、便秘、血压下降、呼吸抑制、成瘾。

5. 盐酸二氧丙嗪的不良反应：①嗜睡、困倦、乏力,高空作业及驾驶员禁用；②癫痫患者慎用；③肝功能不全患者慎用。

6. 复方甲氧那明：注意有心脏疾病、高血压或高龄者,青光眼、甲亢、排尿困难者及正在接受治疗者服用需谨慎。可引起困倦,不要驾驶或操作机械。

7. 复方甘草片的不良反应：①胃炎及胃溃疡患者慎用；②运动员慎用。

第三节　睡眠呼吸暂停综合征

睡眠呼吸暂停综合征(sleep apnea syndrome)是一种睡眠时呼吸停止的睡眠障碍。连续 7 小时睡眠中发生 30 次以上的呼吸暂停,每次气流中止≥10 秒,或平均每小时低通气次数(呼吸紊乱指数)超过 5 次,而引起慢性低氧血症及高碳酸血症的临床综合征。

【特发性 CSAHS 诊断标准】

至少下列 1 项症状不能被其他因素解释：①日间嗜睡；②频繁的夜间微觉醒或唤醒。

多导睡眠图(PSG)：睡眠期间(CSA＋CSH)≥5 次/小时且 CSA/CSH 事件占所有呼吸紊乱的 55％以上,是诊断 CSAHS 及其严重性的客观检查。

食管气囊测压或膈肌肌电图：鉴别阻塞性和中枢性睡眠呼吸

暂停最有效。

清醒时正常碳酸血症,$PaCO_2 < 45mmHg$。

鉴别诊断包括 OSAHS、中枢性肺泡低通气综合征、睡眠相关性喉痉挛、发作性睡病、周期性肢体运动障碍、特发性过度睡眠、心理生理性失眠。

【治疗要点】

1. 氧疗及治疗原发病。

2. 膈肌起搏:用于膈肌瘫痪或疲劳及中枢神经系统病变引起的呼吸功能紊乱。

3. 吸入 $2\% \sim 3\% CO_2$ 增加并维持 $PaCO_2$ 浓度高于呼吸暂停阈值,兴奋呼吸中枢,改善通气和睡眠结构,减少呼吸暂停次数,适用于低碳酸血症患者。

4. 药物治疗与脑干损害导致的 CSA:应用呼吸兴奋药(咖啡因、尼可刹米、洛贝林、甲羟孕酮、乙酰唑胺、茶碱)。

(1)CSR 和特发性 CSAHS:乙酰唑胺。

(2)CSA 和肥胖低通气:甲羟孕酮。

(3)充血性心力衰竭所致的 CSR 和(或)CSA:茶碱。

(4)快速眼动睡眠:普罗替林。

5. 无创气道正压通气治疗:采用 CPAP 或 BiPAP 模式,尤其是充血性心力衰竭所致的 CSR、CSA 和 CSAHS。

【处方】

处方 1:

尼可刹米 $0.25 \sim 0.5g$,口服,每日 2 次。

甲羟孕酮 20mg,口服,每日 $1 \sim 3$ 次。

处方 2:

乙酰唑胺 $125 \sim 250mg$,口服,每日 $2 \sim 4$ 次。

尼可刹米 $0.25 \sim 0.5g$,口服,每日 2 次。

处方 3:

甲羟孕酮 20mg,口服,每日 $1 \sim 3$ 次。

茶碱控释片 0.1～0.2g,口服,每日 2 次或 0.4g,每晚 1 次。

处方 4：

氨茶碱 100～200mg,口服,每日 3 次。

尼可刹米 0.25～0.5g,口服,每日 2 次。

处方 5：

茶碱控释片 0.1～0.2g,口服,每日 2 次或 0.4g,每晚 1 次。

甲羟孕酮 20mg,口服,每日 1～3 次。

处方 6：

普罗替林:5～10mg,口服,每日 3～4 次。

甲羟孕酮 20mg,口服,每日 1～3 次。

处方 7：

洛贝林 3mg,静脉给药,必要时每 30 分钟重复 1 次。极量为每次 6mg,每天 20mg。

氨茶碱 100～200mg,口服,每日 3 次。

处方 8：

5％葡萄糖/0.9％氯化钠 250ml ＋氨茶碱 0.25g,静脉给药,每日 1～2 次。

尼可刹米 0.25～0.5g,口服,每日 2 次。

甲羟孕酮 20mg,口服,每日 1～3 次。

【注意事项】

1. 单纯药物治疗效果欠佳,多数中枢兴奋药物均有焦虑、激动、失眠、心动过速等不良反应。

2. 无创气道正压通气治疗目前极为推崇。

3. 合并阻塞性睡眠呼吸暂停低通气综合征患者尤为严重,参见 OSAHS 治疗方案积极治疗。

附:阻塞性睡眠呼吸暂停低通气综合征

阻塞性睡眠呼吸暂停低通气综合征(OSAHS)是由于睡眠时反复发生部分或完全的上气道阻塞,导致反复急性低氧、睡眠片段及白天过度嗜睡的一类常见睡眠呼吸障碍(SDB)。

【诊断标准】

1. 无其他原因可以解释的过度嗜睡。

2. 无其他原因可以解释的以下 2 项及更多:①在睡眠中窒息或憋醒;②睡眠中反复唤醒;③不能恢复精力的睡眠;④日间疲劳;⑤注意力受损。

3. 睡眠监测证实每小时睡眠中有 5 次或更多的阻塞性呼吸事件。

4. 严重程度标准包括白天嗜睡、夜间监测两方面。嗜睡:①轻度:不想要的嗜睡或不自主睡眠事件出现在需要一点儿注意力的活动中;②中度:不想要的嗜睡或不自主睡眠事件出现在需要一些注意力的活动中;③重度:不想要的嗜睡或不自主睡眠事件出现在需要注意力集中的活动中。

5. 呼吸紊乱指数(RDI):每小时睡眠中发生阻塞性呼吸事件发生次数。①轻度:5~15 次/分;②中度:15~30 次/分;③重度≥30 次/分。

6. 睡眠低氧:睡眠过程中最低 SaO_2。①轻度:85%~90%;②中度:80%~85%;③重度≤80%。

7. 鉴别诊断包括:单纯鼾症、慢性低通气综合征、中枢性呼吸暂停、引起嗜睡的其他疾病(发作性睡病、非呼吸性微觉醒紊乱、醉酒、药物因素)。

【治疗要点】

1. 一般措施

(1)控制体重:BMI≤25kg/m²。

(2)避免饮酒或应用镇静药。

(3)改变睡眠姿势。

2. 特殊治疗

(1)经鼻持续气道正压通气(CPAP)。

(2)口腔矫治器。

(3)外科治疗:腭垂腭咽成形术。

【睡眠呼吸障碍(SBD)部分概念补充】

陈-施呼吸综合征(CSBS):又称潮式呼吸。呼吸由浅慢变为深快又由深快变为浅慢,随后出现一段呼吸暂停,如此周而复始。每个潮式呼吸周期可长达 30 秒～2 分钟,呼吸暂停可持续 5～30 秒。易患因素:充血性心力衰竭和脑血管疾病。

睡眠低通气综合征(SHVS):睡眠期间出现 $PaCO_2$ 增加,严重低氧血症。导致红细胞增多、肺动脉高压、肺源性心脏病、呼吸衰竭。诊断标准如下。

1. 存在以下一种或更多

(1)肺心病。

(2)肺动脉高压。

(3)不能被其他原因解释的白天过度嗜睡。

(4)红细胞增多。

(5)清醒时存在高碳酸血症。

2. 睡眠呼吸监测和动脉血气分析证实如下。

(1)同清醒仰卧位时相比睡眠期间 $PaCO_2$ 增加超过 10mmHg。

(2)不能被呼吸暂停或低通气事件解释的睡眠期间氧饱和度降低。

第四节　通气调节功能障碍
相关的其他综合征

一、肥胖低通气综合征

肥胖低通气综合征(OHS)是一种以肥胖和高碳酸血症为特征的综合征,通常与 OSAHS 并存,有更高的并发症发生率和死亡率。

【诊断要点】

必备条件：肥胖（BMI≥30kg/m²）和清醒时二氧化碳潴留（$PaCO_2$≥45mmHg）。常伴 PaO_2≤70mmHg。

多同时存在睡眠呼吸疾病。

睡眠期间动脉血 $PaCO_2$ 较清醒时升高超过 10mmHg 更有意义。

鉴别诊断：严重的阻塞性气道疾病、严重的间质性肺疾病、严重的胸壁疾病、严重的甲状腺功能减退、肢端肥大症、神经肌肉疾病、先天性中枢性肺泡低通气综合征。

【治疗要点】

1. 减重，必要时外科手术辅助。

2. 气道内正压通气：稳定的 OHS 首先应用 nCPAP；解除气道梗塞后仍有低氧血症应用 BiPAP 模式，IPAP 16～20cmH₂O，EPAP 6～100mH₂O。

3. 气管切开术仅限于气道内正压通气及吸氧治疗无效时的最后手段。

4. 联合气道内正压通气的氧疗。

二、重叠综合征

重叠综合征（OS）是指阻塞性呼吸暂停综合征（OSAHS）合并慢性阻塞性肺疾病（COPD）或其他呼吸系统疾病（肺囊性纤维化、肺间质纤维化等）的一种临床症候群。与单一疾病相比更易出现严重的低氧血症、高碳酸血症、肺动脉高压及右心衰竭，生活质量更差，死亡率更高。通常因 COPD 合并 OSAHS 最为常见，故为重叠综合征的主要讨论对象。

【诊断要点】

临床表现：①并存 COPD 和 OSAHS 的症状及体征；②入睡困难，频繁觉醒，仰卧位加剧，晨起头痛，日间嗜睡；③在夜间快速动眼(REM)睡眠期存在明显的血氧饱和度下降,紫肿型(BB 型)COPD 患者尤为明显。

同时满足 COPD 及 OSAHS 诊断标准。COPD 诊断参照中华医学会呼吸病学分会制定的 COPD 诊断标准;OSAHS 诊断参照中华医学会呼吸病学分会制定阻塞性睡眠呼吸暂停/低通气综合征诊治指南。

【治疗要点】

1. 控制体重及 COPD 常规治疗(戒烟、控制感染、祛痰、解痉、平喘等)。

2. 氧疗:警惕加重和延长呼吸暂停的危险,建议睡眠期间联合无创正压通气。

3. 无创正压通气治疗:首选治疗手段,无二氧化碳潴留或轻度高碳酸血症采用 CPAP 模式,中、重度高碳酸血症建议应用 BiPAP 模式。

4. 有创机械通气治疗:针对肺性脑病、昏迷患者。

三、过度通气综合征

过度通气综合征(HVS)指以呼吸困难为突出表现,没有器质性心肺疾病,伴随焦虑和过度通气的一组综合征。焦虑和应激反应等因素诱发了超生理代谢需要的过度通气,而临床症状都可以用过度通气和呼吸性碱中毒来解释。

【诊断要点】

典型症状:①呼吸渴求;②胸部发紧;③肢体麻木;④焦虑。

在排除其他器质性疾病的前提下,根据发病前多有心因性因素、典型的症状、动脉血气分析证实呼吸性碱中毒、过度通气激发试验部分或完全诱发出主要症状做出临床诊断。常见于女性。

过度通气激发试验通过潮气末二氧化碳分析仪让患者自主过度呼气 3 分钟(每分钟 60 次)诱发出患者呼吸调节功能的不稳定性,使其过度通气造成呼吸性碱中毒,全部或部分复制出重要症状。

试验性治疗,试用含二氧化碳的气体让其吸入,可阻止症状的发生。

【治疗要点】

腹式呼吸训练治疗:是目前普遍接受的有效治疗措施。治疗分三个步骤:①解除病人精神负担,消除恐惧心理;②腹式呼吸、缓慢呼吸,通过减慢呼吸频率减少或消除过度通气的倾向性;③需要接受二十次呼吸训练,在 2～3 个月内完成。

认知行为疗法:向患者解释症状与过度通气之间的关系,减轻患者的精神负担,消除恐惧心理,让患者逐渐暴露于使其焦虑的实际场景并学会自控的疗法。

提高血液 PCO_2:用纸袋或长筒袋罩住口鼻,以增加呼吸道死腔,减少 CO_2 的呼出和丧失;吸入含 $5\%CO_2$ 的氧气,达到对症治疗的作用。

药物治疗:与腹式呼吸训练治疗相比具有疗程长、容易形成心理依赖、撤药反跳和复发率高的缺点。

苯二氮䓬类(BZD):阿普唑仑可有效地抗惊恐。

选择性 5-羟色胺再摄取抑制药(SSRI):帕罗西汀(赛乐特)、西酞普兰(喜普妙)。

【处方】

处方 1:

阿普唑仑 0.4mg,口服,每日 3 次,极量每日 4mg。

处方 2:

帕罗西汀:初始剂量 10mg,口服,每日 1 次。依病情逐渐以每周增加 10mg 为阶梯递增,治疗剂量范围为 10～20mg,口服,每日 3 次。

处方 3:

西酞普兰 20mg,口服,每日 1 次。

【注意事项】

1. 首先提倡以腹式呼吸训练治疗及认知行为疗法为主,药物治疗为辅助治疗。

2. 阿普唑仑:①久用后停药有戒断症状,应避免长期使用。应逐渐停药,不可突停或减量过快;②18 岁以下儿童应慎用;③服用本品者不宜驾驶车辆或操作机器。

3. 帕罗西汀:①药物过量时可引起 P-Q 间期延长,恶心、呕吐、瞳孔散大、口干、烦躁、头痛、眩晕、肌内震颤或抽搐;②应避免饮酒;③服用前后 2 周内不能使用单胺氧化酶抑制药,在停用单胺氧化酶抑制药 2 周后,开始服用本药时应逐渐增加;④与华法林合用,可导致出血增加。

4. 西酞普兰:①与单胺氧化酶抑制药合用会出现 5-HT 综合征,严禁二者联合应用;②在应用西酞普兰治疗之前,应停止服用单胺氧化酶抑制药至少两周;③应避免饮酒。

第五节　肝肺综合征

肝肺综合征(HPS)是在慢性肝病和(或)门脉高压的基础上出现肺内血管异常扩张、气体交换障碍、动脉血氧合作用异常,导致的低氧血症及一系列病理生理变化和临床表现,是终末期肝病的严重肺部并发症。肝病的肺血管异常主要包括肺内血管扩张、门-肺分流和胸膜分流。

【诊断要点】

1. 急、慢性肝脏疾病,肝功能障碍不一定很明显。

2. 排除原发心肺疾病后的三联征(基础肝脏病、肺内血管扩张和动脉血氧合功能障碍),存在门静脉高压、皮下蜘蛛痣、杵状指三联征象时强烈提示 HPS。

3. 肺气体交换异常,PaO_2 梯度大于 15mmHg,有或无低氧血症。

4. 对比增强超声波心动扫描和(或)肺灌注扫描、肺血管造影存在肺血管扩张和(或)肺内血管短路。

5. 直立位缺氧、气短、发绀,肺骨关节病。

6. 鉴别诊断:需要与肺动静脉瘘、门脉高压相关性肺动脉高压、肺间质纤维化、原发性高铁血红蛋白血症或化学物质所指的硫化血红蛋白血症等鉴别。

【治疗要点】

1. 一般治疗　包括治疗原发病,改善肝脏功能或延缓肝硬化的进程,减低门静脉压力。

2. 吸氧及正压通气辅助氧疗　适用于轻型、早期肝肺综合征患者。

3. 肺动脉栓塞术　适用于孤立的肺动静脉交通支的栓塞,即肺血管造影Ⅱ型的肝肺综合征患者。

4. 经颈静脉肝内门体分流术(TIPS)　改善肝肺综合征患者的氧合作用,PaO_2和肺泡动脉氧分压差均可明显改善,患者呼吸困难的症状好转。

5. 原位肝移植　是肝肺综合征的根本性治疗方法,可逆转肺血管扩张。肝肺综合征合并的进行性低氧血症可作为肝移植的适应证。

6. 药物治疗　目前无公认有效治疗药物。推荐药物包括:①都可喜(肺达宁、烯丙哌三嗪);②吲哚美辛(消炎痛);③奥曲肽;④亚甲蓝。可以增加肺血管阻力和体循环血管阻力,改善肝肺综合征患者的低氧血症和高动力循环。

【处方】

处方1:

都可喜50～100mg,口服,每日3次,持续3～5周。

处方2:

吲哚美辛25mg,餐后口服,每日3次,持续6天。

处方3：

0.9%氯化钠 50ml＋奥曲肽 0.5mg,静脉泵入,5ml/小时 (5μg/小时),最高可达 50μg/小时。

【注意事项】

1. 以缓解肝损伤为首要手段,药物治疗目前尚无成熟方案。

2. 都可喜(肺达宁、烯丙哌三嗪):能改善慢性阻塞性肺疾病的通气/血流比例,能使缺氧肺血管收缩,从而改善肺通气/血流比例。长期应用后出现体重下降和末梢神经炎。

3. 吲哚美辛(消炎痛)的不良反应

(1)禁用于溃疡病、震颤麻痹、精神病、癫痫、支气管哮喘、孕妇、哺乳期妇女及肝、肾功能不全者。

(2)胃肠道反应有恶心、呕吐、腹痛、腹泻、溃疡,有时并引起胃出血及穿孔。

(3)中枢神经系统反应有头痛、眩晕等,若头痛持续不减,应停药。

(4)引起黄疸、转氨酶升高。

(5)抑制造血系统:粒细胞减少,偶有再生障碍性贫血。

(6)可引起高血压、脉管炎、轻度水肿。

(7)可出现血尿及老年患者一过性肾功能不全。

(8)过敏反应:常见的有皮疹、哮喘。与阿司匹林有交叉过敏性。

4. 奥曲肽不良反应:厌食、恶心、呕吐、腹泻、腹部痉挛疼痛等,偶见高血糖、胆石症、糖耐受异常和肝功有异常等。

第六节　肺出血-肾炎综合征

肺出血-肾炎综合征(Goodpasture 综合征)为病因不明的过敏性疾病,血内有循环抗肾小球基底膜抗体及免疫球蛋白和补体呈线样沉积于肾小球基膜,造成肺出血伴严重进展性发展的肾小球肾炎为特点,主要见于青年男性。

【诊断要点】

1. 青年男性,不明原因的咯血,影像学支持,短期内出现贫血及进行性肾功能减退,需高度怀疑。

2. 出现咯血、急进性肾炎和抗基底膜抗体效价升高三联征可确诊。

3. 肺及肾组织活检确诊。

4. 鉴别诊断:需要与特发性肺含铁血黄素沉着症、结节性多动脉炎、韦格纳肉芽肿病、系统性红斑狼疮等鉴别。

【治疗要点】

肾上腺皮质激素联合免疫抑制药治疗:大咯血立即应用甲基泼尼松龙冲击治疗。无大咯血症状患者可口服泼尼松联合环磷酰胺或硫唑嘌呤,连续 3 个月。如病情稳定改为口服维持量泼尼松。

血浆置换疗法:每次置换血浆 2～4L,每日或隔日 1 次,维持 2～4 周。联合口服泼尼松和环磷酰胺对于血肌酐小于 530.4mol/L 且尚未发生少尿的患者有良好的治疗效果。

肾脏替代治疗:终末期肾病应予以血液透析或腹膜透析,病情稳定后通常在血液透析半年后且血清抗基底膜抗体转阴后行肾移植治疗。

【处方】

1. 大咯血治疗

0.9%氯化钠 250ml＋甲泼尼龙 1.0g,静滴,每日 1 次,连用 3 天。

2. 无大咯血治疗

处方 1:

泼尼松 10～15mg,口服,每日 4 次,连续 3 个月。

环磷酰胺 50～100mg,口服,每日 2 次,连续 3 个月。

处方2：

泼尼松 10～15mg，口服，每日 4 次，连续 3 个月。

硫唑嘌呤 1mg/kg，口服，每日 1 次，连续 3 个月。

处方3：

泼尼松龙 8～12mg，口服，每日 4 次，连续 3 个月。

环磷酰胺 50～100mg，口服，每日 2 次，连续 3 个月。

处方4：

泼尼松龙 8～12mg，口服，每日 4 次，连续 3 个月。

硫唑嘌呤 1mg/kg，口服，每日 1 次，连续 3 个月。

3. 血浆置换联合用药

处方1：

泼尼松 10～15mg，口服，每日 4 次。

环磷酰胺 50～100mg，口服，每日 2 次。

处方2：

泼尼松龙 8～15mg，口服，每日 4 次。

环磷酰胺 50～100mg，口服，每日 2 次。

4. 缓解期治疗

处方1：

泼尼松 5～15mg，口服，每日 1 次。

处方2：

泼尼松龙 4～12mg，口服，每日 1 次。

【注意事项】

1. 长期超生理剂量的服用糖皮质激素可出现向心性肥胖、满月脸、紫纹、皮肤变薄、肌无力、肌肉萎缩、低血钾、水肿、恶心、呕吐、高血压、糖尿病、痤疮、多毛、诱发精神症状。（以上症状停药后可消失或减轻。）其他不良反应包括：胰腺炎、伤口愈合不良、骨质疏松、诱发或加重消化道溃疡、继发性真菌或病毒感染等。

2. 环磷酰胺不良反应

(1)骨髓抑制为最常见的毒性，白细胞往往在给药后 10～14

天最低,多在第 21 天恢复正常,严重程度与剂量有关。

(2)代谢产物可产生严重的出血性膀胱炎、膀胱纤维化,大量补充液体可避免。

(3)当大剂量环磷酰胺(按体重 50mg/kg)与大量液体同时给予时可产生水中毒,同时给予呋塞米以防止水中毒。

(4)高剂量时可产生心肌坏死,偶有发生肺纤维化。

(5)可引起生殖系统毒性,如停经或精子缺乏,妊娠初期时给予可致畸胎。

(6)可产生中等至严重的免疫抑制。

3. 硫唑嘌呤可致骨髓抑制,肝功能损害,畸胎,亦可发生皮疹,偶见肌萎缩。

第七节　其他呼吸相关综合征

一、不动纤毛综合征

不动纤毛综合征(Kartagener 综合征):主要以反复呼吸道化脓性感染、咯血为特征的支气管扩张症状及副鼻窦炎和右位心,又称为内脏逆位-鼻窦炎-支气管扩张综合征,或称家族性支气管扩张,具有家族遗传倾向,其父母多有近亲婚姻史。自幼开始反复咳嗽,咳脓痰带血丝或咯血,并有慢性鼻炎、副鼻窦炎或鼻息肉,全内脏转位,并可伴其他畸形。

【诊断要点】

影像学提示支气管扩张伴内脏转位的患者要考虑。

【治疗要点】

主要针对鼻窦炎或呼吸道感染应用抗生素防治感染。严重支气管扩张,频繁咯血或感染,且局限于一侧肺者,可考虑手术治疗。可使用免疫调节药,接种流感疫苗和(或)肺炎球菌疫苗,以增强抵抗力,有助于减少呼吸道感染。

二、闭锁肺综合征

闭锁肺综合征(LIS)指支气管哮喘患者的气道阻塞进行性加重而达到危急状态。

【诊断要点】

病史提示诱发病因:①因反复雾化吸入异丙肾上腺素可致支气管黏膜肿胀,管腔狭窄,加之中间产物 3-甲氧异丙基肾上腺素阻断 β-受体以及通气/血流比率进一步失调;②支气管黏液阻塞主支气管腔或黏液栓广泛嵌塞细支气管;③β 受体阻滞药普萘洛尔使用不当而加重支气管痉挛。

典型临床表现:喘憋症状突然加重,端坐呼吸,重度发绀,呼吸减慢至停止,大汗。体征有胸廓显著膨隆,双肺呼吸音减低或消失,可闻及沉闷性哮鸣音。心率增速常＞每分钟 150 次,可有血压下降及心律失常。

血气分析有 PaO_2 下降,$PaCO_2$ 升高及酸碱紊乱;肺功能检查肺活量及 FEV_1% 显著降低,气道阻力增加;胸部 X 线检查可见双肺透亮度增强,呼气与吸气相无明显差异。

【治疗要点】

病因治疗:停用异丙基肾上腺素气雾剂或普萘洛尔(心得安),有大量分泌物黏液栓阻塞气道时应反复吸痰,或经纤支镜做治疗性支气管灌洗,以改善通气。避免使用镇静药,如吗啡或巴比妥类药物。

轻症处理:高流量吸氧,或高频喷射通气供氧,试用布地奈德混悬液雾化吸入。静脉应用,地塞米松和氨茶碱。予以适量补液和溶酶剂,以纠正脱水和溶解支气管内的黏液栓。还应注意纠正电解质紊乱。对意识清楚者予以反复拍背,可协助排痰减轻气道阻塞。

重症处理:应进行气管插管或气管切开,机械通气或人工辅助呼吸。注意缓慢降低 CO_2 张力,以免在纠正 CO_2 潴留引起的呼吸性酸中毒时并发碱中毒,同时有利于吸痰、吸氧及气管内给药。

【处方】

处方1：

吸入性布地奈德混悬液 1～2mg,雾化吸入,每日 2 次。

0.9％氯化钠 100ml＋甲泼尼龙 40～80mg,静脉给药,每日 2 次。

0.9％氯化钠 100ml＋多索茶碱 0.2g,静脉给药,12 小时 1 次。

盐酸氨溴索 15mg,缓慢静脉给药,每日 2～3 次。

处方2：

吸入性布地奈德混悬液 1～2mg 雾化吸入,每日 2 次。

0.9％氯化钠 100ml＋甲泼尼龙 40～80mg,静脉给药,每日 2 次。

5％葡萄糖 250ml＋氨茶碱 0.25～0.5g,静脉给药,每日 2 次。

盐酸氨溴索 15mg,缓慢静脉给药,每日 2～3 次。

三、右肺中叶综合征

右肺中叶综合征是指由于支气管本身病变或管外受压阻塞,引起右肺中叶肺不张、肺叶缩小,或并发炎症实变,具体阻塞病因尚需进一步查明的一类疾病的统称。病因:炎症、结核、肿瘤、支气管扩张、异物阻塞等。

【诊断要点】

反复咳嗽、咳痰、咳血、发热、胸痛,右胸前有时可闻少许湿啰音。

胸部 X 线检查,可行后前位、右侧位、前弓位摄片,可见中叶区呈三角形的密度增高阴影。CT 提示右肺中叶不张或并发炎症实变。

支气管造影提示右肺中叶支气管狭窄或闭塞。支气管镜检查可见右肺中叶支气管管腔狭窄、异物、痰液阻塞、管腔闭塞。

【治疗要点】

对于肺炎、结核、右肺支气管周围淋巴结炎症、支气管炎性浸润致管腔内径狭窄可给予抗感染对症治疗。

对于肿瘤及淋巴结肿大不能应用药物治疗后缓解的患者可给予外科手术治疗。

对于痰液黏稠或异物导致右肺中叶支气管阻塞可考虑支气管内镜治疗及体位痰液引流措施。

对于肿瘤晚期及淋巴结肿大导致管腔狭窄且药物治疗无效并不同意手术或不能耐受手术患者可考虑右肺中叶支气管内置支架缓解治疗。